BASTEI
LÜBBE

Von Karin Jäckel sind bei BASTEI LÜBBE TASCHENBÜCHER lieferbar:

61335 Monika B.
61503 Weil mein Vater Priester ist
61521 Isis, die Fürstin der Nacht
61552 Denn das Weib soll schweigen in der Kirche
61570 Das Urteil des Salomon
61576 Nicht ohne meine Kinder

Über die Autorin:
Dr. Karin Jäckel, 1948 in Mecklenburg geboren, studierte Kunstgeschichte, Germanistik und Sprecherziehung mit anschließender Promotion in Saarbrücken. Bisher hat sie als freie Autorin und Journalistin über 80 Bücher veröffentlicht. Heute lebt sie mit ihrer fünfköpfigen Familie im Schwarzwald.

Weitere Informationen unter www.karin-jaeckel.de
Auf der Webseite der Autorin befindet sich je ein Kummerkasten für Kinder/Jugendliche und Eltern. Dieser wird von der Autorin persönlich bearbeitet.

Karin Jäckel

Er war ein Mann Gottes

Von einem katholischen Geistlichen missbraucht

BASTEI LÜBBE

BASTEI LÜBBE TASCHENBUCH
Band 61612

1. Auflage: September 2007

Bastei Lübbe Taschenbücher in der Verlagsgruppe Lübbe

Originalausgabe

Textredaktion: Anja Lademacher, Bonn
Titelbild: © Annie Griffiths, Belt/CORBIS
Umschlaggestaltung: Marina Boda
Satz: Textverarbeitung Garbe Köln
Druck und Verarbeitung: Ebner & Spiegel, Ulm
Printed in Germany
ISBN 978-3-404-61612-1

Sie finden uns im Internet unter
www.luebbe.de
Bitte beachten Sie auch: www.lesejury.de

Der Preis dieses Bandes versteht sich einschließlich
der gesetzlichen Mehrwertsteuer.

VORWORT

Dieses Buch ist ein Akt der Selbstbefreiung für mich und zugleich mein Dank an meine beste Freundin Franziska, ohne die ich schon lange nicht mehr leben würde.

Karin Jäckel war mir durch ihre Bücher über Kindesmissbrauch und heimliche Kinder katholischer Priester bekannt. Daher nahm ich über ihre Website Kontakt mit ihr auf in der Hoffnung, dass sie auch meine Lebenserfahrungen in einem Buch aufgreifen würde. Nach einiger Zeit intensiver Gespräche und Recherchen sagte sie zu.

Durch die Veröffentlichung hoffe ich, für mich endlich inneren Frieden zu finden, indem ich mich aus der Rolle des passiv leidenden Opfers befreie. Zwar habe ich immer noch Angst, über meine Kindheitserfahrungen zu sprechen, und vermutlich wird das ein Leben lang so bleiben. Doch es wird Zeit, dieses Schweigen, das ich mir selbst auferlegt habe, endlich zu brechen. Ich will darüber sprechen, dass ich als Kind sexuell missbraucht wurde. Und ich will offenlegen, dass mein Peiniger ein Mann Gottes war, ein von Gott zum Dienst an den Altar Berufener, ein geweihter katholischer Priester. Ich will die mir von ihm eingeredete Schuld abwerfen. Und ich will Zeugnis dafür ablegen, dass es für ein Kind niemals »schöne Gefühle« sind, wenn es von einem Erwachsenen mit sexuellen Handlungen überzogen wird.

Im Laufe der Jahre habe ich Bücher über sexuellen Kindesmissbrauch, Suizid, Selbstverletzungen und Gewalt gegen Kinder geradezu verschlungen. Einige halfen mir, mich im Leben zurechtzufinden und meine Erfahrungen einzuordnen. Andere stimmten mich wütend, weil sie Erwachsene, die Kinder sexuell missbrauchen, zu harmlosen Kinderfreunden machen.

Es empört mich, dass es in unserer Gesellschaft Wissenschaftler gibt, die aus Steuergeldern Studien über Pädophile und Päderasten erstellen und dann veröffentlichen, dass das Thema zu sehr dramatisiert werde. Einmal hörte ich auf einer Tagung über Kindesmissbrauch einen Vortrag, in dem ernsthaft gefordert wurde, der Gesetzgeber möge sexuelle Handlungen mit Kindern freigeben, weil Sexualität ein Menschenrecht sei und für Kinderliebhaber dies Sexualität mit Kindern bedeute. Die anschließende Diskussion über die Sexualität des Kindes und das Recht des Kindes auf sexuelle Lust mit Erwachsenen konnte ich kaum ertragen. Der Gesetzgeber dränge seine Bürger in die Kriminalität, hieß es da, weil er sie durch die herrschende Gesetzgebung dazu zwingen würde, ihre Sexualität mit Kindern heimlich zu leben. Auch Kinder würden Sex mit Erwachsenen genießen und nur deshalb darunter leiden, weil es verboten sei.

Ich bin ein lebendes Beispiel für die Verlogenheit derartiger Argumentationen. Wie immer Erwachsene sich herausreden wollen, ich weiß aus eigener Erfahrung, dass es nicht stimmt, dass Kinder mit ihnen Sex wollen. Es stimmt auch nicht, dass Kinder Sex mit Erwachsenen schön finden oder schön finden würden, wenn es sich dabei nicht um eine Straftat handelte.

Kinder sind keine zu klein geratenen Erwachsenen. Kinderseelen lieben, aber nicht sexuell begehrend. Kinderkörper haben eine kindliche Sexualität, bei der weder die kindlichen Geschlechtsorgane mit denen der Erwachsenen zusammenpassen noch die Empfindungen, die beim Kind noch ebenso unreif sind wie seine Geschlechtsorgane.

Kinder, die einen Erwachsenen lieb haben, vertrauen ihm blind. Sie glauben, dass er ihnen nie etwas Böses antun wird. Sie lassen sich auf ihn ein und nehmen hin, was auch immer er mit ihnen tut, denn es wundert sie nicht, dass die Erwachsenen oft ganz andere Dinge schön finden als sie.

Kinder wissen auch, dass sie Erwachsenen gehorchen müssen, selbst wenn sie nicht verstehen, warum sie tun müssen, was ihnen gesagt wird. Sie denken darüber nicht nach. Auch ich habe das nicht getan. Wie jedes Kind habe ich vertraut, und je lieber ich den Menschen hatte, desto mehr habe ich ihm vertraut. Und unseren Vikar, Frederic Pfeiffer, habe ich über alle Maßen lieb gehabt.

Dieses Vertrauen ist ein Archetypus der Kinderseele, etwas von Anbeginn Vorhandenes. Es wurzelt in der Tiefe des unbewussten Wissens, dass ein Kind ohne Erwachsene, die es beschützen, verloren ist. Es muss den Erwachsenen bedingungslos vertrauen, um zu überleben.

Aus der Zärtlichkeit der elterlichen Fürsorge und der vertrauensvollen Hingabe des Kindes entsteht das Vertrauen darin, dass das Kind wert ist, geliebt zu werden und selber fähig ist zu lieben.

Wer ein Kind sexuell missbraucht, zerstört nicht nur die Unversehrtheit des Kinderkörpers. Er zerstört vor allem das Urvertrauen des Kindes in sich selbst und in die Liebe. Mag der Körper auch längst geheilt sein, die Seele eines missbrauchten Kindes leidet oft ein Leben lang.

In der psychologischen Therapie, zu der ich mich als junge Frau durchrang, lernte ich, dass ich das innere Kind in mir annehmen und mir selbst verzeihen müsse, um mich aus dem Albtraum des Missbrauchs zu befreien. Dieser Schritt gelang mir in der Therapie nicht. Ich begann mich erst im Zusammenhang mit der Arbeit an diesem Buch anzunehmen, als ich durch die intensive Rückkehr in die Vergangenheit alles nochmals durchlebte und dadurch bis zu einem gewissen Grad bewältigen konnte.

Wie sich im Laufe der anfangs noch ganz unverbindlichen Spurensuche mit Karin Jäckels Hilfe zeigte, bin ich im Bestreben, mein Schicksal zu meistern, vor allem eine Meisterin im Verdrängen geworden.

Nur anhand meiner Tagebücher, Korrespondenzen und Fotoalben sowie der Erinnerungen meiner besten Freundin Franziska konnte ich zusammen mit Karin Jäckel viele scheinbar vergessene Ereignisse und Details rekonstruieren.

Für mich wurde die Arbeit an der Stoffsammlung meines Lebens ein ganz besonderes, weil befreiendes Erlebnis. Dank meiner Tagesbücher konnten wir Tag für Tag meines Lebens als Missbrauchsopfer neu betrachten. Viele Briefe halfen dabei, meine Erfahrungen als junge Erwachsene und Geliebte eines ehemaligen Kindesmissbrauchers zu rekonstruieren und erstmals auch diese zu verstehen.

Durch das mir entgegengebrachte Verständnis, Mitgefühl und Vertrauen habe ich die Kraft gefunden, das Kind, das ich einmal war, in Ruhe anzusehen. Mehr noch, es endlich annehmen und verstehen zu können.

Ich musste mich nicht mehr schämen, musste »das mit dem Priester« nicht mehr tabuisieren, sondern durfte mich aus der

Verbannung des Vergessenwollens erlösen, in die ich diesen Teil meines Selbst geschickt hatte.

Am Ende der Recherche gab es einen großen Stapel Datenträger mit Stunden über Stunden währenden Gesprächen, meine ausgewerteten Tagebücher, Aktenordner voll schriftlicher Dokumente, diverse Fotoalben und immer neue Erinnerungsblitze, die ich rasch niederschrieb und in mein aktuelles Tagebuch einfügte. All das habe ich Karin Jäckel anvertraut, damit sie die Ausbeute mit mir sichtet, ordnet, diskutiert und interpretiert. Ergänzende Informationen aus ihrem eigenen Wissensschatz und meine Reflexionen aus heutiger Sicht rundeten die Materialsammlung ab.

Verdrängtes wurde so mit lebendiger Erinnerung erfüllt. Ich finde mich in diesem Mosaikbild wieder und erkenne mich gleichzeitig zum ersten Mal. Seitdem fühle ich mich ganz. Trotz aller Risse und Narben auf der Seele.

Dass dieses Ganzheitsgefühl zart und zerbrechlich ist, erweist sich leider immer wieder. Es ist wie transplantierte Haut über Verbrennungen. Mit Vorsicht und viel Geduld kann man die Narben glätten. Doch sobald man in die Sonnenhitze tritt, schmerzt es aufs Neue.

Dass manche meiner Überlegungen aus heutiger Sicht für Sie, liebe Leserin, lieber Leser, wie Rechtfertigungen aussehen müssen, ist mir klar. Vom Kopf her weiß ich längst, dass ich keine Schuld daran habe, sexuell missbraucht worden zu sein. Sobald ich jedoch davon erzähle, habe ich sofort ganz intensive Angst, dass man mich missversteht, mir die Schuld gibt. Diese Angst ist so fest in mir verwurzelt, dass ich mir ständig wieder ins Gedächtnis rufen muss, dass es keinen Anlass zur Angst gibt. Dazu ist es notwendig, ganz genau zu verstehen, was passiert ist, und dafür Beweise zu finden. Deshalb habe ich gelesen und gelesen, mich und mein Leben an anderen Persönlichkeiten und deren Leben gespiegelt, mir Wissen angeeignet, eine Therapie gemacht. Überwunden habe ich die Angst noch immer nicht. Für mich bleibt die wissenschaftliche oder psychologische Erklärung dafür, warum ich zum Opfer wurde, immer nur eine Gehhilfe in einem Leben voller Ängste.

So hat mich auch die Angst begleitet, dass meine wahre Identität im Buch zu erkennen sein würde. Es war also für mich ganz wichtig, meine Identität sicher zu verbergen, ohne dass die Wahrheit hierunter leiden würde. Hierbei mussten natürlich Kompromisse gemacht werden. Einige Fakten würden unveröffentlicht bleiben, persönliche Daten mussten verändert, Namen erfunden werden. Wie hinter einer Schattenwand wollte ich auftreten, so dass ich sichtbar, aber nicht zu identifizieren sein würde.

Karin Jäckel hat diese Schattenwand mit ihren schriftstellerischen Mitteln konstruiert, so dass wir uns auf das Wagnis dieser Buchveröffentlichung einlassen konnten.

Mit meiner Lebensgeschichte will ich dazu beitragen, dass es niemals zur gesetzlichen Freigabe von sexuellen Handlungen durch Erwachsene an Kindern kommt.

Aus eigener Erfahrung weiß ich, wie sehr Opfer von Kindesmissbrauch auf Verständnis und Solidarität in der Gesellschaft angewiesen sind und dass Bücher über Erfahrungen und Bewältigungsstrategien für andere Opfer echte Lebenshilfe bedeuten.

Wir wünschen uns, dass unser Buch Ihnen, liebe Leserin, lieber Leser, etwas bedeuten möge. Wir vertrauen es Ihnen an, um Sie für die Zeichen zu sensibilisieren, die alle Kinder aussenden, die sexuell missbraucht werden oder wurden. Auch wenn der Täter ein Mann Gottes ist.

Cora O. und Karin Jäckel

Cora O.

Als ich den Decknamen »Cora O.« für mich wählte, dachte ich spontan an Heinrich von Kleists 1808 veröffentlichte Novelle »Die Marquise von O.«, die ich zum Ende meiner Schulzeit gelesen habe. Schon damals erkannte ich eine gewisse Ähnlichkeit zwischen dem Schicksal der Hauptfigur und meinem eigenen.

Die Marquise wird von einem Mann, der ihr wie ein rettender Engel erscheint, zunächst aus einer Notlage befreit, um von demselben Mann, der ihr dann wie ein Teufel vorkommen musste, sexuell missbraucht zu werden. Dabei ist sie ihm, dem sie ihr volles Vertrauen geschenkt hatte, vollkommen hilflos ausgeliefert.

Ganz ähnlich erlebte ich, ein innerlich zutiefst vereinsamtes Kind in seelischer Not, meine Begegnung mit dem Mann, der sich als mein bester Freund ausgab und sich so in mein Vertrauen und mein Herz schlich. Als ich ihm dann nichts mehr entgegenzusetzen hatte, nutzte er dies aus, um mich sexuell zu missbrauchen. Zwar wurde ich durch ihn nicht, wie die Marquise von O., unwissentlich geschwängert, gleichwohl brachte er mich »in andere Umstände«, denn er veränderte die äußeren und inneren Umstände meines Lebens komplett. So sah auch ich in diesem Mann zunächst einen Engel, den Gott mir geschickt hatte, und musste später erkennen, dass er in Wahrheit ein Teufel war.

Dass ich mir den Vornamen »Cora« gab, liegt an der Bedeutung dieses lateinischen Namens, der ›Herz‹, ›Seele‹ oder auch ›Individuum‹ bedeutet. Damit möchte ich zum Ausdruck bringen, dass der erlittene sexuelle Missbrauch mich mitten ins Herz, zutiefst in die Seele traf und mich so zu dem Individuum, zu dem Menschen machte, der ich heute bin.

Weil ich einem falschen Engel vertraute, der mich auf teuflische Weise ausnutzte, entstand aus meiner verletzten Seele das Buch der »Cora O.« Ich finde, dieser Name passt zu mir.

Vor allem aber wähle ich den Decknamen »Cora O.«, um in jedem Fall vor meinen Eltern und meiner Großfamilie anonym zu bleiben.

Bis heute wissen, ja, ahnen sie nicht einmal, dass ich als Kind von meinem zwölften Lebensjahr an von Frederic Pfeiffer, unserem allseits bewunderten Gemeinde-Vikar, zum Alkohol verführt und vielmals sexuell missbraucht wurde. Damals war es unser beider Geheimnis. Bis heute ist es meines. Nicht auszudenken, wenn meine Familie davon erführe!

Was geschehen würde? Ich weiß es nicht. Aber in mir ist die Ahnung, dass es etwas Furchtbares wäre. Es mag eine kindliche, unreife Ahnung sein. Dennoch oder wohl gerade weil sie aus den Abgründen meiner Kindheit und Jugend stammt und niemals durch Offenheit aus der dumpfen Angst dieser Zeit erlöst wurde, ist sie unerträglich real. Ich kann sie nicht als Hirngespinst abtun. Vielleicht, so fürchte ich, würde die Tatsache, dass ich durch einen katholischen Priester sexuell missbraucht wurde, die ganze Familie zerstören. Der Schock könnte meine Eltern umbringen. Womöglich würden sie mich dann, wenn alle wüssten, was mir widerfahren ist, endgültig und für immer aus dem Schoß der Familie ausgrenzen. Das wiederum würde mich töten.

Verlassensängste

Ich war wohl nie ein pflegeleichtes Kind. Mag sein, dass mich diese Angst vor dem Verlassenwerden von Beginn meines Lebens an, mehr oder weniger bewusst, schon immer begleitete.

Der Grundstein dieser Ängste wurde bereits unmittelbar nach meiner Geburt gelegt. Zwar bin ich ein Einzelkind, das als lang ersehntes Wunschkind gezeugt wurde, als meine Eltern die Hoffnung auf Nachwuchs fast schon aufgegeben hatten. Doch kaum geboren, wurde ich häufig von meiner Mutter getrennt, die nach der Entbindung immer kränkelte und der mein ständiges Schreien nicht zugemutet werden sollte.

Vom Säuglingsalter an hatte ich Verdauungsstörungen und stark juckende Neurodermitis, so dass ich mich blutig kratzte und die ganze Familie ständig auf Trab hielt. So konnte ich beispielsweise immer nur in kleinsten Portionen gestillt werden, bis meine Mutter es nicht mehr ertrug, ständig verfügbar sein zu müssen, und auf eine bestimmte medizinische Flaschennahrung umstellte. Ohne Bauchmassagen und intensive Körperpflege verschlechterte sich der Zustand, und ich musste ständig getragen, gewiegt und beobachtet werden. Immer war ich in Gefahr, den so genannten »Sekundentod« zu erleiden, weil ich vielleicht zu atmen vergessen würde und plötzlich tot in meinem Bettchen läge.

Statt die für mich hergerichtete Wiege im elterlichen Schlafzimmer zu beziehen, wurde ich zwei Stockwerke über der elterlichen Wohnung in einem Dachstübchen einquartiert. Von dort aus drang mein Bauchweh-Geschrei nicht bis zu meiner Mutter vor, die dringend Ruhe brauchte. Ich bin sicher, dass ich damals schon dieses Verlassenheitsgefühl entwickelte, das bis heute der Grund für all meine zwischenmenschlichen Fehlentscheidungen und gescheiterten Beziehungen ist.

Meine Mutter war bei meiner Geburt mit dreiundvierzig Jahren keine junge Mutter mehr. Vielleicht verlief deshalb die Entbindung so langwierig und schwer. Möglicherweise war das der Grund, weshalb ihr die Gebärmutter entfernt werden musste, so dass sie keine weiteren Kinder bekommen konnte. Nicht auszuschließen ist, dass sie mir insgeheim wegen dieses medizinischen Eingriffs, der sie sehr belastete, die Schuld gab und mich deshalb als Baby nicht annehmen konnte.

Ich glaube aber, dass meine Mutter vor allem Angst hatte, irgendetwas falsch zu machen. Immer musste alles perfekt sein. Jede Haarlocke musste ordentlich sitzen, jeder Fingernagel musste genau gefeilt und pikobello sauber sein, jedes Stäubchen im Haus entfernt werden. Ein Baby, besonders ein nicht ganz pflegeleichtes, das nicht in diese immer hübsch adrette, superordentliche Welt meiner Mutter passte, sondern rätselhaft oft schrie und Bauchschmerzen hatte, ohne dass sie genau wusste, warum und wie sie dies ändern konnte, so ein Baby muss meine Mutter in Angst und Schrecken versetzt haben.

Kein Wunder also, dass mein Vater sie vor mir oder meinen Bedürfnissen zu beschützen versuchte und dafür sorgte, dass meine ledige Tante sich meiner annahm.

Deutlich älter als meine Eltern, erzkonservativ und streng katholisch, gab sie ihre eigene Wohnung in einem Nachbarort auf, bezog ein weiteres Dachstübchen neben meinem Kinderzimmer und nahm sich alsbald meiner Erziehung an. Diese basierte unter anderem auf dem Leitsatz, dass Babygeschrei für eine starke Lunge sorge. Folglich wurde ich fast nur zu den Mahlzeiten und zur Körperhygiene in den Arm genommen und ansonsten mir selbst überlassen.

Da meine Eltern sich vor allem dann, wenn ich gar zu herzzerreißend brüllte, in die eng gefassten Richtlinien dieser Erziehung einmischten, hatte ich den Effekt des Protestverhaltens bald erfasst und spielte mit zunehmendem Alter beide Seiten geschickt gegeneinander aus.

Wie es heißt, rebellierte ich schon vor dem Laufenlernen so lautstark und trotzig gegen alles, was mir missfiel, dass die ganze Familie erneut dazu überging, mich möglichst in Ruhe und mir selbst zu überlassen. So hatte ich früh den Ruf weg, besonders widerspenstig, trotzig und trotz aller Liebesmüh' »irgendwie nicht ganz richtig« zu sein.

»Die Cora muss man ganz gehen lassen!«, wurde zum geflügelten Wort.

Trotzdem liebte ich meine Eltern und meine Tante über alles. Gern wäre ich des Nachts wohl auch ins elterliche Schlafzimmer geschlichen, doch da meine Mutter ihre Ruhe brauchte, krabbelte ich nur zu meiner Tante und schlüpfte unter ihre Decke. Eng an die weiche Altfrauenbrust ihrer etwas zu fülligen Figur gekuschelt, fand ich die liebevolle Wärme bei ihr, die ich dank meiner Wildheit und Eigensinnigkeit tagsüber so oft vermisste.

Ich hatte früh begriffen, dass meine Erziehungsberechtigten nicht mit einer Stimme sprachen und sich auf der Erwachsenenebene nicht darauf verständigen konnten, wer im Zweifel das letzte Wort haben sollte. Geschickt spielte ich alle gegeneinander aus und setzte meinen Willen notfalls mit Gebrüll und Füßestampfen durch. Doch obwohl ich nie groß gemahnt oder gescholten wurde, war ich nicht glücklich. Irgendwie fühlte ich mich wie ein aus dem Nest gefallenes Vogelkind und suchte nach Wärme, so dass ich immer unzufriedener und anspruchsvoller wurde, ohne jedoch zu wissen, was genau ich eigentlich wollte.

In ihrer Ratlosigkeit, wie es diesem ständig quengelnden Kind endlich recht zu machen sei, wurden meine Eltern noch großzügiger mit mir. Ich hingegen bekam nie genug. Und so drehte sich der Kreislauf meiner falsch verstandenen Bedürfnisse und der falschen Bedürfnisbefriedigung endlos zur Spirale auf, in der wir einander immer mehr verloren, obwohl wir uns doch suchten und halten wollten.

Wahrscheinlich hätte man mir irgendwann konsequent Grenzen setzen müssen, um mich glücklich zu machen. Genau das aber konnten meine Eltern nicht leisten. Meine Mutter hatte als Kind erfahren, wie es ist, mit harter Hand erzogen zu werden. Ihre Eltern waren strenggläubige Katholiken, für die die Angst vor Sünden, Schuld, Strafen und Höllenfeuer die Erziehungsmittel der Wahl waren. Fehler durfte meine Mutter als Kind nicht machen. Nur als tadelloses Kind wurde sie geliebt, und genau das wollte sie für mich nicht.

Auch mein Vater stammte aus einem Elternhaus, in dem sein Vater als echter Patriarch für Zucht und Ordnung sorgte. Mit Gewalt und Misshandlungen wurde diese Vorstellung durchgesetzt.

Deshalb hatten meine beiden Eltern sich geschworen, derartige Fehler als Mutter und Vater nicht zu begehen. Sie wollten mich mit Liebe und Geduld erziehen. Wie sie das allerdings umsetzen konnten, wussten sie nicht. Also ließen sie mich in der Hoffnung gewähren, dass sich meine guten Anlagen von selbst entwickeln und durchsetzen würden.

Dass sie mich dabei in einem Maße losließen, das ich nicht verkraften konnte, und dass ich dies später so deutete, als wäre ich ihnen gänzlich egal, merkten sie nicht. Sie wollten mein Bestes und gaben ihr Bestes. Dafür liebe ich sie.

Sehnsucht nach Geborgenheit

Auf Familienfotos sieht man mich als reizendes »Schwarzwälder Maidle« mit einem großen »Schlupf«, einer Schleife im Haar und Lackschühchen an den weiß bestrumpften Füßen. Meist sitze ich auf dem Arm von Vater oder Tante, während meine Mutter leidend in einem Sessel lehnt und sich damit begnügt, mich anzulächeln oder ein wenig zu streicheln. Tief verwurzelt ist die Erinnerung an das Glücksgefühl, das mich als Dreijährige erfasste, wenn sie mich in den Arm nahm oder küsste. Ihre Lippen waren kühl und fest und weich zugleich. Ein wonniges Gefühl.

Trotz meiner Eigensinnigkeit wurde ich ohne Zweifel von Mutter, Vater, Tante und allen anderen näheren Verwandten geliebt und mit allem versorgt, was ein Kind braucht. Wie jedes andere gesunde kleine Wesen lernte ich laufen und sprechen, doch keiner kümmerte sich wirklich darum, was ich so trieb oder dachte und fühlte. Mein Leben als niedliche Kleine schien völlig losgelöst von dem Alltag der Erwachsenen, die mich umgaben.

Obwohl ich die tieferen Ursachen nicht kannte, registrierte ich selbstverständlich, dass ich nur bös genug wüten musste, um sofort alle Aufmerksamkeit auf mich zu ziehen. Sobald ich störte, nicht zu dem gediegenen, seriösen Lebenswandel meiner Familie passte, wenn die Nachbarn schief guckten und Bemerkungen über mich machten, dann auf einmal war jemand für mich da . Und meist war es mein Vater. Ich liebte es, wenn er mich fragte, was denn mit mir los sei, und mich dabei tröstend oder mahnend auf den Schoß zog oder im Arm hielt.

Sehr genau erinnere ich mich, wie heftig ich mich als kleines Kind danach sehnte, jeden Tag so von meinem Vater gehalten zu werden. Er war groß und stattlich anzusehen. Wenn er mich umarmte und an seine Brust zog, war es, als könne die ganze Welt mir nichts mehr anhaben.

Eine schlimme Strafe, die schlimmste überhaupt, war die Drohung meines Vaters: »Wenn du jetzt nicht brav bist, hab ich dich nicht mehr lieb.« Diesen Satz machte er auch wahr, wenn er manchmal tagelang nicht mehr mit mir sprach und sich durch nichts erweichen ließ, mir wieder gut zu sein. Die Angst vor dieser Art Ausgrenzung hat mich bis heute nicht losgelassen.

Die Liebe zu meinem Vater

In meinem kindlichen Unverstand nahm ich an, dass meine Eltern mich nicht wirklich liebten. Ich sah bei anderen Kindergartenkindern, dass sie gescholten wurden, wenn sie böse waren, und anschließend besonders lieb umarmt wurden, wenn sie wieder lieb waren.

Wie oft habe ich das ausprobiert, indem ich absichtlich frech war oder vor den Augen meiner Eltern etwas tat, von dem ich genau wusste, dass es verboten war. Ich wollte, dass sie es sehen würden. Sie sollten genau wie alle anderen Eltern sein und mich ausschimpfen und anschließend loben, wenn ich wieder lieb wäre. Ich wollte Eltern haben wie alle Eltern und wollte ein Kind sein wie alle Kinder.

Auch die anderen Kindergartenkinder merkten bald, dass ich eine Sonderrolle hatte. Wenn es einen Streich auszuhecken galt, schoben sie mich vor. »Mach du das, Cora. Bei dir ist es egal. Du kriegst sowieso nicht geschimpft.«

»Bei dir ist es egal.« Wieder und wieder musste ich an diesen Satz denken, und schließlich hatte ich das Gefühl: »Meinen Eltern ist völlig egal, was ich mache. Meine Eltern haben mich nicht lieb.« Allein in meinem Bett habe ich oft und bitterlich deswegen geweint.

Als ich irgendwann aus einem Gespräch aufschnappte, dass mein Vater sich einen Sohn, einen Stammhalter und Geschäftsnachfolger, gewünscht hatte und nun bloß eine Tochter und nicht einmal die Aussicht auf ein weiteres Kind da waren, glaubte ich zu wissen, dass ich als falsches Kind in meine Familie gekommen war.

Wahrscheinlich wollte ich deshalb lange Zeit kein »richtiges« Mädchen sein. Ich wollte meinem Vater gefallen, indem ich mich jungenhaft aufführte. Meine Verwandten erzählen heute noch, dass ich immer sofort die schönen Strümpfe und Kleidchen dreckig machte, mit denen meine Mutter mich ausstaffierte. Auch riss ich mir die Schleifen aus den kunstvoll frisierten blonden Locken, sobald ich aus dem Zimmer laufen durfte. Mein Lieblingsgewand bestand aus langen Hosen, und als ich im Kindergarten mit der Schere umgehen lernte, schnitt ich mir die Haare ab.

Wie mein jungenhaftes Benehmen bei meinem Vater ankam, weiß ich nicht recht. Bei uns wurde nie viel über das Alltägliche hinaus gesprochen. Aber eins spürte ich ganz genau, dass er mich, sein »Schätzele«, lieb hatte, egal, wie ich war.

Auf ihn durfte ich zulaufen und mich in seine Arme schmeißen. Er nahm mich hoch und wirbelte mich herum. Er war mein Reittier und mein Kuschelbär. Er war mein Ein und Alles.

Damit unterschied er sich deutlich von meiner Mutter, die mich kaum je berührte, mich aber gleichzeitig spüren ließ, dass sie mich als herausgeputztes Püppchen vorzeigen wollte. Meine Mutter freute sich, eine Tochter zu haben. Ich begriff einfach nicht, dass all die Kleidchen und Löckchen ihre Art waren, mir ihre Liebe zu schenken.

Im Grunde war meine Mutter mir fremd. Sie wurde von mir und uns allen verwöhnt und stand im Mittelpunkt allen Interesses. Aber sie war keine Mutter, die für mich da sein konnte. Sie war, so empfand ich es, in erster Linie für sich selbst da. Sie hatte genug mit sich und ihrem Gesundwerden zu tun.

Ein Gedanke begleitete meine Kindheit, dass meine Mutter mir das Leben geschenkt und ihre eigene Gesundheit dafür geopfert hatte. Ständig verursachte mir dieser Gedanke ein schlechtes Gewissen, war es doch scheinbar meine Schuld, dass es meiner lieben Mutter schlecht ging. Und so war nur eines wichtig, dass sie wieder gesund wurde.

Obwohl ich meine Mutter liebe und bis heute um ihre Anerkennung bemüht bin, war meine Tante in den ersten Kinderjahren mehr Mutter für mich als sie. Nach ihrem Tod blieb ich mit einem Gefühl der Mutterlosigkeit zurück, obwohl meine leibliche Mutter noch lebte. Umso fester schloss ich mich daher meinem Vater an.

Wenn er über meine aufgeschlagenen Knie und den Triangelriss in der Hose lachte und rief: »Ja, du wilde Hummel, du! Wer bist denn du überhaupt? Unsere Cora oder unser Caro?«, dann war meine Welt in Ordnung, denn im Herzen fühlte ich mich als sein Bub, sein wilder Caro, nicht als Mutters »Maidle«, ihre liebe Cora.

Mit etwa fünf Jahren wurde mir allmählich schmerzlich bewusst, dass ich ein Mädchen war und kein Junge werden konnte. So sehr ich mir wünschte, als das anerkannt zu werden, was ich war, es wollte nicht gelingen. Den Mädchen war ich zu viel Junge, den Jungen zu wenig. Sie hatten keine Lust, mit mir zu spielen.

Nur wenn keiner sich traute, wurde regelmäßig ich gefragt. »Bei der ist es ja egal.« Dabei blieb es. Und natürlich traute ich mich, denn wie wunderbar war es, einmal dazuzugehören.

Mein Vater sagte einmal: »Unsere Cora ist irgendwie immer verkehrt.« Irgendwie musste ich scheinbar alles sein, wenn ich gefallen wollte, ein bisschen Junge, ein bisschen Mädchen, ein wenig wild, ein wenig lieb. Nur durfte ich nicht sein, wie ich war. Immer sollte ich irgendwie anders sein, um richtiger zu sein. Nur, wie war ich denn, wie war ich »richtig«?

Ich strengte mich an zu gefallen. Eine Zeitlang machte ich alles genau wie das beliebteste Mädchen in meiner Kindergartengruppe. Ich wollte dasselbe Täschle wie sie und hing mir dieselbe Plüschmaus daran. Ich imitierte ihre Kleidung und versuchte, so zu hüpfen und zu sprechen wie sie. Es half nichts. Im Gegenteil, ich wurde noch stärker ausgeschlossen als zuvor. Wie sehr ich mich auch bemühte, ich wurde nur dann ernst genommen, wenn ich nicht so lieb und nachgiebig und zuckersüß war wie sie.

Ich glaube, ungefähr zur Zeit meiner Einschulung war ich dann so weit, dass ich mich nach niemandem mehr richten wollte und nur noch anders sein wollte als andere.

So blieb nicht aus, dass ich immer mal wieder aneckte und Ärger mit anderen Kindern hatte. Zu meiner Mutter durfte ich damit nicht kommen. Sie hätte sich zu sehr aufgeregt. Aber zum Glück hatte ich ja meinen Vater, der bis zum heutigen Tag der wichtigste Mensch in meinem Leben ist. Niemals würde ich es über mich bringen, ihn durch das Geständnis des Missbrauchs zu verletzen.

Wie entsetzlich, wenn meine Eltern sich meinetwegen schämen, mich verachten oder gar hassen würden, wenn sie nichts mehr von mir wissen wollten, mich, das ewig schwarze Schaf in der Familie, ausstoßen würden!

Woher wüsste ich außerdem, dass sie mir meine Unschuld glauben würden? Würden sie sich gegen einen Priester, einen Mann Gottes, gegen den damals in unserem Ort allseits geachteten Herrn Vikar oder gar gegen die allmächtige Institution Kirche stellen und zu mir stehen? Oder würden sie mir Vorwürfe machen?

Wäre ihre erste Reaktion nicht: »Du bist doch selber schuld, so wie du dem nachgerannt bist!«?

Ein Stücklein Himmel

Ich weiß, wie meine Eltern über Priester, den Zölibat und Frauen denken, die einen Mann Gottes dazu verleiten, seine der Kirche versprochene Keuschheit aufzugeben.

Mit zwölf Jahren war ich ein Kind, als unser Vikar Frederic Pfeiffer mich zu seiner Geliebten machte. Nicht ich, das Kind, hatte ihn dazu verführt, sondern er, der erwachsene Mann, mich. Nicht um seine priesterliche Keuschheit geht es also, sondern um meine geraubte Unschuld. Die ist nicht meine Schuld, sondern einzig und allein seine.

Aber würden meine Eltern dies auch so sehen? Ich fürchte, nein.

Wir sind eine tief religiöse Familie. Gemeindehelferinnen, Pfarrhaushälterinnen, Religionslehrer, Nonnen, Priester, ja, sogar eine Äbtissin und zwei Bischöfe gingen daraus hervor. Einige dieser Geistlichen kommen bis heute zu den großen Familienfeiern wie Kindstaufen, Hochzeiten oder Beerdigungen, um die heiligen Handlungen für uns zu zelebrieren.

Vor allem die Männer, die sich als berufene Jünger Jesu Christi verstehen, werden von der Familie verehrt. Da sie Dienst am Tisch des Herrn tun und alle heiligen Handlungen ausüben dürfen, zählen sie nicht bloß in der Kirchenhierarchie, sondern auch bei uns daheim viel mehr als eine einfache Klosterschwester.

Ich war noch ein Kindergartenkind, als einer meiner Verwandten zum Priester geweiht wurde. Damals erklärte meine Tante mir die Sache mit dem Zölibat und sagte, Gott Vater selbst habe den frommen jungen Mann zu sich an den Altar berufen, damit er ihm dienen solle. Als Lohn dafür schenke der Herr ihm das Himmelreich. Ich weiß noch, wie ich staunte und mir meinen Onkel in seinem weißen Heiligengewand als Besitzer des Himmels vorstellte, so ähnlich wie meinen Vater, dem ein Kaufhaus gehörte.

Durch meinen frisch geweihten Onkel und die übrigen Gottberufenen hätten auch wir anderen Familienmitglieder eine besondere Gnade bei Gott, meinte meine Tante weiter. Weil Gott ihnen als seinen Liebsten das Himmelreich schenke, dürften sie uns als ihren eigenen Liebsten davon ein Stücklein abgeben. Unsere Seelen würden nicht im Fegefeuer brennen müssen. Denn sie würden in der Stunde unseres Todes auf den Gott besonders wohlgefälligen Gebeten unserer geweihten Verwandten geradewegs zum Himmel emporgetragen.

Das Fegefeuer kannte ich von Bildern aus der kostbaren Bibelausgabe meiner Tante. Und seitdem ich mich einmal beim Spiel an der offenen Flamme im Kachelofen verbrannt hatte, wusste ich auch, wie weh es im Fegefeuer tun müsse. Der Glanz des Besonderen, den meine Tante über unsere Familie zeichnete, beeindruckte mich tief, und so wurde die Kirche allmählich mein zweites Zuhause.

Erst Jahre später entdeckte ich, dass meine Tante damals bereits schwer krank war und mir die Geschichte vom Stücklein Himmel wohl zur Vorbereitung auf ihren Tod erzählt hatte. Sie wusste ja, wie lieb ich sie hatte, und bestimmt wollte sie mir helfen, damit ich nach ihrem Tod nicht ganz so traurig sein würde. Tatsächlich war die Vorstellung, wie die Seele meiner Tante auf unseren Gebeten zum Himmel getragen wurde, später ein großer Trost für mich.

Solange meine Tante bei uns im Haus lebte, beteten wir jeden Tag den Rosenkranz und hörte ich eine ihrer moralischen

Märchenerzählungen. Noch heute wage ich bei Beerdigungen kaum, meiner Trauer freien Lauf zu lassen, weil ich unweigerlich an das Märchen vom »Tränenkrüglein« denken muss. Es handelt von einer verzweifelten Mutter, die so bitterlich und untröstlich um ihr verstorbenes Kind weint, dass dieses eines Nachts in seinem von Tränen durchnässten Totenhemdchen aus dem Grab aufsteigt und an ihr Bett tritt. Flehentlich bittet es sie, nicht mehr zu weinen, damit es endlich trocken in seinem Sarg ruhen und in die Ewigkeit schlafen könne.

Die Vorstellung, dass meine Tränen die ewige Ruhe eines Toten stören könnten, ist mir seitdem schrecklich. Dabei erzählte meine Tante mir dieses Märchen wohl in derselben guten Absicht, wie sie in meiner Phantasie die Vision von ihrer gen Himmel getragenen Seele erzeugt hatte. Dass man in unterdrückten Tränen ertrinken kann, hat sie dabei sicher nicht bedacht.

Sünde und Solidarität

Meine Tante war für mich immer eine Oase der Liebe, die sich mir bot, wenn ich nachts nicht allein in meinem Bett bleiben oder mal wieder nicht essen wollte, was meine Mutter auf den Tisch gebracht hatte. Für meine Eltern dagegen war das Zusammenleben mir ihr oftmals schwierig.

Ich erinnere mich an Sonntage zu Lebzeiten meiner Tante, an denen Mutter und Vater einfach mal faulenzen und ausschlafen wollten, anstatt in die Kirche zu gehen. Zu diesem Zweck mussten sie sich in den eigenen vier Wänden mucksmäuschenstill verhalten, damit die alte Dame nur ja nichts merkte, ehe sie selbst das Haus zum Kirchgang verlassen hatte.

Berichtete diese später beim gemeinsamen Mittagstisch ganz verwundert, dass sie die beiden ja gar nicht in der Kirche gesehen habe, sagten meine Eltern nur, dass man bei so vielen Menschen schon mal jemanden übersehen könne. Außerdem wisse die Tante doch, dass meine Mutter wegen des Sonntagsessens immer auf dem schnellsten Weg an den Herd zurückeile und sich deshalb gern zur Seitentür hinausschleiche.

Niemals hätten die Eltern vor der streng katholischen Seniorin zugegeben, ihre Sonntagspflicht freiwillig versäumt und lieber zu Hause geblieben als zur heiligen Messe gegangen zu sein.

Anfangs litt ich sehr unter dieser Sünde meiner Eltern. Ich fühlte mich zwischen meinen Eltern, meiner Tante und Gott Vater, Sohn und Heiligem Geist wie zerrissen. Das Hochamt zu schwänzen war eine Sünde. Die Tante zu belügen war ebenfalls eine Sünde. Auch meine Eltern zu verraten war Sünde. Für wen immer ich mich entscheiden würde, ich konnte es niemandem recht machen. Also schwieg ich. Dadurch wurde ich zur Komplizin meiner Eltern und beging ihre Sünden gegen Gott und Tante mit.

Lange erwartete ich irgendeine Strafe dafür. Dann begriff ich, dass diesen Sünden keine Strafe auf den Fuß folgte, weil weder meine Tante etwas davon bemerkte, noch Gott ein Donnerwetter auf meine Eltern niederfahren ließ. So lernte ich, dass Kinder ihre Eltern belügen oder ihnen Wichtiges verheimlichen dürfen, wenn sie nur gescheite Ausreden erfinden.

Dies mag auch der Grund sein, warum es mich nicht wirklich belastet, meinen Eltern niemals gestanden zu haben, was in der Zeit geschah, die ich mit unserem damaligen Vikar verbrachte.

Vom Berufensein

Auch in der Grundschulzeit und später auf dem Gymnasium nahmen meine Eltern meist kritiklos hin, was ich tat, wenngleich es sie sicher oftmals ärgerte oder sie es einfach nicht verstanden. Sie konnten sich nicht überwinden, mich strenger in die Pflicht zu nehmen. Mich quasi antiautoritär aufwachsen zu lassen war möglicherweise der für meine Eltern bequemste Weg, vor allem, weil dieser Erziehungsstil in der so genannten High Society unseres Ortes en vogue war. Wer etwas auf sich hielt, erschien zumindest nach außen hin besonders tolerant und großzügig seinen Kindern gegenüber. Insbesondere hatte es in meiner frommen Großfamilie das gewisse Etwas, mich unter dem Motto »Gottes Wege sind unerforschlich« aufwachsen zu lassen. Wer wusste denn schon, ob mein ›Anderssein‹ nicht seine tiefere Ursache im Willen Gottes hatte? Vielleicht war ich ja eine Berufene? Schließlich wäre ich nicht die Erste aus unserer Familie gewesen, die sich für ein Leben im Kloster entschieden hätte.

Wahrscheinlich war die traditionelle Verbundenheit mit der Kirche in meiner Familie der Grund, dass es niemanden befremdete, als ich mit zwölf Jahren mein Leben ganz auf die Kirche auszurichten begann. Keiner stellte mir Fragen oder kritisierte mein Verhalten, da ich wohl als durch Gott berufen galt, auch wenn mir selbst dies noch nicht bewusst sein sollte. Die Erwachsenen in meinem sozialen Umfeld schienen dies jedoch klar zu erkennen. Gesprochen wurde darüber allerdings nie, denn die Dinge Gottes hatten nicht die Dinge des Menschen zu sein. Ich denke, dass meine Eltern tatsächlich glaubten, ich sei berufen. Dies muss der Grund gewesen sein, dass sie mich derart gewähren ließen, als ich mich so völlig dem liturgischen Dienst in der Kirche widmete. Niemals hätten sie sich gegen den Willen des Herrn gestellt, der mich vielleicht eines Tages als Braut Christi ins Kloster führen würde.

Dass ich auch in diesem Punkt ihrer elterlichen, schützenden Grenzen bedurft hätte und sie mich durch den Verzicht auf jede Kontrolle in unverantwortlicher Weise fallen ließen, war ihnen mit Sicherheit nie klar. Es ging ja in ihren Augen um die Kirche, um das Beste und Reinste der Welt.

Anders als meinen gleichaltrigen Freundinnen, die ich darum glühend beneidete, wurde mir nicht strengstens verboten, dass ich bereits vor Schulbeginn zur Kirche eilte und trotz meiner Jugend noch nachts um elf oder nicht selten sogar später unserem Vikar im Pfarrhaus unbegleitete Besuche abstattete. Nie gab es irgendeinen Einwand meiner Eltern, dass ich keine Gelegenheit ausließ, in seiner Nähe zu sein. Er war schließlich ein Mann Gottes.

Mit ebenso großem Wohlwollen wurde betrachtet, dass das einzige Fach in der Schule, das ich wirklich mit Ehrgeiz betrieb, Religion war. Damals war mir völlig unklar, warum meine Eltern meine schwachen schulischen Leistungen in allen anderen Fächern so wenig interessierten.

Heute nehme ich an, dass sie sich auf die Bibel bezogen. Jesus Christus hatte es vorgemacht. Er hat allen Christen gezeigt, dass schon Kinder den Tempel als das Haus ihres wahren Vaters erkennen und aus dem weltlichen Elternhaus fortlaufen, um dort zu sein und sich zu ihrem himmlischen Vater zu bekennen. Auch die Jünger mussten Vater und Mutter, Frau und Kinder verlassen, um Jesus zu folgen. Und den Frauen befahl er, die Dinge des Herrn wichtiger zu nehmen als ihre Hausfrauenpflichten.

In diesem Sinn gehorchte ich nach dem religiösen Verständnis meiner Eltern anscheinend einem höheren Gebot, wenn ich mich lieber in der Kirche und bei unserem Vikar im Pfarrhaus aufhielt als bei uns zu Hause und lieber für Religion büffelte als für Deutsch.

Wahrscheinlich hätte meine Familie es sogar freudig und dankbar begrüßt, wenn aus dem aufmüpfigen, unangepassten, so früh eigene Wege gehenden ›enfant terrible‹ eine Gottberufene geworden wäre, die ihr Heil als barmherzige Schwester im Kloster gesucht hätte.

Doch wenngleich mich bis heute alles, was mit dem Klosterleben zusammenhängt, interessiert und ich während meiner Ausbildung mehrmals zu Exerzitien im Kloster war, wo ich dauerhaft Freundschaft mit der einen oder anderen Klosterschwester schloss, kam ein Leben als Nonne für mich nie in Betracht.

Ministrantin

Der Pfarrer unseres Schwarzwaldstädtchens am Fuße des Feldberges war ein feister, herrschsüchtiger und eitler Mann, der wegen seiner Strafpredigten gefürchtet war, die über die

Gemeinde hinwegdonnerten und mit den Namen der anwesenden Sünder gespickt waren. Wegen seiner Vorliebe für das Wörtchen »Punktum« war er über unsere Gemeinde hinaus unter diesem Spitznamen bekannt.

Hatte er jemanden auf dem Kieker, konnte dieser sich durchaus im »Gemeindeblättle« an den Pranger gestellt finden. Obwohl dort der Name nicht genannt wurde, ging doch aus dem Kontext klar hervor, um wen es sich handelte, so dass dem »von ganz oben« Gescholtenen der Spießrutenlauf durch die Gemeinde sicher war.

Der Herr Pfarrer war fest davon überzeugt, dass Jesus Christus nur Männer als Jünger und Apostel angenommen und zu sich an die Abendmahlstafel berufen habe, weil einzig Adam als erster Mensch nach dem Abbild Gott Vaters erschaffen wurde, Eva aber bloß aus der Rippe Adams, eines Menschen, und zwar des Mannes. Nach Meinung des Pfarrers war die Frau schon allein deshalb minderwertig. Schließlich sei durch die Schöpfungsgeschichte bewiesen, dass sie zwar leidlich Menschengestalt wie Adam, doch keinesfalls den Geist und das Geschlecht Gottes habe.

Anders als Adam, der als Abbild Gottes nach der Vollendung in Gott als seinem Vorbild strebe, strebe die dem Mann nachgebildete Frau von Natur aus lediglich nach dem Vorbild des Mannes. Dabei folge sie der falschen Vorstellung, dass sie durch die Vereinigung mit dem Manne zur Vollendung gelangen könne.

Wegen dieses Irrglaubens sei schon Eva als erste Frau auf die Einswerdung mit dem Manne aus gewesen und der Wollust verfallen. Adam hingegen sei, da er mit dem heiligen Geist erfüllt sei, gar nicht in der Lage gewesen, sich etwas

Böses dabei zu denken, als Eva ihm den Apfel der sexuellen Verführung anbot. Nur weil er so voller Unschuld gewesen sei und an das Göttliche in Eva geglaubt habe, habe sie ihn durch das Beispiel von Apfel und Stängel zur Sünde verführen und mit ihm den Sündenfall begehen können. Deshalb habe sie allein die Vertreibung aus dem Paradies verschuldet und sei dafür durch Jesus Christus vom Dienst am Tisch des Herrn ausgeschlossen worden.

Getreu in den Spuren des Herrn wandelnd, schätzte unser Pfarrer deshalb alles Weibliche gering. Schon kleine Mädchen stellten für ihn die fleischgewordene Sündhaftigkeit dar. Deshalb mussten sie seiner Meinung nach mit harter Hand daran gehindert werden, ungefragt den Mund zu öffnen, dreist die Augen aufzuschlagen oder unschuldige Knaben und Männer durch die Zurschaustellung ihrer Reize zur Sünde zu verführen.

Wenn er bei uns in der Schule den Religionsunterricht abhielt, hätte er am liebsten gesehen, dass wir Mädchen mit züchtig bedecktem Haupt in Mädchenklassen von den Jungen getrennt worden wären. Da dies nicht der Fall war, hielt er unsere gemischten Schulklassen für Sodom und Gomorra und lehrte uns nicht die Liebe, sondern den Zorn Gottes.

Diese Aversion gegen alles Weibliche war der Grund dafür, dass unser Pfarrer keine Ministrantinnen zum Dienst am Altar zuließ.

Wenngleich allen Bischöfen mit Rundschreiben der Gottesdienstkongregation vom 15. März 1994 erstmals das Recht zuerkannt worden war, in ihren eigenen Diözesen weibliche Christen als Ministrantinnen und Helferinnen des Priesters oder Diakons einzuführen, distanzierte unser Pfarrer sich strikt davon. Dabei berief er sich darauf, dass kirchenrechtlich kein zölibatär und keusch lebender Priester gezwungen werden könne, sich von einer weiblichen Person berühren und im liturgischen Dienst helfen zu lassen. Schließlich habe schon Jesus gesagt, dass durch die bloße Berührung des Gewandes göttliche Kraft entzogen werden könne.

Bei männlichen Ministranten sei dies etwas anderes, zumal der Ministrantendienst ursprünglich denen vorbehalten gewesen sei, die selbst einmal Priester werden wollten. Deshalb sei ein Junge im Ministrantendienst ein vom Ruf Gottes Erfasster. Mädchen hingegen nicht. Diese verstünden von Natur aus, sich in den Vordergrund zu spielen. Das sei nun mal das Wesen der Frau. Aus diesem Grund habe schon Paulus davor gewarnt, Frauen Freiheiten einzuräumen, weil Männer sich nun mal von ihnen verführen ließen, ihnen mit dem kleinen Finger die ganze Hand zu gewähren. In seiner Kirche, so der Herr Pfarrer, aber nicht.

Die über Monate hinweg leidenschaftlich geführte Debatte um Ministrantinnen endete stets damit, das Beispiel des Sündenfalls zeige, dass Männer Frauen wegen deren teuflischen Verführungskünsten nicht gewachsen seien. Deshalb habe Jesus selbst sie als falsche Schlangen nicht an seinem Tisch geduldet. Und er als Pfarrer werde sich selbstverständlich hüten, sich über das Vorbild des Herrn hinwegzusetzen. »Punktum!«

Erst der zunehmend zornigere Protest aus der Kirchengemeinde, der damit verbundene Rückgang der Spendenfreudigkeit zahlungskräftiger Gemeindemitglieder und die Weltoffenheit des 1995 frisch bei uns in der Gemeinde eingetroffenen Pfarrvikars Frederic Pfeiffer zwangen unseren Pfarrer einzulenken.

Mein Jahrgang hatte die Ehre, die ersten Ministrantinnen unseres Städtchens zu stellen. Und natürlich gehörte ich als Tochter eines erzkatholischen, durch zahlreiche Gottberufene ausgezeichneten Hauses dazu. Das war schon mit dem Kinderkirchenchor so gewesen, in dem ich seit meinem sechsten Geburtstag Mitglied war. In meiner Familie war es einfach selbstverständlich, so früh als möglich aktives Kirchengemeindemitglied zu werden.

Da Pfarrer Punktum mit der Erlaubnis zum Ministrantinnendienst keineswegs seine Abneigung gegen Mädchen als Helferinnen am Altar abgelegt hatte, wies er dem neuen Vikar nicht nur die generelle Jugendarbeit der Gemeinde zu, sondern auch die Ministrantenausbildung, und hier speziell diejenige von uns weiblichen Erstlingen. Er selbst wollte mit uns nichts zu schaffen haben.

Der neue Vikar

Ich glaube, Frederic begeisterte mich und alle anderen Mädchen sofort. Groß, schlank, mit schwarzen Locken, die sich trotz des Kurzhaarschnitts im Nacken und über den Ohren kräuselten, lachte er gern und oft. Anders als der strenge Herr Pfarrer verstand er nicht nur Spaß, sondern alberte von sich aus mit uns herum. Und das Herrlichste war, wenn die Jungen uns ärgerten, ergriff er fast immer Partei für uns Mädchen.

Mädchen, sagte er, stünden unter dem besonderen Schutz der heiligen Jungfrau Maria. Deshalb müssten die Jungen nett zu uns sein und uns Jüngerinnen der Mutter Jesu als Ministrantinnen akzeptieren. Auf diese Weise gelang es ihm tatsächlich, die zuvor fehlende Akzeptanz der Jungen für uns Ministrantinnen zu gewinnen und uns Mädchen erfolgreich in den liturgischen Dienst einzuführen.

Mit seiner gewinnenden, charmanten Art eroberte der neue Vikar jedoch nicht bloß die Herzen der Jugend im Flug, sondern auch die aller Damen der Kirchengemeinde. Selbst meine sonst eher reservierte Mutter sprach beim sonntäglichen Mittagstisch über die strahlenden Augen des neuen Vikars, der bei der Predigt so schön in die Gemeinde schaue, dass sie mit so großer Andacht habe lauschen müssen wie beim alten Herrn Pfarrer Punktum noch nie.

Meine Tante Isidora, die als Gemeindehelferin im Pfarrbüro arbeitete und noch immer auf der Suche nach dem passenden Mann war, stimmte meiner Mutter mit einem bedauernden Stoßseufzer zu: »Ja, ja, Gott Vater beruft halt eben immer die Besten.«

Mein Vater, der sich soeben ein Fleischküchle aus der Schüssel nehmen wollte, grummelte mit vollem Mund: »Wie man besonders am Herrn Pfarrer Punktum sieht«, und warf mir dabei einen lustig blinzelnden Blick zu, so dass ich in den Kartoffelbrei prustete und die Bluse meiner Mutter damit besprenkelte.

Natürlich durften wir Mädchen uns bei unserem ersten Einzug in die Kirche als Ministrantinnen unter keinen Umständen blamieren. Folglich erhielten wir einen Sonderkurs bei unserem neuen Vikar, um alles Nötige über die verschiedenen Riten und Rituale zu erfahren und zu lernen.

»Ihr alle werdet künftig die volle, bewusste und aktiv tätige Teilnahme an den liturgischen Handlungen eures Priesters übernehmen und stellvertretend für die ganze Gemeinde bestimmte Aufgaben ausführen«, sagte er einleitend. »Und weil ihr die dazu auserwählten Helferinnern und Helfer seid, sollt ihr mich von nun an als euren geistlichen Vater mit Du und bei meinem Vornamen nennen.«

Das Herz schlug mir bis zum Hals. Ihn, einen geweihten Mann Gottes, unseren Vikar, durfte ich bei seinem Vornamen nennen. »Frederic.«

»Wenn ihr als Ministranten und Ministrantinnen zur Gabenbereitung Brot und Wein aus der Mitte der Gemeinde zum Altar tragt«, erklärte Frederic uns, »zeigt ihr allen Gemeindemitgliedern, dass jeder Einzelne unter ihnen seine ganz persönlichen Gaben, seinen Alltag, seine Sorgen und Bitten, seine Gedanken und seine Freude zu Gott bringen darf. Alle diese Gaben sind dem Herrn willkommen. Und ihr seid die Auserwählten, die sie ihm bringen.«

Andächtig hörten wir ihm zu und bemühten uns, ihm die fremd klingenden Namen der einzelnen Ministranten nachzusprechen und auswendig zu lernen.

Ein »Thuriferar« trägt das Weihrauchfass. Ein »Navikular« bedient das Weihrauchschiffchen beim Einzug vor dem Prozessionskreuz. Beide schwingen Fass oder Schiffchen, um den Duft des im Innern schwelenden Weihrauchs zur Ehrung des Altars, der Hostien, der Monstranz, des Evangeliums sowie des Priesters und der Gemeinde zu verbreiten. Der dicke Schwaden ziehende Rauch, den es in Hunderten verschiedenen Duftnoten gibt, soll als mit allen Sinnen zu erfassendes

Zeichen für den zu Gott aufsteigenden Lobpreis und das Gebet durch die Kirche schweben.

Ein »Ceroferar« trägt Kerzen und Leuchter zum Altar. Außerdem läutet er beim Hochgebet vor den Abendmahlsworten des Herrn oder beim Zeigen des heiligen Brotes und des Weins die Altarglocken, die man auch »Zimbeln« oder »Schellen« nennt.

Als »Akolythen« bereiten die Ministranten zusammen mit den »Zelebranten« und »Konzelebranten« den Altar und die heiligen Gaben zur Eucharistiefeier vor. Sie helfen dem Priester bei der rituellen Händewaschung, welche »Lavabo« genannt wird, und räumen nach der Kommunion die Altargeräte ab. Außerdem reichen sie dem Priester die liturgischen Geräte wie Weihrauchfass, Aspergill oder Bücher an. Und natürlich sammeln sie die Kollekte der Gemeinde ein. Dieses Einsammeln, erfuhren wir, heiße »Gabenprozession«.

Die ungewohnten Begriffe und die Aussicht, als eines der allerersten Mädchen der Gemeinde die liturgischen Geräte berühren und betätigen zu dürfen, die zuvor in unserer Kirche von keiner weiblichen Hand geführt worden waren, stimmten mich ehrfürchtig. Als habe er den siebten Sinn, schien Frederic meine und die Verunsicherung der anderen Mädchen zu spüren, so dass er seine Einführung mit dem Hinweis auf die lustigeren Dienstpflichten der Ministranten abschloss. So sollten auch wir Mädchen künftig zur Heiligen Drei Königszeit mit den Sternsingern von Tür zur Tür ziehen dürfen und in der Karwoche mit der Holzklapper durch die Gassen laufen, während die Glocken schwiegen, da sie dem Volksmund nach auf ihrer Wallfahrt nach Rom waren.

Da wir Mädchen innerhalb der Ministrantengruppe, die seit jeher einen festen Bestandteil unserer Kirchengemeinde bildete, neu waren, durften wir eine eigene Untergruppe bilden, die Frederic direkt unterstand.

Während die neuen und jüngeren Jungengruppen von älteren Ministranten, den Oberministranten, geleitet wurden und sich gemeinsam mit ihnen zu Gruppenstunden, Ausflügen, Exerzitien oder der Organisation von Kirchen- und anderen gemeinnützigen Festen trafen, wollte Frederic sich um uns persönlich kümmern.

»Das bedeutet nicht, dass ich mich um euch Buben nicht kümmere«, stellte er klar. »Aber um die Mädels kümmere ich mich jetzt erst einmal etwas mehr.«

Wir klatschten. Die Jungen schmollten. Frederic lachte. Mit ein paar Witzchen zog er uns alle aufs Neue in seinen Bann. Vom ersten Moment an gehörten wir ihm.

Kampf um Zugehörigkeit

Bis ich Frederic traf, hatte mein Leben nur einen Sinn gehabt: Möglichst wenig zu Hause zu sein. Und zwar nicht etwa, weil ich meine Eltern nicht liebte, sondern ganz im Gegenteil, weil ich sie über alle Maßen liebte, mich von ihnen jedoch ungeliebt wähnte und sie daher so wenig wie möglich mit meiner Anwesenheit belasten wollte.

So besuchte ich in der Schule die nachmittäglichen Arbeitsgruppen für Volkstanz, Flötenunterricht, die Singgruppe und den Chor. Nebenbei erhielt ich Ballettstunden, Gitarren- und Orgelunterricht sowie Einzelstunden bei einer Aquarellmalerin. Im Kinderkirchenchor war ich sowieso.

Obwohl ich durch alle diese Aktivitäten viele Gleichaltrige kennen lernte, gehörte ich leider nicht wirklich dazu. Zwar versuchte ich alles, diesen Bann zu durchbrechen und in meiner Schulklasse anerkannt zu werden, doch musste ich ständig um andere werben, um meine mühsam erkämpfte Stellung zu halten.

So versuchte ich etwa, mich mit dem Mädchen anzufreunden, das sich in der Klasse als Anführerin herauskristallisiert hatte. Mal duldete sie mich mehr, mal weniger in ihrem Dunstkreis der Macht. Nie wurde ich jedoch als festes Mitglied in ihre Clique aufgenommen. Wahrscheinlich gefiel es ihr, mich sozusagen in Erwartung zu halten, weil sie dadurch sicher sein durfte, dass ich mir ständig besondere Mühe um sie geben würde.

Passte ihr etwas nicht an mir, hatte ich »Ihrer Majestät« nicht genügend hofiert oder mich gar einem Befehl zu widersetzen gewagt, hetzte sie mir die Jungen auf den Hals, die zu ihrer Clique gehörten. Die sollten mich dann nach dem Ballettunterricht abpassen und mir einen Denkzettel verpassen. Erwischten sie mich nicht, spielten sie während des ganzen Ballettunterrichts Klingelstreiche. Obwohl ich versuchte, mir nichts anmerken zu lassen, wussten doch alle, dass die blöde Klingelei mir galt. Das war mir peinlich und lehrte mich Anpassung.

Als wir ins Gymnasium und allmählich in die Pubertät kamen, ordnete die Cliquen-Anführerin an, wer mit wem zu »gehen« habe. Natürlich wollte ich den mir zugeteilten Jungen nicht. Er war zwar nett, aber ein bisschen trottelig. Außerdem war der, der mir gefiel, der absolute Klassenschwarm. So ein Blonder, Hübscher, der damals schon vierzehn und somit älter und reifer war als ich. Ich glaube, ich wollte bloß mit ihm gehen, um zu beweisen, dass ich, ausgerechnet ich, ihn »haben« könne.

Wie ich das fertigbrachte, weiß ich nicht mehr, aber am Ende ging ich tatsächlich für zwei triumphale Tage lang Händchen haltend mit ihm über den Schulhof. Somit hatte ich erfolgreich bewiesen, dass ich alle anderen Mädchen bei ihm ausstechen konnte. Dass ich, nicht etwa er, nach diesen zwei Tagen »Schluss machte«, steigerte meinen Nimbus noch.

Die Macht der Cliquen-Anführerin hingegen erhielt durch diesen erfolgreichen Widerstand einen gehörigen Dämpfer, was sie mir zur erbitterten Feindin machte.

Obwohl ich äußerlich cool wirkte, zermürbte mich der sowohl in der Schule als auch zu Hause anhaltende Dauerkampf um Aufmerksamkeit, Anerkennung und Zugehörigkeit. Oft saß ich weinend allein. Doch wenn ich Rat oder Trost bei meiner Mutter suchte, hieß es allenfalls: »Stell dich nicht so an. Das ist halt so. Im Leben wird einem nichts geschenkt. Besser, du lernst das früh, dann brauchst du's später nicht mehr lernen.«

Ihre kalte, abweisende Art tat mir unendlich weh. Irgendwann konnte ich deshalb nur noch an Flucht und Fortlaufen denken und beschloss, von daheim zu verschwinden, indem ich die Schule wechseln und in ein Internat gehen würde.

Während der Phase, in der ich mich zu diesem Entschluss durchrang, hatte ich mir glühend gewünscht, dass Frederic mir dringend abraten und meine Eltern die Fassung verlieren würden. Meine Mutter, hoffte ich, würde weinen, mein Vater kreidebleich werden. Beide würden flehen: »Bleib doch. Du bist unser einziges Kind. Verlass uns nicht!«

Wie ich darauf reagieren wollte, hing an dieser Stelle meiner Träume von der jeweiligen Tagesform ab.

Doch als es so weit war und ich meinen Eltern meinen Wunsch eröffnete, wandten sie nichts dagegen ein, sondern fanden sogar eine Fülle Argumente, die für ein Internat sprachen. Wie es schien, wollten sie mich los sein und freuten sich darauf.

Wie hatte ich nur so dumm sein können, etwas anderes zu erwarten?

Als hätte er sich mit ihnen abgesprochen, brachte Frederic fast die gleichen Argumente wie sie vor. Keine Spur von Bedauern auch bei ihm. Ich würde ja Ministrantin bleiben, würde bloß auf die zusätzlichen Kirchgänge vor der Schule verzichten müssen. Und wann immer ich daheim sei, könne ich ja weiterhin zu ihm kommen. Ich wisse doch, er sei für mich da. Enttäuscht und trotzig weinte ich mir in der Heimlichkeit meines Zimmers die Augen aus.

Wenig später zog ich in der neuen Schule ein – es war einfach nur grauenhaft. Ich fand keinen Anschluss in der Klasse, wurde ausgegrenzt und gemobbt. Ob die anderen miteinander lachten, witzelten oder stritten, ich gehörte nicht dazu. Im Unterricht kam ich zum Teil nicht mit, weil die Klasse andere Stoffe durchgenommen hatte als ich in meiner alten Schule. In anderen Fächern war ich der neuen Klasse voraus. Beides trug mir Spott bei meinen neuen Mitschülern ein. Kein Lehrer lobte mich, wenn ich etwas konnte. Aber machte ich Fehler, regnete es Tadel.

Einsam, unglücklich, unwillkommen verging mir mit der Freude am Leben auch der Appetit. Ich »vergaß« das Essen und landete mit der Diagnose »Verdacht auf Magersucht« im Krankenhaus.

Meine Eltern reagierten vollkommen entsetzt. Während mein Vater sich über die Schule aufregte, hielt meine Mutter mich weinend in den Armen und gestand mir zum ersten Mal ein, wie schmerzlich sie mich die ganze Zeit vermisst und wie große Sehnsucht sie nach mir gehabt habe. Ich konnte es nicht glauben, als sie mich bat, doch um Gottes willen wieder nach Hause zu kommen. Ich wurde geliebt! Es war ein einzigartiges Erlebnis für mich, dies mit zärtlichsten Umarmungen und liebevollen Worten von ihr gezeigt und gesagt zu bekommen.

Keine Frage, dass ich am liebsten noch am gleichen Tag nach Hause mitgekommen wäre. Doch musste die Internatsverwaltung ihre Zustimmung geben, und die wollte mich natürlich keinesfalls vorzeitig aus dem Schulvertrag entlassen, der bares Geld bedeutete. Wie mein Vater es deichselte, dass das Krankenhaus mir ein Attest mit dem Befund »Gefährdet an Magersucht zu erkranken« ausstellte, weiß ich nicht. Auf jeden Fall genügte diese Diagnose, den Schulvertrag aus Gründen des Kindeswohls aufzuheben und mir die Heimkehr zu sichern.

Ich weiß noch sehr gut, wie glücklich mich die sichtbare und fühlbare Freude meiner Eltern machte, als ich wieder bei ihnen war, und wie viel Kraft es mir gab, mich neu auf meine ehemalige Schule einzulassen.

Bang hatte ich erwartet, dort mit bösen Sprüchen empfangen zu werden. »Von einer, die auszog, die Größte zu werden« würde es sicher heißen, und meine Klassenkameraden würden sicher noch weniger als früher mit mir zu tun haben wollen. Ich wappnete mich also mit aufgesetzter Hochnäsigkeit und einem besonders abgedreht wirkenden Outfit.

Doch nichts geschah – ganz im Gegenteil. Selbst die Cliquen-Anführerin begrüßte mich mit dem Satz: »Gut, dass du wieder kommst. Ohne dich war hier echt nichts mehr los.«

Und tatsächlich, in gewisser Weise sorgte ich für Leben in der Bude. Schon mit elf, zwölf Jahren hatte ich zum Beispiel keine Hemmungen gehabt, dem Deutschlehrer einen persönlichen Hausbesuch abzustatten, weil er eine Klassenkameradin ungerecht behandelt hatte. Ebenso wenig machte mir der Alters- oder Standesunterschied etwas aus, wenn meine Gitarrenlehrerin mal wieder den Katzenjammer hatte und mit mir, einer Schülerin, um die Häuser ziehen wollte. Wenn ich gerade in Stimmung war, konnte es auch passieren, dass ich meiner Religionslehrerin die Unterrichtsshow stahl, indem ich auf ihre erste Frage eine Antwort gab, die bis zum nächsten Gong dauerte. Trotzdem lief es nach meiner Rückkehr an die alte Schule weiter wie vor meinem Exil im Internat: Nur wenn ich aufdrehte, wurde ich registriert.

Ich war ein Mädchen aus der High Society unseres Ortes, mit üppigem Taschengeld und größtmöglichen elterlichen Freiheiten ausgestattet. Ich hatte alles, wovon andere nur träumten, und gehörte gerade deswegen zu denjenigen, die beneidet und deshalb ausgegrenzt wurden und nicht recht wussten, wohin sie im System der Klassen-Hackordnung gehörten. Mich heftig wehren hatte ich nie gelernt. Jede Art Gewalt widerstrebte mir. Beredt war ich nicht, die Klassenbeste auch nicht. Trotzdem wollte ich gefallen. Die einzige Möglichkeit war also, Aufmerksamkeit auf mich zu lenken.

So wurde ich zum »verrückten Huhn«, und wenn ich wenigstens in diese mir zugewiesene Schublade passen wollte, musste ich durch Aus-der-Reihe-Tanzen zeigen, was ich mit

Worten nicht sagen konnte: Dass ich mich ungerecht behandelt und abgelehnt fühlte und deshalb meinerseits mit Ablehnung und Verweigerung reagierte.

Hatte ich anfangs ein, zwei Mal die Woche in bestimmten Fächern keine Hausaufgaben gemacht, ging ich nun allmählich dazu über, sie nur noch an ein, zwei Tagen in der Woche und das auch bloß in den Fächern zu erledigen, die von Lehrern unterrichtet wurden, von denen ich mich respektiert fühlte. Selbst als es dafür Strafarbeiten hagelte oder »blaue Briefe« als letzte Mahnstufe vor dem Schulverweis nach Hause geschickt wurden, änderte ich mich nicht.

Die Lehrer brachte dieses Verhalten auf die Palme und meine Mitschüler zum Staunen. Dass eine sich das traute! Was ich mit Fleiß, Ehrgeiz und freiwilligem Lernen nie geschafft hatte, gelang mit meinem Protestverhalten. Zugleich bewundert und schief angeschaut, stand ich mit meiner Leistungsverweigerung im Mittelpunkt.

Jeden Tag wurden Wetten darauf abgeschlossen, ob ich schon wieder keine Aufgaben vorzuweisen hätte, welche Antworten ich mich zu geben trauen würde, wie der jeweilige Fachlehrer sich diesmal aufführen und wann es wohl mal so richtig knallen und ich von der Schule fliegen würde.

Damals ahnte ich nichts davon, dass mein Vater höchstpersönlich wegen dieser »blauen Briefe« in der Schule vorsprach und mich jedes Mal vehement in Schutz nahm. Bis heute weiß ich nicht, was er als Entschuldigung vorbrachte. Immerhin muss es überzeugend gewesen sein.

Zwar wunderte ich mich, wieso ich anscheinend Narrenfreiheit genoss, aber dass mein Vater etwas damit zu tun haben könnte, wäre mir nicht im Traum eingefallen. Ich wusste doch, dass zu Hause von mir erwartet wurde, meine Angelegenheiten selbst zu regeln. Leider gingen damit Unterstützung und Fürsorge durch meinen Vater, deren ich aus seelischen Gründen so dringend bedurft hätte, an mir vorbei.

Erst vor wenigen Jahren brachte der Zufall an den Tag, was mein Vater für mich getan hatte. Eine ehemalige Lehrerin, die ich zufällig traf, berichtete mir davon. Typisch, dass ich es bis heute nicht gewagt habe, meinen Vater darauf anzusprechen.

Dieses Ungeschehenmachen durch Verschweigen erinnert mich fatal an die Gepflogenheiten der katholischen Kirchenobrigkeit, wenn es um sexuelle Beziehungen eines Priesters geht. Solange es niemand ausspricht, kann ruhig jeder für sich wissen, was geschieht. Erst das gesprochene Wort macht die Sünde ruchbar. Solange keiner darüber redet, kann jedermann so tun, als gebe es sie nicht. »Was ich nicht weiß, macht mich nicht heiß.« Das galt schon immer, auch für uns.

Wahrscheinlich sprach mein Vater aber nicht nur wegen seines eigenen Harmoniebedürfnisses über nichts Unangenehmes mit mir. Ebenso wichtig wird es ihm gewesen sein, meine Mutter vor meinen Eskapaden zu schützen.

Solange ich mich erinnern kann, war es sein wichtigstes Bestreben, alles Belastende von ihr fernzuhalten. Also schwieg er mir gegenüber, anstatt mich zur Rede zu stellen, denn etwaige Auseinandersetzungen mit mir hätte er nicht vor seiner Frau verheimlichen können. Angesichts meiner berüchtigten Wutausbrüche rechnete er wohl nicht damit, dass ich Schelte stillschweigend hingenommen hätte. Meine arme Mutter aber hatte sich schon so schrecklich über meinen Auszug ins Internat und meinen Magersuchtsanfall aufgeregt, dass mein Vater in seiner ständigen Sorge um ihre seelische Gesundheit wohl annahm, sie könne keine weiteren Hiobsbotschaften mehr verkraften.

Noch heute wünschte ich, mein Vater hätte mir wenigstens die Chance zu einem Gespräch gegeben. Ich weiß, ich wäre überglücklich und ihm ohne Ende dankbar gewesen, wenn er mir gesagt hätte, dass er sich für mich starkgemacht hatte. Ich glaube, ich wäre außer mir gewesen vor Glück. Und bestimmt hätte ich von diesem Glücksgefühl so gezehrt, dass ich endlich hätte aufhören können, alle Lehrer zu provozieren und den Klassenclown zu spielen. Stattdessen wähnte ich mich trotz meiner vielen und immer »lauteren« Hilfeschreie im Stich gelassen und musste mich weiterhin in Szene setzen, um mich beachtet zu fühlen.

Natürlich wusste ich, dass ich für mein schlechtes Benehmen die Quittung in Form schlechter Zeugnisse bekam. Ebenso klar war mir, dass schlechte Zeugnisse meine Zukunftschancen schwer beeinträchtigen würden. Dennoch hatte ich keine andere Wahl, wenn ich überleben wollte. Entweder, so viel stand schon damals für mich fest, würde ich demnächst aus dem höchsten Stockwerk unseres Ortes springen, um diesem Leben als ungewolltes Kind ein Ende zu machen, oder ich musste mich an denen rächen, die mich nicht wollten, indem ich ihnen zeigte, dass ich sie selbst und ihre blöde Ordnung, ihre Regeln und Vorschriften noch viel weniger wollte, geschweige denn brauchte.

»Enfant terrible« titulierte mein Französischlehrer mich, als er mich in der ersten Stunde nach meiner Rückkehr wieder unterrichten musste. Das gefiel mir. Sollte er mich doch hassen, wenn er mich schon nicht liebte. Immerhin nahm er mich wahr.

Frederic, Ziel meines Lebens

Unser Vikar Frederic Pfeiffer schien sich ganz besonders über meine Rückkehr an die alte Schule zu freuen. An einem der ersten Abende nach meiner Heimkehr war er bei meinen Eltern zu Gast. Zu meinem Ärger hatte meine Mutter ihm sofort erzählt, dass ich immer besonders gut essen müsse, da ich im Verdacht auf Magersucht stehe. Am liebsten wäre ich tot unter den Tisch gesunken. Aber er lächelte mich nur an und meinte: »Besser ein bisschen zu schlank als viel zu dick«, und blinzelte mir zu.

Wenn ich ihn künftig in der Stadt oder im Zusammenhang mit dem Ministrantendienst sah, grüßte er mich immer ganz besonders herzlich und mit Namen. Sogar in der Schule hatte er immer noch ein »Extrasätzle« für mich parat. Das hat mich superglücklich gemacht. Dass er mich sah! Mich grüßte. Mich, zu der der eigene Vater immer wieder sagte: »Cora, du bist und bleibst halt eben irgendwie verkehrt.« Und nun kam dieser Vikar, der für alle Menschen ein Vater sein sollte, und zeigte mir, dass er mich mochte, wie ich war, vielleicht sogar noch mehr mochte als andere, mit denen er ja keine »Extrasätzle« wechselte. Obwohl er mich doch kaum kannte, schien er wie durch eine höhere Eingebung Gottes der Einzige, für den ich, die ausgeflippte Cora, das verrückte Huhn, die irgendwie verkehrte Tochter, richtig war. Es kam mir wie ein Wunder vor. Ich bin innerlich gewachsen, weil dieser Mann Gottes mich als wertvollen Menschen wahrnahm.

Von diesem Moment an war unser Vikar das Person gewordene Wunder meines Lebens. Wie ich richtig für ihn war, so war er richtig für mich.

Je klarer ich erfasste, dass er sich für mich interessierte, desto stärker verspürte ich ein Bedürfnis nach seiner Nähe, seinem Verstehen, seinem Dasein für mich.

Es war viel mehr als Schwärmerei. Geschwärmt habe ich für Stars und Sternchen. Er war der ganze Sternenhimmel für mich. Frederic gab meinem so seltsam sinnleeren Leben erstmals und zunehmend ein Ziel.

»Gott«, dachte ich, »ist das Ziel«, als ich, eine frisch gebackene Ministrantin, zum ersten Mal um sechs Uhr morgens zum kirchlichen Frühdienst ging. An Frederic als mein Ziel zu denken, hätte ich gar nicht gewagt. Er als Priester stand ja himmelhoch über mir und allen Menschen.

Die Teilnahme am Frühdienst war natürlich freiwillig. Doch für mich gab es kein Zögern. Von der ersten Minute an, als meine damalige Freundin Tessa, die schon zwei Jahre älter war, mich fragte, ob ich auch in die Frühmesse gehen würde, stand mein Entschluss fest. Meine Eltern habe ich nicht einmal um Erlaubnis gefragt, sondern stellte sie vor vollendete Tatsachen.

Ich war stolz auf mein kirchliches Amt. Es machte mich würdig, direkt hinter unserem Vikar in die Kirche einzuziehen und ihm als Helferin zur Seite zu stehen. Niemals hätte ich der ganzen Gemeinde besser demonstrieren können, wie »richtig« ich war. Zu keinem anderen Zeitpunkt las ich mehr Stolz in den Gesichtern meiner Eltern.

Am liebsten hätte ich das Ministrantengewand ständig und auf offener Straße getragen. Es bestand aus einem Talar als Untergewand, welches je nach der liturgischen Tagesfarbe variierte. Am schönsten fand ich den roten Talar, der immer dann zum Einsatz kam, wenn die liturgische Tagesfarbe weiß war.

Über dem Talar trugen wir stets das fein gefältelte und am Saum mit einer breiten Spitzenbordüre geschmückte weiße Obergewand, das an ein Taufkleid erinnern sollte. Es wurde Rochett genannt und durch einen Kragen, die Mozetta, ergänzt. Die Farbe des Kragens hatte mit der Farbe des Talars übereinzustimmen.

Zur Erinnerung an das Kreuz Christi, das wir als Ministrantinnen und Ministranten symbolisch mittragen sollten, hatte Frederic jedem neuen Gruppenmitglied und also auch uns Mädchen ein ziemlich großes Holzkreuz geschenkt, das wir beim Ministrantendienst an einer Lederschnur um den Hals tragen mussten.

Trotz meiner Begeisterung für den Ministrantendienst und meiner frommen Zielsetzung muss ich in der Rückschau gestehen, dass ich in Gedanken freilich kaum bei Gott war, wenn ich zur Kirche eilte. Damals machte ich mir das nicht so klar, weil in meinem kindlichen Gemüt unser neuer Vikar, Gott Vater im Himmel und die Kirche für mich eins waren. Trotzdem sehe ich jetzt, dass in Wahrheit einzig und allein Frederic Pfeiffer mein Ziel war, der einzige Mensch, der mich ganz und gar in meinem inneren, für andere unsichtbaren Richtigsein anzunehmen schien.

Der Seelenfänger

Nicht, dass Jungen meines Alters oder ältere Jugendliche mich links hätten liegen lassen. Ich war für mein Alter groß, sehr schlank und trotzdem gut entwickelt, hatte dickes, schulterlanges blondes Haar, schöne Zähne und wenig Pickel. Es gab durchaus das, was wir Mädel untereinander tuschelnd und kichernd »Verehrer« nannten. Einer von ihnen umschwärmte mich seit der Grundschulzeit schweigend, aber stetig und jagte jeden in die Flucht, der mich ärgern wollte. Er war mein allseits anerkannter Bodyguard. Nur hieß er leider nicht Kevin Kostner. Und aus »Jungs« machte ich mir nun mal nichts. Von klein auf zogen mich Menschen magisch an, mit denen ich ernsthaft reden konnte.

Als Erstklässlerin hatte ich beispielsweise für meinen Lehrer geschwärmt, der mir Grenzen setzte und konsequent dafür sorgte, dass ich sie nicht straflos überschritt. Er schrie mich nicht an wie meine Mutter. Er duldete nicht alles wie mein Vater. Er blieb ruhig, wenn ich meine häuslichen Trotzanfälle im Klassenzimmer vorführte und fragte mich anschließend, warum ich mich so aufgeführt hätte. Dabei ließ er mich nicht mit einem Schulterzucken, einem »Weiß nicht!« davonkommen, sondern verlangte ernst zu nehmende Antworten. Ich musste überlegen, Worte finden für den Überdruck in meiner Seele. Er hörte mich an, diskutierte mit mir und leitete mich an, eigene Lösungen für mein Problem zu finden. Diesen Lehrer verehrte ich so sehr, dass ich ihm nach dem Unterricht heimlich bis zu seinem Haus hinterherschlich, um noch länger in seiner Nähe zu sein.

Als ich die ersten Buchstaben malen konnte, schrieb ich ihm einen Zettel: »Ich liebe dich.« Den legte ich ihm an die Tafel und vergaß dann absichtlich meinen Regenschirm im Klassenzimmer, um einen Grund zu haben, nochmals zurückgehen zu dürfen und zu sehen, ob mein Zettel entdeckt worden war und was er damit machte. Natürlich hatte er das Manöver gleich durchschaut. Aber er ließ sich nicht anmerken, dass er sich über mich amüsierte. Er lächelte mich nur an. Und ich hatte von diesem Tag an das beseligende Gefühl: »Der versteht mich, der mag mich. Der nimmt mich so an, wie ich bin.« Das hat mir unendlich gutgetan. Für diesen Lehrer hätte ich alles auf mich genommen.

Ähnlich hingebungsvoll liebte ich meinen Onkel, dem ich meine kindlichen Sorgen anvertrauen konnte, weil er mir das Gefühl vermittelte, ihn damit nicht zu belästigen oder gar zu überfordern. Kam er zu Besuch, sah er mir an, in welcher Stimmung ich war. Wirkte ich bedrückt, wütend oder traurig, setzte er sich einfach zu mir, brachte mich zum Reden, hörte mir zu und sagte nicht bloß lapidar: »So ist das halt im Leben.« Oder: »Kleine Kinder, kleine Sorgen.« Er musste mir gar keine großen Ratschläge oder Patentrezepte erteilen. Es genügte, dass er in aller Ruhe bei mir saß und einfach für mich da war.

Frederic war ähnlich wie mein Onkel oder dieser Lehrer aus Grundschultagen. Ein Mann Mitte dreißig, gut aussehend, gepflegt, selbstsicher, humorvoll, souverän und charmant, mit Augen, die mich restlos zu durchschauen schienen. Als er sein Seelenfängerlasso nach mir auswarf, konnte ich nicht fliehen. »Komm mich doch einfach im Pfarrhaus besuchen, wenn du willst.« Ich starrte ihn mit angehaltenem Atem an. Meinte er wirklich mich? Meinte er das tatsächlich ernst?

»Doch, doch.« Er begriff sofort, nickte lächelnd, legte mir, Vertrauen heischend, die Hand auf den Oberarm. Er hatte eine schmale Hand mit feinen, weichen Fingern und glänzenden Fingernägeln. Ich spürte ihren Druck sanft und doch fest, er ließ mich erschaudern.

»Ich bin für dich da«, sagte er und sah mich aus seinen graugrünen Augen an, die dunkler zu werden schienen, als ich seinen Blick zu erwidern wagte. »Wenn du mich besuchen willst, sag es mir ruhig. Trau dich einfach. Du bist doch sonst nicht so schüchtern, hab ich gehört.« Er lachte leise auf. Hatte ich bei jemand anderem schon so weiße Zähne gesehen?

»Nach der Beichte habe ich meistens etwas Zeit. Dann kannst du kommen. Du kannst mir alles bringen, was du willst. Deine Gaben, du weißt schon. Bei mir kannst du alles abladen. Alles ist willkommen. Sag nur, wann du mich brauchst.«

Ich nickte. Ich würde kommen. Sobald ich mich traute.

Es war wie ein Wunder. Er war wie ein Wunder.

Von diesem Dienstag an ging ich nicht nur zwischendurch, wenn ich rechtzeitig wach wurde, sondern regelmäßig zur Sechs-Uhr-Frühmesse. Sie begann mit einem Gottesdienst für die Jugend, den Frederic zelebrierte, und endete mit dem gemeinsamen Frühstück im Pfarrgemeindehaus. Anschließend verschwanden Frederic und ich meistens in irgendeinem der vielen Zimmer des Gemeindehauses, saßen beisammen und redeten.

Zuerst war ich in diesen Minuten mit ihm so intensiv bei mir, so ganz auf mich und ihn konzentriert, dass ich gar nicht merkte, wie unser Verhalten bei den anderen Ministrantinnen ankam. Erst als sie immer öfter spitze Bemerkungen machten, dass ich mich ja wohl tüchtig bei ihm eingeschleimt hätte, wurde mir bewusst, dass sie neidisch auf mich waren. Anstatt mich zu ärgern, freute ich mich. Sonst waren immer sie mir vorgezogen worden. Jetzt war ich an der Reihe. Es tat so gut.

Die unbekümmert fröhliche Gemeinschaft dieser Frühstücksrunde faszinierte mich, das Einzelkind aus einem Elternhaus, in dem der Zwang, die hypersensiblen Nerven meiner Mutter zu schonen, geradezu eine Sterilität des Miteinanders erzeugte.

Zwar hatte meine Mutter ihre gesundheitliche Schwäche aus der Zeit nach meiner Geburt zu Beginn meiner Einschulung ins Gymnasium überwunden, sie wurde aber weiterhin von jedermann wie mit Glacéhandschuhen angefasst, als breche sie unter der geringsten Anstrengung zusammen. Mein Vater las ihr jeden Wunsch von den Augen ab und trug sie förmlich auf Händen.

Auch für mich war die absolute Rücksichtsnahme der ganzen Familie auf meine Mutter selbstverständlich geworden. Ich war es ja nicht anders gewöhnt. Sie durfte nicht aufgeregt werden. Sie durfte nichts erfahren, was sie belasten könnte. Niemand durfte in ihrer Gegenwart ein Problem ansprechen. Irgendwie empfand ich nicht mich, sondern sie als das Kind im Haus. Während sie Nachsicht und Schonung genoss, hatte ich von klein auf wie eine Erwachsene zu funktionieren und mich selbst zu beschäftigen, mir selbst zu helfen.

Mit Gleichaltrigen unter der Obhut von Frederic und den älteren Oberministranten zusammensitzen zu können und sorglos draufloszuschwatzen, zu lachen, albern zu sein, einfach Kind zu sein, bedeutete für mich viel mehr als das, was es war. Und obwohl die anderen »Minis« frotzelten, dass ich ja wohl arg in den neuen Vikar verschossen sei, gehörte ich erstmals wie selbstverständlich zu ihnen. Diese Gemeinschaft war eine Erlösung aus dem Zwang, selbständig sein zu müssen, der mir immer auferlegt worden war und der mich von klein auf überfordert hatte.

Ich genoss das Schwatzen und fröhliche Zusammensein mit meinen neuen Freundinnen und Freunden nach der »Spätschicht« ebenso wie zur »Frühschicht«, wenn wir alle noch lange draußen vor der Kirche beisammenstanden.

Anders als in der Schule ging es dabei weniger um Schminke, Klamotten, Liebeskummer und Knatsch mit diesem oder jenem Pauker. Wir befassten uns mit dem Glauben, mit Gott und der Welt, mit Umweltschutz sowie aktiver Nächstenliebe im Altenheim oder Krankenhaus. Kein blöder Kinderkram, sondern das echte Leben. Obwohl wir Kinder und Jugendliche waren, gab uns das Ministrantenamt echte Aufgaben und Verantwortungsbewusstsein. So kam es mir damals, in der Anfangszeit meiner neuen Kirchenverbundenheit, jedenfalls vor.

Ich liebte die »Minis«, wie wir uns als Ministrantengruppe bezeichneten. Frederic hatte es verstanden, uns zusammenzuschweißen. Er regelte aufkommende Streitigkeiten, klärte Eifersüchteleien und Rangeleien. Erstmals gehörte auch ich zu einer Gruppe, einer verschworenen Clique, ohne mich immer wieder aufs Neue darum bemühen zu müssen, anerkannt zu werden.

Wenn wir uns am Wochenende zu so genannten Besinnungswochenenden auf einer abseits gelegenen Hütte im Schwarzwald trafen, um zu beten, zu meditieren, zu spielen und Gemeinschaft zu pflegen, hatte ich das so schmerzlich entbehrte Gefühl, endlich angekommen zu sein, dazuzugehören, willkommen und mitten drin zu sein.

Missverstanden und verraten

Meine Eltern wunderten sich nicht darüber, dass ich, eine passionierte Langschläferin, plötzlich mitten im Winter freiwillig und regelmäßig zeitig aufstand und zur Kirche ging. Obwohl es noch dunkel war, wenn ich aus dem Haus ging, hatten sie nichts dagegen einzuwenden.

Wir wohnten weit außerhalb des Ortszentrums, und von uns bis zur Kirche war es kein kurzer Weg. Streckenweise war der überwiegend an kleinen Vorgärten verlaufende Bürgersteig auch in Richtung Straße hinter einer Hecke verborgen. Hinzu kamen zur Winterzeit die hoch aufgeschobenen Schneemassen, die den Bürgersteig zur Straßenseite hin einengten. Da aus Energiespargründen nur jede zweite Laterne brannte, waren speziell diese Wegstücke mir unheimlich.

Meine Eltern hingegen dachten sich nichts dabei. Sie fragten mich nicht einmal, warum ich plötzlich in den Frühgottesdienst wollte. Wie in unserer Familie üblich, fragte auch ich meine Eltern nicht, warum sie mit meiner Teilnahme am Frühdienst einverstanden waren. Hätten sie nur eine Frage gestellt, wären die Antworten nur so aus mir herausgesprudelt.

Manchmal, wenn schlechtes Wetter war, überlegte ich, ob ich sie bitten sollte, mich zur Kirche zu fahren. Aber ich wagte es nicht. Es war für mich zur Selbstverständlichkeit geworden, dass meine Mutter nicht belastet werden durfte. Und mein Vater musste sich ganz allein um sein Kaufhaus und besonders um meine Mutter kümmern. Ich sah jeden Abend, wie müde und fertig er vor dem Fernsehapparat saß oder wie lang oftmals noch Licht in seinem Arbeitszimmer brannte, weil er über irgendwelchen Bilanzen brütete.

Meine Angelegenheiten waren im Vergleich dazu immer klein und simpel. Ich hatte sie selbst zu bewältigen.

Hinzu kam, dass ich mit der Zeit den Eindruck gewonnen hatte, es meinen Eltern mit nichts recht machen zu können.

»Frag sie doch, warum sie dir nichts zutrauen«, schlug Franziska vor.

»Alles zwecklos«, gab ich zurück und winkte ab. »Für sie bin ich sowieso bloß eine Versagerin.«

»Und wieso?«

Ich zuckte mit den Schultern. »Keine Ahnung. Es ist eben so. Denk mal ans Kochen.«

Obwohl ich in der Schule wegen meiner Mutter an einer freiwilligen Arbeitsgruppe in Hauswirtschaft und Kochen teilnahm, durfte ich zu Hause nur einmal pro Monat Schnitzel mit Pommes Frites und Salat zubereiten. Nichts sonst. Und selbst diesen einen Tag hatte ich mir heftig erstreiten müssen, obwohl ich damit im Grunde nichts wollte, als meine Mutter zu entlasten. Da meine Kochkünste nach einem halben Jahr noch immer nicht gewürdigt wurden, ließ ich den Fastfood-Service kommentarlos einschlafen. Es krähte kein Hahn danach.

»Na, ja, meine Mutter hat's auch nicht so gern, wenn wir kochen«, meinte Franziska. »Sie hat immer Angst, dass wir die Sachen verderben. Wie mein Vater dann gucken würde, wenn er nach Hause käme und es wäre nichts Gescheites zu essen da.«

»Gut, das könnte ich ja einsehen.« Ich schob mir einen Kaugummi in den Mund und bot Franziska auch einen Streifen an. »Aber weshalb lässt sie mich dann nicht mal mein eigenes Zimmer sauber machen? Etwa, weil das Putzmittel so teuer ist?«

Franziska lachte. Sie hatte schon miterlebt, wie ich mir mit Staubsauger und Mopp die größte Mühe gegeben hatte und kein Stäubchen mehr zu sehen war und meine Mutter mir trotzdem hinterherwienerte und garantiert irgendwo noch einen Fussel fand.

»Jeden Samstag schmeißt sie mich aus dem Bett, weil sie Ordnung machen will, obwohl sie erst freitags geputzt hat.« Ich fand das überhaupt nicht komisch.

»Ja, ja, ich weiß.« Franziska ahmte die Stimme meiner Mutter nach: »Die feine Dame kann das ja selber nicht!«

Diesen Satz habe ich wirklich gehasst.

Als ich mich bei meinem Vater darüber beschwerte, meinte er: »Reg dich nicht auf. Lass die Mama nur immer machen. So lange es ihr wohl dabei ist, ist alles gut.«

Also gab ich es auf, ihr helfen zu wollen. Es hatte ja etwas für sich, nicht helfen zu müssen.

Sicher hätte ich die Sache mit der Hausarbeit weniger tragisch genommen, wären da nicht auch die Gelegenheiten gewesen, bei denen ich außerhalb des Hauses als unfähig vorgeführt wurde. Damals zum Beispiel, als ich den Turnbeutel einer Klassenkameradin aus dem dritten Stockwerk in den Schulhof geschmissen hatte.

Tagelang hatte das Mädchen mich gepiesackt. »Cora, das verrückte Huhn! Gackert blöd und will nichts tun. Gagagagack!« Ich hasste es, wenn sie mich so nannte und verspottete. «Lass das! Das ist gemein. Hör auf damit!«

An diesem Morgen war mir der Geduldsfaden gerissen. Also flog der Beutel raus und ein paar Sachen darin zerbrachen.

Ich bereute es nicht. Trotzdem verlangte mein Vater, dem ich meine Missetat gestanden hatte, dass ich die Sache aus der

Welt räumen und mich bei dem Mädchen entschuldigen solle. Ich brauchte Stunden, ehe ich mich schließlich überwinden konnte und mich meinem Vater zuliebe auf den recht weiten Weg machte.

Es war wirklich hart für mich, bei dem Mädchen klingeln und Abbitte leisten zu müssen: »Du, ich war echt bös zu dir. Es tut mir leid. Ich zahl dir vom Taschengeld, was kaputtgegangen ist.« Und dann schaute sie mich bloß mit einem spöttischen Grinsen an und meinte: »Ja, wieso kommst du deswegen jetzt noch? Du kannst gleich wieder gehen. Dein Vater hat das doch schon alles mit meiner Oma geregelt.«

Es ging nicht nur darum, dass ich mich vor dem Mädchen lächerlich gemacht hatte, weil ich nicht einmal wusste, dass mein Vater sich bereits eingemischt und die Sache bereinigt hatte. Das Schlimmste war, dass ich mich von meinem Vater hintergangen fühlte. Ich verstand nicht, wieso er mich nicht mit einbezogen hatte. Warum hatte er die Sache nicht gemeinsam mit mir geregelt?

Es tat so weh, dass ich von diesem Mädchen erfahren musste, dass mein Vater mich in dem Glauben gelassen hatte, mir nicht beistehen zu wollen. Wie stellte er mich dadurch dar? Als eine, mit der nicht mal der eigene Vater redete.

Vielleicht war es ja sogar in bester erzieherischer Absicht geschehen. Aber wie konnte ich als Kind verstehen, dass er mich so in meiner Selbständigkeit und Eigenverantwortung bestärken wollte? Noch weniger konnte es mir einleuchten, dass er mich durch seine heimlichen Abmachungen mit der Großmutter beschützen wollte, indem er vorab sicherstellte, dass ich mit meiner Entschuldigung auch angenommen würde.

Mein Vater wiederum ahnte wohl nie, wie wichtig es für mich war, Sicherheit darin zu haben, dass er zu mir steht, komme, was da wolle. Statt mich in seiner Fürsorge geborgen fühlen zu dürfen, musste ich glauben, er habe mich bewusst ins Messer laufen lassen. Und warum? Die einzige Antwort darauf konnte sein: Nur, weil er mir nichts zutraute. Auch er nicht.

Von meiner Mutter erwartete ich nicht wirklich, dass sie mich ernst nehmen und anerkennen würde. Ich müsste lügen, wollte ich behaupten, es mir von ihr nicht gewünscht zu haben. Aber ich nahm es ihr nicht übel, dass sie es nicht konnte. Sie war eine kranke Frau. Sie hatte mit sich selbst zu tun. Aber mein Vater, dem ich um alles in der Welt so viel bedeuten wollte, wie er mir bedeutete! Von ihm verraten worden zu sein tat unsagbar weh.

Geheimnisse bewahren

Waren die Dienstage für den Frühgottesdienst reserviert, den wir alsbald in »Frühschicht« umtauften, kam am Mittwochabend die »stille Anbetung« hinzu, die wir folgerichtig »Spätschicht« nannten.

Ähnlich wie in der »Frühschicht« war nicht die Andachtsstunde mein eigentlicher Anlass zum Kirchgang. Ich wusste, Frederic erwartete mich. Seine Augen grüßten mich, sobald ich kam. Ich fühlte die Nähe zwischen uns so intensiv, was ich nie jemandem verraten hätte. Ich hätte es allerdings auch gar nicht erklären können.

Alle anderen Menschen in der Gemeinde sahen in dem neuen Vikar etwas Heiliges, über alle Maßen Erhabenes, Überweltliches und Übermenschliches. Und da hatte ich ihn zu Hause bei meinen Eltern erlebt, wie er, ganz Mensch, mit ihnen gegessen und getrunken hatte. Da war der Tisch voll mit Leckerbissen gewesen und reichlich Alkohol geflossen. Und er hatte sich nicht zurückgehalten. Im Gegenteil, er hatte herzhaft zugelangt und mit Vergnügen gespeist und getrunken. Er hatte sogar über die altbackenen Witze meines Vaters gelacht und selbst welche erzählt. Ich hatte gesehen, dass er ganz und gar nicht auf alles Weltliche verzichtete, wie man es von einem Priester behauptete.

Frederic benahm sich nicht anders als die Geistlichen in meiner Familie, aber in meiner Verehrung erhöhte ich ihn. Und in dieses Bild passten Völlerei und Prasserei nicht, und ich ging in meiner kindlichen Gedankenwelt fest davon aus, dass auch alle anderen ihn so sehen mussten. Immerhin sollte er in zwei Jahren unser neuer Pfarrer werden, sobald der alte Herr Pfarrer in Pension gehen würde. Ich wusste, dass der Kirchengemeinderat ein scharfes Auge darauf haben würde, wie würdig der neue Vikar sich im Hinblick auf sein künftiges Amt verhielt. Ich wünschte mir nichts sehnlicher, als dass Frederic dieser Nachfolger werden würde. Ich wollte ihn nie mehr verlieren.

Allein in meinem Zimmer, nahm ich mir vor, zu niemandem ein Wort darüber zu verlieren, dass ich unseren neuen Vikar beim Alkoholtrinken gesehen hatte. Niemand sollte an seiner Unbescholtenheit zweifeln. Ich würde ihn mit meinem Schweigen beschützen und fühlte mich ihm sehr verbunden, weil ich dieses Geheimnis für ihn bewahrte.

Sooft ich unseren Vikar künftig sah, fühlte ich unser Geheimnis wie einen warmen Ofen. Es war schön, etwas mit ihm zu teilen, wovon niemand wusste. Dass er selbst es auch nicht wusste, machte mir nichts aus. Ich war ja an Schweigen und Verschweigen gewöhnt.

Frederic zuzusehen, wie er am Altar des Herrn Dienst tat, hatte seitdem etwas heimlich Wonniges für mich, weil ich mich so fühlte, als hätte ich Anteil daran, dass er diesen Dienst immer noch tun dürfe. Für alle anderen würde er »irgendwie verkehrt« wirken, wenn sie wüssten, was ich von ihm wusste. Durch mich blieb er gleichwohl »richtig«.

»Der macht halt eben auch nicht nur, was erlaubt ist«, dachte ich und zog Parallelen zu mir. »Der ist auch nicht bloß gehorsam und immer leise und macht keine Probleme. Der tanzt auch aus der Reihe. Der ist genauso ein ›enfant terrible‹ wie ich. Und trotzdem hat Gott ihn berufen. Gott weiß halt, wie wir wirklich sind.«

In seiner menschlichen Schwäche schien Frederic mir ungeheuer vertraut.

Alle anderen behandelten ihn, als wäre er gerade so ein Schnitzbild aus Holz wie unser Herr Jesus am Kreuz. Aber ich, ich hatte ihn ganz anders gesehen. Als lebendigen Menschen, als normalen Mann. So, wie Gott ihn geschaffen hatte. Und ich wusste, dass er das wusste.

Seine lieben »Extrasätzle«, die Extraminuten, die er mit mir im Beichtzimmer verbrachte, seinen namentlichen Gruß in der Öffentlichkeit der Straße, sein kurzes Grüßen mit den Augen, wenn ich kam und er mit anderen sprach, all das schienen kostbare Beweise.

Alles zusammen brachte diese menschliche Nähe hervor, die er, wie ich annahm, nur mit mir teilte. Diese besondere Nähe, die ihn trotz seines hohen Amtes für mich da sein ließ und trotz unseres Altersunterschieds zu meinem Freund machte, obwohl ein geweihter Mann Gottes keine Freundin haben darf, sondern alle Menschen gleichermaßen lieben muss.

Diese Freundschaft, die nur ich wahrnehmen durfte, war mein zweites Geheimnis, das ich für Frederic bewahrte, um ihn vor der Gemeinde zu schützen.

»Aber wenn er doch gar nie etwas sagt, woher weißt du das denn so genau?«, fragte Franziska manchmal, wenn ich ihr, meiner späteren besten Freundin, anvertraute, dass unser Vikar mein Freund sei.

»Ich merke es halt.«

»Und wieso sagt er das nicht einfach?«

Wie sollte ich Franziska etwas erklären, was so geheim war, dass ich nicht einmal darüber nachzudenken wagte?

Viel zu nah

Wie anfangs versprochen, war Frederic wirklich immer für uns da, wenn wir das Bedürfnis hatten, uns mit ihm auszusprechen oder seinen Rat suchten. Ob es um Schulprobleme oder Hausaufgabenhilfe ging, um Liebeskummer oder Fußballtraining, er hatte ein offenes Ohr, er half, machte mit. Wir spürten oft kaum, dass er älter war als wir, viel älter sogar, dass er nicht nur unser geistiger Vater war, sondern leicht hätte unser leiblicher Vater sein können. Frederic war für uns »einfach toll«, »große Klasse«, »einsame Spitze«.

Es gab wohl niemanden unter uns, weder Junge noch Mädchen, der nicht für ihn durchs Feuer gegangen wäre. Er war unser Idol, und wenn ich mich in Meditationen und Andachten übte, wie Frederic es uns lehrte, so trug Jesus Christus vor meinem inneren Auge in aller Verborgenheit sein Gesicht.

Im Spätsommer war die erste Ministrantinnengruppe meines Wohnortes gegründet worden. Im Herbst waren wir Mädchen erstmals feierlich in die Kirche eingezogen. Im Advent hatte ich Frederic bei meinen Eltern erstmals betrunken gesehen und seine ganz besondere Nähe zu mir erlebt. Im Januar des neuen Jahres verkündete er uns, dass er mit Einverständnis von Herrn Pfarrer Punktum und des Kirchengemeinderats, dem auch mein Vater angehörte, für die gesamte Ministrantengruppe eine Pilgerfahrt ins italienische Assisi plane.

Sie sollte am zweiten April des neuen Jahres beginnen und eine Woche dauern. Für Verpflegung und Unterkunft war vor Ort in einem Kloster gesorgt. Die Reisekosten trug die Kirche.

Gemeinsam auf den Spuren des heiligen Franziskus von Assisi wandelnd, werde diese Reise uns Ministranten und Ministrantinnen im Geist des »Troubadour-Minnesänger Gottes« endgültig zusammenschweißen. Deshalb sei es wünschenswert, dass möglichst alle mitkommen dürften. Er sei gern bereit, persönlich mit den Eltern zu sprechen, falls diese nicht sofort einverstanden wären.

Ob wir tatsächlich vollzählig nach Assisi reisten, weiß ich nicht mehr. Andere Mädchen, die ebenfalls erst zwölf waren, hatten Schwierigkeiten daheim bekommen und mussten durch Frederic losgeeist werden. Mein Ehrgeiz war, das Problem allein zu lösen.

Der schnellste Weg zum Erfolg war, meinen Vater einzuweihen.

»Paps!« Ich zog das A lang und schaute ihn von unten herauf an, während ich mich an seine Schulter lehnte. »Paps, du weißt doch bestimmt schon, dass wir mit dem Herrn Vikar nach Assisi reisen.«

»Wir?« Mein Vater ließ das Geschirrspültuch sinken, mit dem er soeben in der Küche hantierte.

»Ja, wir von der Ministrantengruppe.«

»Ob dir das die Mama erlaubt?« Mein Vater wiegte zweifelnd den Kopf.

»Ach, Papi!« Ich griff mir ebenfalls ein Geschirrtuch und polierte eines der frisch gespülten Gläser. »Wenn du es erlaubst, hat sie nichts dagegen. Bitte! Erlaubst du es?«

»Du warst noch nie allein im Urlaub«, meinte mein Vater.

»Ja, und? Alle fahren mit. Alle dürfen.« Ich tat, als ob ich gleich weinen müsste. »Ach, Daddy, bitte, bitte, sag doch ja. Bitte!«

Das weiche Herz meines Vaters schmolz dahin. »Also gut, von mir aus. Aber...« Er schob mich auf Armeslänge von sich und blickte mich so streng an, wie er konnte. »Aber dass mir ja keine Klagen kommen. Dass der Herr Vikar sich nur ja nicht über dich beschweren muss. Du weißt, es würde deiner Mutter das Herz brechen. Versprichst du mir, brav zu sein?«

»Ja, ich schwöre! Ich bin brav, Paps. Bestimmt!« Ich hätte in diesem Moment alles geschworen.

Wie erwartet, übernahm mein Vater nun den Rest der Angelegenheit. Er informierte meine Mutter, dass ich nach Assisi reisen würde, und stellte sie dadurch vor vollendete Tatsachen. So musste sie sich gar nicht erst Gedanken darüber machen, ob eine Teilnahme an der Fahrt gut für mich wäre.

Vermutlich hätte sie nichts dagegen einzuwenden gehabt, schließlich ging es ja um eine Kirchenangelegenheit. Trotzdem wollte mein Vater sie nicht in die Entscheidung einbeziehen. Es hätte ja sein können, dass sie sich aufregte und wieder krank würde.

Noch am gleichen Abend rief ich Frederic an. »Ich bin dabei. Ich darf!«

»Sicher?« Seine Stimme klang sogar am Telefon schön.

»Ja, klar. Kein Problem. Meine Eltern finden's toll!«

»Du nicht?«

Oh, Gott, warum hatte ich das nur so blöd ausgedrückt? Jetzt musste er denken, dass ich nicht gerne mitfahren wollte. Wie froh war ich, als Frederic plötzlich am anderen Ende der Leitung zu lachen begann. »Schon okay, Cora. Das war ein Scherz. Ich freu mich, dass du dabei bist.«

Ich stand lange mit dem Hörer in der Hand. Er freute sich, dass ich dabei war. Er war mein Freund. Ganz gewiss.

Zur Vorbereitung und um unsere Erinnerungen an diese Pilgerfahrt für immer festzuhalten, erhielten wir jeder ein Tagebuch geschenkt. Vielleicht aus Kostengründen oder weil Frederic annahm, dass nichts Geheimes darin vermerkt werden würde, handelte es sich dabei nicht um eines dieser typischen Tagebücher mit Schlüssel, sondern um ein dickes Schreibheft mit einem festen Deckel und Lederrücken.

Da ich alles, was von Frederic kam, großartig und einmalig fand, griff ich die Idee des Tagebuchschreibens begeistert auf und war bald so daran gewöhnt, dass es mir als dringendes Bedürfnis unverzichtbar wurde und mich durch mein ganzes Leben begleitete.

Von der ersten Eintragung an ist dieses Tagebuch ein Spiegel der Heimlichkeit, von der mein Leben mehr und mehr überschattet wurde. Worte, die in mir brannten, aber nicht von mir ausgesprochen werden durften, hielt ich fest, indem ich Gedichte und Sentenzen abschrieb oder irgendwo kleine, mir aus der Seele sprechende Texte oder aussagekräftige Bildchen ausschnitt und in mein Tagebuch klebte. Meine eigenen handschriftlichen Eintragungen wirken daneben harmlos. So glaubte ich, meine Gedanken verschlüsseln zu können. Selbst wenn jemand die Einträge verbotenerweise lesen würde und entschlüsseln könnte, würde er nichts beweisen können.

Dass zwischen mir und Frederic etwas anders war als zwischen ihm und den anderen Ministrantinnen, spürte nicht nur ich früh. Die anderen »Minis« stupsten sich an, kicherten und tuschelten hinter der vorgehaltenen Hand oder machten dumme Anspielungen, wenn ihnen auffiel, wie Frederic mich anschaute oder berührte. »Die haben ja keine Ahnung!«, beruhigte ich mich und wärmte meine Seele an meinen Geheimnissen, die ich für Frederic bewahrte.

Natürlich spürte auch ich, dass seine Blicke mich wie Berührungen festhielten. Oft, wenn er mich ansah und seine Augen ewig nicht abwandte, wurde ich rot und bekam Herzklopfen. Es war mir peinlich. Und wenn Frederic dann endlich mit diesem komischen Lächeln wegschaute, das in diesen Momenten typisch für ihn war, atmete ich auf.

Ganz ähnlich empfand ich seine seltsamen Berührungen, die in aller Verborgenheit stattfanden. Von Anfang an hatte ich das Gefühl, dass sie nicht zufällig waren, obwohl sie so wirkten. Gleichzeitig schämte ich mich für diesen Gedanken.

Ich denke zum Beispiel an die bis Mitternacht dauernde Nikolausfeier des Kirchenchors, an der ich zum ersten Mal ohne meine Mutter teilnahm. Frederic saß mir während des ganzen Abends direkt gegenüber und streckte seine Beine unter dem Tisch immer wieder so weit aus, dass er meine Beine berührte. Beim ersten Mal zog ich sie sofort erschrocken unter den Stuhl. Frederic entschuldigte sich, lachte. Ich wusste nicht, was ich sagen sollte, und lachte auch.

Als er seine Beine wieder ausstreckte und mich abermals berührte, wurde ich rot. Ich konnte meine Beine nicht noch weiter zurückziehen. Und ich wusste, dass er das wusste. Frederic lachte wieder so seltsam und hielt meine Augen mit seinen Blicken fest. Diesmal entschuldigte er sich nicht bei mir. Stattdessen ließ er seine Beine ausgestreckt, so dass sie weiterhin meine Zehenspitzen berührten.

Ich guckte unter mich. Sobald ich aufsah, begegnete ich seinen Augen. Ich wandte den Kopf. Drehte ich ihn zurück, schaute Frederic mich an. Ich fühlte, wie mir das Blut in die Wangen stieg. Ich war blond, hatte sehr helle, zarte Haut. Sobald ich errötete, sah ich aus wie Rudolph Rentier mit der Glühnase. Jeder musste es sehen. Wie peinlich! Frederic lächelte mich über den Rand seines Weinglases hinweg an. Ich wäre am liebsten aufgesprungen und weggerannt. Aber dann hätten doch erst recht alle zu mir hingeschaut.

In diesem Augenblick fing er eines meiner Beine zwischen seinen Beinen ein. Ich zuckte zurück und versuchte, mit dem Stuhl nach hinten zu rücken, doch die Stuhlreihe hinter mir stand so eng, dass ich nicht ausweichen konnte. Frederic hatte mein Manöver bemerkt, sagte aber nichts. Auch ich brachte kein Wort hervor.

Im Schutz der tief auf den Boden hängenden Papierdecke drückten seine Unterschenkel fest und immer fester, wie streichelnd, gegen meine Wade. Dann krabbelten seine Zehen an meinem Bein hoch. Am Knie hielten sie inne, streichelten mich und versuchten, sich zwischen meine fest zusammengepressten Schenkel zu schieben. Dabei plauderte und scherzte Frederic mit seinem Sitznachbarn, als führten seine Füße ein Eigenleben unter dem Tisch.

Was Frederic da machte, wusste ich. Er füßelte mit mir. Liebespaare machten das. Es war ungefähr wie Händchenhalten, nur mit den Füßen. Wenn zwei unter uns »Minis« verknallt waren, machten sie das auch.

Aber warum machte er das? Er war ein Mann Gottes. Er durfte das nicht. Und ich war ein Kind. Ich wurde rot, weil mir einfiel, wie ich ihm in meinem ersten Beichtgespräch gestanden hatte, auf einen Kaplan zu stehen. Ich hatte extra »Kaplan« gesagt statt »Vikar« und keine Namen genannt. Er hatte nach keinem Namen gefragt. Aber wenn er mich ansah, war es seitdem irgendwie anders, irgendwie komisch zwischen uns. Es war, als wollten seine Blicke mich durchbohren oder bis auf den Grund meiner sündigen Seele schauen. Ich konnte es nicht erklären. Es war ein seltsames Gefühl.

Vielleicht machte Frederic das jetzt mit mir, weil er mich prüfen wollte? Vielleicht war das nur ein Test, ob ich es mit der Beichte ernst gemeint hatte? Ich schämte mich schrecklich und wagte keinen Blick zu ihm hinüber. Frederic würde bestimmt schlecht von mir denken, weil ich meine Beine nicht wegzog. Aber weiter als ich es bereits getan hatte, konnte ich sie nicht wegziehen.

»Magst du noch eine Cola?« Frederics Stimme hörte sich kein bisschen böse an. Und er schaute mich auch nicht so an.

Schüchtern wagte ich zu nicken. »Ja, danke, gern.«

Frederics Zehen streichelten über mein Schienbein. Sanft fühlte es sich an und ein bisschen kitzelig. Er lächelte mich an, als die Bedienung mit der bestellten Cola kam und schob das Glas über den Tisch zu mir. »Zum Wohl, Cora!«

»Er macht das, weil er dein Freund ist«, redete ich mir ein. »Weil er dir zeigen will, dass er dich mag. Weil es keiner sehen darf. Weil unter dem Tisch keiner hinschaut. Das ist nichts. Das ist gar kein richtiges Füßeln.«

Ich hatte keinen Tropfen Alkohol getrunken, aber mir war trotzdem schwindlig, als hätte ich einen Rausch.

Noch beunruhigender wurde es, als ich Frederic eines Abends mit gerötetem Gesicht, offenem Hemdkragen und lauthals dummes Zeug redend bei meiner Tante Isidora antraf, die ihn zu sich nach Hause eingeladen hatte, während meine Eltern auf Reisen waren und ich vorübergehend bei ihr übernachtete.

Obwohl ich Frederic bereits bei meinen Eltern Alkohol trinken gesehen hatte und wusste, dass er dort zumindest angetrunken gewesen war, hob es mein Weltbild aus den Angeln, ihn jetzt schwankend und lallend nicht bloß trinken, sondern saufen zu sehen.

Damals bei uns zu Hause war das kindliche Vertrauen in meinen Vater so groß gewesen, dass ich mir sicher war, in seiner Gegenwart könne nichts Böses passieren. Jetzt aber saß unser Vikar sturzbetrunken bei einer Frau, die noch dazu dauernd neue Liebhaber hatte. Warum besuchte er meine Tante, die keinen Mann hatte, obwohl er Priester war? Hatten er und meine Tante etwa schon so viel getrunken, dass sie dies vergessen hatten? Machte meine Tante sich etwa an ihn ran? Erst kürzlich hatte sie sich mit ihrem Verlobten zerstritten und ihm den Laufpass gegeben. Wollte sie jetzt unseren Vikar?

»Wenn die Isi einen Mann braucht, ist ihr jeder recht«, hatte meine Mutter einmal zu meinem Lieblingsonkel gesagt.

»Was stehst du da an der Tür herum, Cora!«, fuhr meine Tante mich an und stach mit ihrem Zeigefinger in meine Richtung, als wollte sich mich durchbohren. »Spionierst du uns etwa aus? Geh sofort ins Bett, du neugierige kleine Kröte!«

Frederic lachte laut auf, was das Schlimmste war. Wie von Furien gejagt, rannte ich aus dem Zimmer und warf mich der Länge nach auf mein Bett. Wenn das raus käme, wenn das der Kirchengemeinderat erfahren würde, würde Frederic niemals Pfarrer bei uns werden.

Obwohl ich entsetzt war über das, was ich gesehen hatte, traute ich meiner eigenen Wahrnehmung nicht. Wer war ich denn, dass ich mir anmaßen wollte, einen Mann Gottes zu beurteilen?

Mein Vater hatte mir einmal erklärt, dass es nichts Schlechtes sei, auf einer Feier oder mit Freunden Alkohol zu trinken. Jesus Christus habe schließlich auch Wein getrunken und aus Wasser Wein gemacht, als seine Mutter ihn darum gebeten hatte. Ja, er habe sogar verkündet, dass alle Christen zu seinem Gedenken Wein trinken sollten.

Wie oft habe ich darüber nachgedacht, ob mir das, was später geschah, erspart geblieben wäre, wenn ich gewagt hätte, Frederic als Priester ernsthaft und offen in Frage zu stellen. Zu einer sicheren Antwort kam ich nie.

Ich war ein Kind. Als ich ihn kennen lernte, war es Herbst und ich soeben zwölf geworden. Wenig später wurde unsere erste Ministrantinnengruppe gegründet. Zur Adventszeit merkte ich erstmals, dass Frederic mich anders behandelte als die anderen Mädchen aus der Gruppe.

Ja, ich hatte mich mit neun oder zehn Jahren zum ersten Mal in Jungs verknallt und noch früher für Stars und meinen Lehrer geschwärmt. Ich hatte Frederic gebeichtet, »auf einen Mann zu stehen«. Aber, um ehrlich zu sein, wusste ich nicht mal, was diese Redewendung bedeutete. Ich war ungeküsst und unberührt und weiter nichts als ein kleines Mädchen, das weder Menschenkenntnis noch Lebenserfahrung hatte. Selbst wenn ich Frederic kritischer gesehen hätte, hätte ich mich wohl nicht vor ihm schützen können. Jedenfalls folgte ich eines Tages seiner Einladung, ihn auf seinem Zimmer im Pfarrhaus zu besuchen.

Eierlikör mit Musik

Es war wenige Tage vor unserer Abreise nach Assisi. Wir hatten uns in der Gruppe mit Frederic getroffen und den ganzen Abend Pläne geschmiedet, wie die lange Zugreise am besten zu überbrücken wäre, was uns im Kloster erwarten und was wir in Assisi unternehmen würden. Alle waren aufgeregt und voller Vorfreude. Für mich sollte es der erste Urlaub ohne Eltern sein.

Als Frederic mich nach dem Treffen zu sich ins Pfarrhaus einlud, weil er mir ein paar Musikkassetten ausleihen wollte, dachte sich niemand etwas dabei. Frederic hatte klugerweise auch noch ein, zwei andere Mädchen eingeladen, die allerdings nicht darauf eingingen. Es schien reiner Zufall, dass ich die Einzige war, die ihm schließlich folgte.

Tatsächlich wusste Frederic genau, dass diese Mädchen ihm nie in sein Zimmer gefolgt wären. Ihre Eltern waren weit strenger als meine und hätten weder einen solchen Besuch noch ein so spätes Nachhausekommen geduldet. Es war ja schon längst dunkel.

Ich, die coole Cora, hatte dieses Problem nicht. Ich gehörte nicht zu denen, die spätestens ein bis zwei Stunden nach der Messe zu Hause sein mussten. Auf mich wartete niemand. Meine Eltern gingen regelmäßig gegen neun Uhr abends zu Bett und hatten mir deshalb einen Schlüssel gegeben.

»Ihr solltet eure Eltern besser erziehen. Macht's wie ich!«, hatte ich gestichelt. »Dann könnt ihr auch bis um elf oder länger beim Ministrantentreffen bleiben.«

Dass Frederic an diesem Abend geschickt taktierte und die Einladung für alle nur zum Schein ausgesprochen hatte, merkte ich nicht. Im Gegenteil, ich ärgerte mich sehr darüber, als er sagte: »Okay, wenn nur Cora noch Zeit hat, dann lade ich euch lieber ein anderes Mal ein. Ich möchte, dass ihr alle zusammen kommt. Es spielt ja keine Rolle. Wir werden in Assisi Zeit genug zum Schwatzen haben.« Mit der bei uns im Schwarzwald üblichen Umarmung, Küsschen links, Küsschen rechts, verabschiedete er sich von uns und ging.

Ich hatte Mühe, meine Enttäuschung zu verbergen, blieb aber noch ein paar Minuten mit den anderen zusammen, ehe die Gruppe sich auflöste und alle ihrer Wege gingen. Da niemand in meine Richtung ging, machte ich mich allein auf den Weg durch die Gasse zwischen Pfarrhaus und Kirche.

In Gedanken an Assisi und die verpasste Besuchsgelegenheit versunken, erschrak ich furchtbar, als plötzlich eine Hand aus der Dunkelheit nach mir griff. Doch ehe ich aufschreien konnte, trat Frederic schon in den Lichtkreis der Bogenlampe, die über dem Pfarrhausportal angebracht war. »Ich hab gesehen, du warst enttäuscht. Wenn du willst, kannst du noch kurz mit rauf«, sagte er.

Ich dachte gar nicht darüber nach, ob ich es wollte. Ich verspürte nur einen unbändigen Stolz, weil er auf mich gewartet und mich, mich, mich zu diesem Besuch auserwählt hatte. In diesem Moment wäre ich ihm gefolgt, wohin immer er mich geführt hätte. Ob er das wusste? Wahrscheinlich ja. Mit einem verschwörerischen Grinsen legte er den Finger an die Lippen und ging mit mir die breit geschwungene Sandsteintreppe im Innern des Pfarrhauses hinauf.

Das Pfarrhaus war großzügig gebaut. Im Erdgeschoss lebte die Pfarrhaushälterin. Sie hatte dort ihre eigene Wohnung. Außerdem befanden sich dort die Küche und das gemeinsame Esszimmer sowie ein großes, wohnzimmerähnliches Besucherzimmer, in dem Herr Pfarrer Punktum Honoratioren der Kirche oder andere Gäste empfing.

Im ersten Geschoss erstreckte sich seine Pfarrwohnung über mehrere Zimmer. Daneben gab es eine Bibliothek, die auch Gemeindemitgliedern offen stand, und das Zimmer der Pfarrhaussekretärin.

Im zweiten Geschoss lagen die beiden suitenähnlich verbundenen Zimmer des Pfarrvikars und des Kaplans, dessen Stelle zurzeit vakant war, sowie ein paar Gästezimmer. Darüber gab es einen riesigen Dachboden, der Abstell- und Trockenboden zugleich war.

Im Erdgeschoss war ich schon öfter gewesen. Meine Mutter kannte die Pfarrhaushälterin. Als kleines Mädchen hatte sie mich manchmal zu einem Kaffeebesuch mitgenommen. Auch besaß ich eine Lesekarte für die Pfarrgemeindebibliothek, und als Grundschülerin hatte ich mir dort häufig Kinderbücher ausgeliehen.

Ich wusste, dass wir leise sein mussten, um niemanden zu wecken. Darum folgte ich Frederics Aufforderung zu schweigen. Natürlich kam ich dabei nicht eine Sekunde auf den Gedanken, dass ich auch schweigen musste, weil es für mich als Zwölfjährige grundsätzlich nicht erlaubt war, dem Vikar um diese nächtliche Uhrzeit einen Besuch abzustatten.

Frederic auf Zehenspitzen die Treppe hinauf nachzuschleichen und mucksmäuschenleise an den Türen der Pfarrhaushälterin und Pfarrer Punktums vorbeizuhuschen, machte mir großen Spaß. Die ganze Szene kam mir vor wie ein Spiel, das zwei Kinder spielen, die sich hinter dem Rücken der Eltern ein paar Süßigkeiten stibitzen.

In Frederics Zimmer angekommen, wurde mir plötzlich doch ein wenig mulmig zumute. Nicht weil es das Zimmer des Vikars war, sondern wegen des Zimmers selbst. Die dunkle Einrichtung mit schwerem, geschnitztem Eichenmobiliar und die ebenfalls mit Eiche vertäfelte Decke wirkten bedrückend.

Die beiden zur Straße hinausgehenden Fenster waren von samtbraunen Übergardinen eingerahmt. An der Wand dazwischen hing ein mannshohes Eichenkreuz mit dem sterbenden Gekreuzigten, der mit leidvoll verzerrtem Antlitz »Vater, Vater, warum hast du mich verlassen?« zu schreien schien. Davor stand ein Betschemel mit Kniebank und Ablage für das Gebetbuch, den Frederic zur privaten Andacht benutzte.

Den Fenstern gegenüber lud eine Sitzgruppe mit schwarzem Lederbezug zum Verweilen ein. An der Wand hinter dem Sofa hing ein Bild des Heilands mit durchbohrtem Herzen in der offenen Brust. Sein sanfter, stiller Blick, der immer auf demjenigen zu ruhen schien, der ihn erwiderte, schien mir bei späteren Besuchen stets traurig und vorwurfsvoll.

Von einem schmalen Flur hinter der Eingangstür führte links eine Tür zum Bad. Rechts ging es ins Schlafzimmer. Bereits bei meinem ersten Besuch konnte ich durch die halb geöffnete Tür erkennen, dass es mit einem schmalen Einzelbett, einem Kleiderschrank und einem weiteren Betstuhl ausgestattet war.

Während ich mich noch verstohlen umsah, zog Frederic die bodenlangen Übergardinen zu, aus denen ein modriger Geruch aufstieg, den ich manchmal auch schon an seiner Kleidung wahrgenommen hatte. Die düstere Einrichtung, der Mottenkugelgeruch und dazu das fromme Ambiente – am liebsten wäre ich in diesem Moment auf dem Absatz umgekehrt und davongerannt.

Als ob Frederic meine Verunsicherung gespürt hätte, wandte er sich zu mir um und lud mich mit einer kleinen Handbewegung freundlich lächelnd zum Platznehmen auf dem schwarzen Sofa ein. Meine Befangenheit verflog.

»Möchtest du etwas trinken?« Frederic stand vor einem schmalen Eckschrank und schloss die Tür seiner Bar auf.

Ich zögerte. Kirschwasser, Mirabelle, Zwetschgenwasser, Williams Christ, ich erkannte die Flaschen, die sich auch im Schrank meiner Eltern befanden. Nach dem Essen nahmen beide gern ein Gläschen davon zu sich. Ich bekam keines. Das war selbstverständlich.

Frederic blinzelte mir verschwörerisch zu. »Ich hab da was. Davon kannst du die ganze Flasche trinken, ohne dass es einer riecht. Du wirst es mögen.«

Er zog hinter den Schnäpsen eine nicht etikettierte Flasche mit gelbem Inhalt hervor. »Eierlikör«, grinste er. »Die Frau vom Vogthof macht ihn selbst. Du weißt schon, die mit der Hühnerzucht. Sie schenkt mir immer mal eine Flasche, wenn sie zur Beichte kommt.«

Ich nickte. Auch meine Eltern bezogen frische Eier, Holzofenbrot und gelegentlich ein Brathähnchen vom Vogthof. Trotzdem war mir unwohl zumute, als Frederic sich mit zwei Cognacschwenkern neben mich auf das Sofa setzte und beide Gläser bis zur Hälfte mit Eierlikör füllte. »Herzlich willkommen, Cora!« Er stieß mit mir an und sah zu, wie ich den ersten Schluck nahm, ehe auch er an seinem Glas nippte.

Der Eierlikör schmeckte süß, ähnlich wie der Eierbiskuitteig, den meine Mutter zum sonntäglichen Obstkuchen backte. Eigentlich mochte ich ihn nicht. Aber gesagt habe ich es nicht. Lieber hätte ich mir die Zunge abgebissen. Dieser Eierlikör bedeutete mehr als ein Getränk. Er schien zu beweisen, dass Frederic kein dummes Ding in mir sah, sondern mich ernst nahm.

Ähnlich war es mit der Musik, die wir an diesem ersten Abend zusammen hörten. Wie ich in meinem Tagebuch notierte, lieh Frederic mir eine Musikkassette der Gruppe BAP, die ich von nun an während der ganzen Assisi-Reise und zum Leidwesen meiner Mutter auch zu Hause fast Tag und Nacht dröhnen ließ.

Bis dahin hatte ich trotz meines oft schrillen Outfits und meiner großen Klappe ganz überwiegend volkstümliche Musik gehört, klassische Stücke gespielt und im Ballett nach klassischer Musik getanzt. BAP kannte ich aus dem Radio. Aber mir hatte die Gruppe überhaupt nicht gefallen. Was mich jetzt daran beeindruckte, war immer noch nicht die Musik. Was zählte, war nur, dass Frederic sie liebte. Mit ihm seine Musik zu hören, seinen Likör zu trinken, seine Zeit zu verbringen war umwerfend berührend. Ich fühlte mich so geehrt.

Dass er mir zutraute, seine Musik zu verstehen, beschwor eine Gemeinsamkeit zwischen uns herauf, die ich in meiner Familie, bei meinen Eltern so schmerzlich vermisste. Und es machte mich unbändig stolz, dieser Gemeinsamkeit mit ihm für würdig befunden worden zu sein.

»Seine« Musik und Eierlikör, der später durch Kirschlikör ersetzt wurde, der mir besser schmeckte, wurden für mich gleichbedeutend mit einem Schlüssel in eine andere Welt. In dieser, seiner Welt war ich kein dummes Ding mehr, kein ungewolltes, überflüssiges, im Stich gelassenes, immer »irgendwie verkehrtes« Etwas. Hier war ich diejenige, die Frederic als Auserwählte unter vielen einlud, weil er mit mir reden und ernsthaft freundschaftlich mit mir zusammen sein wollte.

Wie er mir sagte, war ich diese Auserwählte, weil ich ihm von Gott anvertraut worden sei. In meinen Träumen war er mein wahrer, mir von Gott gesandter Freund. Wie dankbar ich ihm war!

In mein Tagebuch schrieb ich damals:

»Ich träume oft davon, dass mich jemand einfach in die Arme nimmt und mich festhält und nie mehr loslassen möchte. Ich träume davon, dass jemand mir sagt, er braucht mich mehr als alles auf der Welt, und mir seine Wärme schenken will. Ich träume davon, jemanden zu verstehen und verstanden zu wer-

den, ohne viele Worte. Es genügt eine liebe Berührung oder ein warmer ehrlicher Blick. Ich wünsche mir kein leidenschaftliches Feuer, das nur kurz brennt. Ich sehne mich nach echter Freundschaft, nach Liebe, die ewig für mich da ist.«

Gleichzeitig hatte ich Angst, doch enttäuscht zu werden, und schrieb zu dem Bild einer aus Stacheldraht wachsenden Rose:

»Du sagst, du liebst Bäume, und sägst sie ab. Du sagst, du liebst Träume im Gras, und holst die Sense. Du sagst, du liebst Gewitter und die Luft danach, und verriegelst die Fenster. Du sagst, du liebst Fische, und harpunierst sie. Verstehst du, dass ich Angst vor dem Tag habe, an dem du sagst: ›Ich liebe dich‹?«

Als meinem Vikar, der als Ohr Gottes in der Beichte fungierte, hatte ich Frederic rückhaltlos anvertraut, dass ich mich in der Schule und zu Hause unglücklich und einsam fühlte und mich nach einem Freund sehnte. Verschämt und hauchleise hatte ich ihm im Schutz des Sprechgitters sogar gestanden, mich in einen Kaplan verliebt zu haben, der immer so nett zu mir sei.

»Ein Priester«, hatte Frederic mir mit der freundlichen Stimme des alles verstehenden Beichtvaters erklärt, »ist tabu. Das weißt du ja. Deshalb darfst du ihn aber dennoch lieb behalten. Die Liebe kann man nicht verbieten. Sie ist ein Gottesgeschenk und etwas sehr Schönes, Heiliges. Man darf sie nur nicht immer verraten. Wenn du den Kaplan lieb hast, ist das also nichts Schlechtes. Es muss nur immer ganz im Stillen sein und fest in deinem Herzen verschlossen bleiben. Niemand darf es wissen.«

»Ja, ich werde mit keinem darüber reden«, hatte ich geflüstert und mich heimlich gefragt, ob der Herr Vikar wohl gemerkt hatte, wen ich wirklich meinte.

»Darf ein Kaplan denn mein Freund sein?«, wagte ich hinter dem schützenden Sprechgitter zu fragen.

»Ein Kaplan ist mit allen Menschen gut Freund«, antwortete der Herr Vikar. »Komm zu mir, meine Tochter, wenn du dich einsam und beladen fühlst. Mir darfst du alle deine Gaben bringen. Mir darfst du vertrauen, denn du bist mir von Gott anvertraut, weil ich berufen bin, die Liebe des Herrn unter die Menschen zu tragen. Ich liebe dich, meine Tochter, in der Liebe Gottes, die ewig ist. Wie unser Herr Jesus Christus bin ich immer für dich da und werde dein wahrer und guter Freund sein. Jederzeit.«

Das Schönste aber war, dass Frederic nicht bloß darüber redete. Er machte seine Worte wahr. Nicht nur heimlich unter dem Tisch, wenn es keiner sah, sondern ganz offen vermittelte er mir bei jeder Begegnung das Gefühl, etwas Besonderes für ihn zu sein. Kleine Gesten wie eine kurze Berührung, ein liebes Zublinzeln, ein simples Geschenk nur für mich, seine Fragen nach meinem Leben, meinen Gedanken und Gefühlen, meinen Wünschen und Träumen, sein Zuhören, seine Ratschläge, Rückfragen – all das gab mir die Sicherheit einer Nähe, die ich so niemals empfunden hatte. Nicht einmal bei meinem Vater.

Das sei eben die Liebe Gottes, die Liebe Jesu, sagte Frederic. Durch ihn spreche der heilige Geist zu mir, weil er geweiht und sein Mund berufen sei, die Liebe Gottes zu predigen.

Für Frederic, den psychologisch geschulten Seelsorger, war es ein Leichtes zu erkennen, dass ich eine verlorene Seele war, die nur darauf wartete, aufgelesen und mitgenommen zu werden. Ich war ein Kind, als ich ihn erstmals sah, naiv und unerfahren in allem und sehr allein. Er musste nur die Hand ausstrecken, schon war ich sein.

Seine Lockmittel bestanden aus Zeitgeschenken und Zuwendung. »Was denkst du? Was fühlst du dabei, wenn das oder das passiert? Was macht es mit dir, wenn die anderen das oder das tun? Was wünschst du dir? Was träumst du? Was hältst du davon? Was verstehst du darunter?« Nie hatte mich jemand so gefragt und mir dann ehrlich interessiert zugehört, mich ernst genommen, angenommen. Schon allein diese Gespräche berauschten mich vor Glück.

Einfühlsam zu fragen, aufmerksam zuzuhören, sich selbst zurückzunehmen und scheinbar nur für den anderen da zu sein, all dies hatte Frederic in seiner Ausbildung zum Seelsorger gelernt. Davon wusste ich nichts. Ich spürte nur, wie sehr er mir zugewandt war, und das war, was ich mir immer, immer gewünscht hatte.

Es machte mich stolz, dass alle sahen, dass Frederic mich von Anfang an »anders« behandelte. Wenn es galt, ihn für irgendetwas zu gewinnen, schickten sie immer mich. »Dir sagt er nicht nein. Du bist halt seine Beste.« Neidvoll sagten sie es. Und ich sog es auf wie ein Schwamm. Wie sehr hatte ich mich gesehnt, irgendjemandes Beste zu sein.

Alkohol und Musik hätte ich wirklich nicht gebraucht, um meinem Vikar alles anzuvertrauen, was mich beschäftigte. Er bot mir trotzdem beides an, wusste er doch, wie sehr es mir schmeichelte, an der Welt der Erwachsenen teilhaben zu dürfen.

So kam ich an jenem Abend vor der Fahrt nach Assisi erst gegen Mitternacht nach Hause. Obwohl der Alkohol mir nicht besonders gut schmeckte, hatte ich nicht nur ein Glas Eierlikör bei Frederic getrunken und verspürte am nächsten Morgen den Anflug des ersten Katers meines Lebens.

»Was ist denn los mit dir?«, fragte meine Mutter, als ich den Frühstückstoast, den ich normalerweise liebte, stehen ließ und auch kein Glas Kakao wollte. »Bist du krank? Willst du zu Hause bleiben?«

Die Vorstellung, nochmals ins warme Bett schlüpfen zu können, war verlockend. Wäre da nicht die Tatsache gewesen, dass Frederic in der zweiten Stunde Religion unterrichtete. In seinem Unterricht fehlen? Niemals! Meine Mutter sah mir kopfschüttelnd nach, als ich mit der rumpelnden Schultasche über der Schulter davoneilte.

Wie lange ich bei Frederic gewesen war, hätte ich meinen Eltern frei heraus sagen können. Sie hätten mich nicht getadelt. Was diesen Besuch zum Geheimnis machte, war der Eierlikör. Alkohol durfte ich nicht trinken. Daran gab es keinen Zweifel.

Hätten meine Eltern davon gewusst, wären beide auf die Barrikaden gegangen. Vor allem hätten sie nicht nur mir, sondern Frederic die Hölle heiß gemacht. Womöglich hätten sie Herrn Pfarrer Punktum und den Kirchengemeinderat hinzugezogen und dafür gesorgt, dass die Pilgerfahrt nach Assisi ins Wasser fallen würde oder zumindest ich nicht daran teilnehmen dürfte.

Also hieß es schweigen. Obwohl ich zu gern ein bisschen mit meinem nächtlichen Besuch bei Frederic angegeben hätte, erfuhren nicht einmal die anderen »Minis« etwas davon.

Der Alkohol erlaubt uns Nähe

Der Alkohol begann bei unseren Treffen eine immer größere Rolle zu spielen. Frederic wusste schließlich nur zu genau um die Wirkung des Alkohols. Schließlich erlag er ihm immer wieder selbst.

Wann immer ich ihn dabei beobachtete, hatte ich Angst, dass er nicht unser neuer Pfarrer werden würde, wenn alle in der Gemeinde wüssten, dass er öfter mal betrunken war.

»Ach, Dummerchen!« Frederic hatte gelacht, als ich ihm das erste Mal gestand, wie viel Sorgen ich mir um ihn machte. »Wer trinkt denn nicht mal ein bisschen zu viel. Dein Papa macht es, der Herr Pfarrer, der Herr Bürgermeister, sogar deine Mutter und ich eben auch.«

»Aber ist es denn keine Sünde?«, traute ich mich zu fragen.

»Nur, wenn man sich absichtlich volllaufen lässt. Wenn man ein bisschen trinkt und gar nicht will, dass man betrunken wird, und auf einmal ist man es doch, weil man gar nicht gemerkt hat, wie es passiert, ist es keine Sünde.« Frederic ging mit den Händen auf dem Rücken hin und her, wie in der Schule vor der Tafel. »Jedenfalls keine große Sünde. Höchstens eine kleine, eine lässliche Sünde. Die verzeiht der liebe Gott immer sofort«, sagte er und zwinkerte mir dabei zu.

Ich blickte wohl zweifelnd, denn er lachte und griff mir unters Kinn. »Jetzt zieh nicht so ein Gesicht wie die Kuh, wenn's donnert. Ich bin dein Herr Vikar. Ich werde ja wohl wissen, was eine große und was eine kleine Sünde ist. Meinst du nicht auch?«

»Ja, Herr Vikar«, stammelte ich. »Ja, Frederic.«

Von diesem Gespräch an hatte ich kein schlechtes Gewissen mehr wegen des Eierlikörs. Vielmehr fühlte ich mich geschmeichelt und aufgewertet, weil Frederic mir Alkohol anbot. Er behandelte mich wie eine Erwachsene. Ich war begeistert.

Ganz bewusst legte unser Herr Vikar mit diesem ersten Glas den Grundstein für meinen von nun an systematisch steigenden Alkoholkonsum. Schon bald galt ich in meinem sozialen Umfeld als »die mit dem Alk-Problem« .

Mein »Alkoholproblem« rechtfertigte es umso mehr, dass er sich ganz offiziell und für jedermann sichtbar in besonderem Maße um mich kümmerte. Jeder konnte ja sehen, dass er einer labilen Jugendlichen seelsorgerischen Halt gab und mich mit Hilfe Gottes zum Besseren zu wandeln versuchte. Weder der strenge Herr Pfarrer Punktum noch meine Eltern konnten dagegen etwas einzuwenden haben. Im Gegenteil, es zeichnete unseren Vikar doch nur aus, wenn er sich in seiner kargen Freizeit aus reiner Nächstenliebe einem armen, gestrauchelten Gottesgeschöpf wie mir widmete und mir seine Tür zu jeder Tages- und Nachtzeit in selbstloser Liebe öffnete. Niemand schöpfte jemals Verdacht gegen ihn.

Diesen Zusammenhang erkannte ich damals zwar nicht, aber ich merkte, dass Frederic sich immer dann besonders um mich kümmerte, wenn ich »schwierig« war. Wie schon zu Hause bei meinen Eltern oder in der Schule erlebte ich auch bei ihm, dass ich dann wahrgenommen wurde, sobald ich nicht »richtig« funktionierte.

Getreu diesem bereits bekannten Muster steigerte ich meine Kapriolen und »Verrücktheiten«, indem ich immer noch eins draufsetzte. Bald schon trank ich nicht mehr nur heimlich mit Frederic zusammen, sondern überall. Kurz danach begann ich zu rauchen, dann zu kiffen. Ich trieb mich bis tief in die Nacht in Kneipen herum und verleitete meine Freundinnen zum Mitmachen. So wurde ich zum Schreckgespenst gutbürgerlicher Eltern, die ihren Töchtern den Umgang mit mir verboten.

Der Erfolg rechtfertigte die Mittel, denn je mehr ich aufdrehte, umso intensiver durfte Frederic sich mir zuwenden, ohne dass jemand etwas dagegen einwenden konnte. Er war schließlich mein Seelsorger. Es war nur rechtens, dass er mir ins Gewissen reden und meine arme Seele retten wollte. Doch dies alles war an jenem ersten Abend noch weit entfernt.

Die Musik erlaubt uns Nähe

Es tut weh, wenn ich an das Mädchen, das ich damals war, denke. Ich war so offen für das Leben, so erwartungsvoll und neugierig auf die aufregenden, spannenden Wunder, die es für mich bereithalten würde. Wie fühlte ich mich geehrt, dass unser Vikar mit mir über »seine« Erwachsenen-Musik fachsimpelte.

Hätte mir jemand gesagt, dass Priesteramtskandidaten während ihrer Ausbildung lernen, sich den Weg zu den Herzen der Jugendlichen über Musik zu erschließen, hätte ich ihm den Vogel gezeigt. Niemals hätte ich geglaubt, dass die Musik für Frederic Mittel zum Zweck der Verführung war.

Tatsächlich ist es ein probates Mittel und wesentliches Instrument der Jugendseelsorge, sich mit den jungen Menschen, deren Herzen für die Kirche gewonnen werden sollen, auf eine Ebene zu stellen, sie in ihren Interessen dort abzuholen, wo sie stehen, und sie dann mitzunehmen zu den höheren Dingen des Herrn. Aber woher sollte ich das wissen?

Ich fand es einfach nur wundervoll, dass Frederic mir seine Musik vorspielte, mich nach meinem Musikgeschmack fragte und mich in meiner naiven Einfalt nicht auslachte. In mir glühte alles vor Eifer, Begeisterung und Entzücken. Und natürlich wollte ich ihn nicht enttäuschen. Wenn er mir schon seine kostbare Zeit widmete, sollte er hinterher nicht bedauern, sich mit mir dummem Ding abgegeben zu haben. Also gab ich mir Mühe, ernsthaft zuzuhören und möglichst gescheit zu antworten, wenn er ein Stichwort in den Raum warf oder mich etwas fragte. Ich wollte ihm so sehr gefallen.

Dass ich Gitarre spielte und gut singen konnte, war stadtbekannt. Auch Frederic wusste es. Mein Talent hatte er während unserer Ministrantentreffen und in der Fastentzeit kennen gelernt, die bei uns im Schwarzwald mit uralten heidnischen Bräuchen, klirrenden Schellen, aufgeblasenen Schweinsblasen, den »Hästrägern« in Tier-, Teufel- und Hexengestalt mit geschnitzten Masken sowie mit schräger »Guggenmusik« gefeiert wird. Und natürlich hatte er auch erfahren, dass ich Ballett tanzte, Klavier und Orgel spielte und im Kirchenchor sang.

Da er ebenfalls Gitarre spielte und als Priester Gesangsunterricht bekommen hatte, führte er mir an jenem ersten Abend in seinem Zimmer sein teures Instrument vor. Gekonnt schlug er Akkorde aus den BAP-Liedern an, sang den einen oder anderen Takt dazu, animierte mich mitzusingen und den Rhythmus zu klatschen und baute auf diese Weise meine anfängliche Zurückhaltung ab.

Seine so ganz andere Musik war bisher kein Thema für mich gewesen. In meiner Familie war »so was« als »Hottentottenmusik« verpönt. Nur »geistig Minderbemittelte« gäben sich damit ab, wie mein Vater meinte. Wer auf sich hielte, wisse, dass das alles Nichtskönner seien, die solchen Schund fabrizierten. Volksverdummung sei das.

Für Frederic waren diese Äußerungen meiner Eltern nur Grund zum Lachen. Ich müsse mir »seine« Musik mal richtig anhören, dann würde mir klar werden, wieso meine Eltern sie nicht leiden könnten. Auf den Beat solle ich mich einlassen, auf das Feeling, die Emotions, den Drive. Fallen lassen solle ich mich in den Rhythmus, mich ganz davon entführen lassen. Tanzen, gerade so, wie es mir in den Bauch käme. Nicht wie im Ballett, nicht nach Regeln. Meine innere, eigene Welle sei die wahre Musik.

Staunend hörte ich ihm zu. Vorsichtig ließ ich mich auf die Musik ein, um sie mit seinen Ohren zu hören, seinem Feeling zu erfassen, sie zu meiner zu machen und auf einmal mit ihm auf einer Wellenlänge zu liegen. Herrlich!

Es sei doch normal, erklärte er mir, dass Eltern so negativ auf alles reagierten, was die Jungen toll fänden. Sie hätten eben keine Beziehung zu den neuen Dingen. Sie wären alt. Das müsse man respektieren. Der Herr gebiete, dass man seine Eltern ehren müsse. Trotzdem müsse die Jugend ihren eigenen Weg gehen.

Steine nahm er mir damit von der Seele. Er machte mir klar, dass ich ein Recht darauf hatte, so zu sein, wie ich nun einmal bin.

Später schien es mir, als habe er bereits an diesem ersten Abend die Basis dafür geschaffen, dass ich nicht unter meinem schlechten Gewissen zusammenbrechen musste, wenn ich mit ihm die Erziehungsvorstellungen meiner Eltern überschreiten würde.

Entfremdung von den Eltern

Nach jenem Abend bei Frederic kam es mir so vor, als sähe ich meine Eltern erstmals wirklich. Plötzlich merkte ich, dass es stimmte, was Frederic gesagt hatte. Sie waren zwar erst Mitte fünfzig, und bis vor wenigen Tagen hatte mich ihr Alter gar nicht interessiert. Jetzt registrierte ich, dass mein Vater eine Glatze hatte und meine Mutter viele Falten um den Mund. Auf einmal waren sie alt und altmodisch.

Frederic hatte recht, sie waren in einem Kokon aus falschen Werten eingeschlossen, weil sie sich dauernd fragten, was die Leute von ihnen denken würden. Sie konnten nichts dafür, aber so waren sie nun mal.

Sie wussten nichts von Frederics Aufruf an uns, den er Franz von Assisi nachempfunden hatte: »Zurück, Menschen! Zurück zum einfachen Leben, zu den einfachen Dingen des Lebens! Zurück zu Güte, Freundschaft, Zufriedenheit!«

Frederics Erkenntnis: »Nicht Besitz macht reich, sondern Freude!«, war nicht die meiner Eltern.

Meine Eltern könnten mich nicht verstehen, dozierte Frederic. Sie wären zu alt gewesen, als ich auf die Welt kam. Meine Mutter hatte eine Hormonbehandlung über sich ergehen lassen, damit ihr Herzenswunsch nach einem Kind erfüllt würde. Das heiße, Gott ins Handwerk pfuschen, Kinder sollten junge Eltern haben, meinte Frederic. Ich dürfe gar nicht erst erwarten, dass meine Eltern mich verstehen würden. Sie hätten mich lieb, ganz bestimmt. Aber verstehen, nein.

Ich sei ein ganz ungewöhnliches Kind, sagte er. Eine, die nach den Dingen hinter den Dingen suche. Eine, die besonders reif für ihr Alter sei. Eine, die meine Eltern so gern zur Mitläuferin erziehen würden, obwohl ich, wie Frederic mich lehrte, gegen den Strom schwimmen müsse, weil man nur so an die Quelle gelange. Es sei ganz klar, dass eine wie ich, die nun mal anders als andere Kinder sei, für meine Eltern doppelt schwer zu verstehen wäre.

Ich war so traurig gewesen, weil meine Eltern mich immer mit allem alleingelassen hatten. Jetzt endlich – mit Frederics Hilfe – begriff ich, dass sie nichts dafür konnten.

Ich verzieh ihnen, dass sie nichts von aktueller Musik verstanden, weder unseren Klamottengeschmack teilten noch unser Faible für verrückte Frisuren. »Vielleicht würden sie es ja wollen«, dachte ich nachsichtig. »Sie können es nur einfach nicht. Sie sind zu weit von uns entfernt.«

Allein Frederic schien uns Kinder und Jugendliche, schien mich zu verstehen, weil er nicht wie meine Eltern war, sondern mit Jesus Christus über den Tellerrand der Spießbürger und Pharisäer schaute.

Seine Musik wurde für mich zum Inbegriff meiner Andersartigkeit gegenüber meinen Eltern, wurde zum Beweis seiner und meiner Gleichheit, unserer innersten, untrennbaren Verbundenheit.

Als Folge davon gab ich gegen den ausdrücklichen Wunsch meiner Eltern meinen Klavier- und Orgelunterricht sowie das Ballett auf und begann, in die Identität der Frauen zu schlüpfen, die Frederic für ihre Musik bewunderte. Stundenlang übte ich, wie Nena, Cher oder Tina Turner zu singen. Ihre Ausgeflipptheiten faszinierten mich, weil sie ihn faszinierten. Sie zu kopieren übertrug seine Bewunderung für sie auf mich.

Natürlich hatte es unter uns »Minis« oder in meiner Klasse immer auch andere gegeben, die ähnliche Musik liebten wie Frederic. Diejenigen, die sich wie ich mit Klassik abgegeben hatten, waren immer entschieden in der Minderheit gewesen. Ob dieses gemeinsame Interesse für sie ebenso bedeutsam wurde wie für mich, kann ich nicht sagen. Sicher scheint mir, dass die Musik für uns alle zu einem der wesentlichen Elemente wurde, die die Solidarität unseres bewunderten Vikars mit uns symbolisierte.

Dass er nicht wie wir frisiert sein durfte und ständig in seinem blau-grau-schwarzen Einheitslook mit geschnürten Haferlschuhen oder braunen Birkenstocklatschen gekleidet war, verstanden wir. So war nun mal die Kirchenobrigkeit. Dagegen konnte er nichts machen. Schließlich war er ein Mann Gottes.

Dieses Gefühl wurde noch verstärkt, als wir zu entdecken meinten, dass Frederic gegenüber Herrn Pfarrer Punktum in einer ganz ähnlichen Lage war wie wir Jugendlichen den Eltern gegenüber.

Genau wie wir jungen Leute mit unserer Vorliebe für laute, schrille, »geile« Klänge gegen den uns »gruftig« erscheinenden Musikgeschmack unserer Eltern rebellierten, so schien er sich damit dem ehrwürdigen Geschmack des gestrengen Pfarrers und somit beinahe Gott Vater selbst zu widersetzen.

Wie von selbst machte die gemeinsame Musik aus ihm, dem Erwachsenen, auf seltsame Weise einen von uns. Dazu trug bei, dass er uns erlaubte, ihn bei seinem Vornamen zu nennen, und er uns in derselben Küsschen-Küsschen-Manier begrüßte wie wir uns untereinander. Wenn er mit uns witzelte, über Pauker herzog und über Passanten kicherte, die uns zum Spott reizten, kam er uns wie einer der Oberministranten vor, die ihm in Körpergröße und Benehmen ähnelten. Schwärmerisch fühlten wir uns wie Geschwister im Geiste.

Assisi

Wie geplant, brachen wir am zweiten April mit dem Zug nach Assisi auf. Als große Gruppe und gut gelaunt, waren wir über mehrere Abteile verteilt, zwischen denen wir je nach Lust und Freundschaften wechselten, Bücher und Musik, Süßigkeiten und Plätze tauschten.

Unsere Ministrantinnengruppe setzte sich aus mehreren Schwesternpaaren und seit Kindergartentagen fest verschworenen Freundinnen zusammen, die fast alle aus den angesehenen und wohlhabenden Familien unserer Stadt stammten. Da wir noch keine Oberministrantinnen hatten, waren uns volljährige Betreuerinnen zugeteilt worden, die sich der Kirche eng verbunden fühlten und ebenfalls aus unserem Ort kamen. Fast alle waren Abiturientinnen, Studentinnen oder bereits erwerbstätige junge Frauen. Da sie entweder bei uns an der Schule, im Kirchengemeindewesen oder im Kirchenchor waren, kannten wir sie.

Frederic führte sowohl über uns als auch über die Jungengruppe die Oberaufsicht. Letztere wurden zusätzlich von Oberministranten betreut, so dass unser Vikar Zeit hatte, sich uns weiblichen Neulingen zu widmen.

Gleich an diesem Anreisetag erhielt ich eine Ahnung davon, dass meine Sehnsucht nach einem Freund, der nur für mich alleine da sein würde, in Frederic nicht erfüllt werden würde. Estefania, eine der Abiturientinnen, schien ihm weit besser zu gefallen als ich. Trotz ihrer achtzehn Jahre war sie nur etwa so groß wie ich. Im Gegensatz zu mir hatte sie brünettes Haar und einen südländischen Teint.

Kaum im Zug, begann sie ganz ungeniert mit Frederic zu flirten. Dauernd hing sie an seinem Arm und setzte sich so eng neben ihn, dass er sein Handy nicht aus der Hosentasche ziehen konnte, als es klingelte. Anstatt sie auf Abstand zu halten, schien ihm ihr Benehmen zu gefallen.

Kurz vor der Grenze nach Italien kam der Zugschaffner zur Fahrscheinkontrolle und wollte auch unsere Pässe sehen. Die meisten von uns hatten nagelneue Reisepässe und fingen an, die überzähligen Passbilder miteinander zu tauschen, die wir zur Erinnerung in unsere Tagebücher kleben wollten. Bald hatte jede von uns eine Handvoll zusammen. Nur zu gern hätten wir alle auch ein Foto von Frederic gehabt, doch keine traute sich, ihn danach zu fragen. Keine, außer Estefania. Wie sie bettelte und schmeichelte und ihm dabei ihr eigenes Bild aufdrängte! Ich hatte das Gefühl, als müsste ich laut schreien.

Vielleicht hatte Frederic etwas von meinen Empfindungen bemerkt. Ich weiß es nicht. Jedenfalls nahm er Estefania seinen Pass aus der Hand, den sie die ganze Zeit betrachtet und uns anderen im Abteil gezeigt hatte, damit auch wir sehen sollten, wie süß unser Vikar vor ein paar Jahren ausgesehen hatte. Dabei stand er auf, lachte mich an und fragte wie im Scherz, ob ich ihm nicht auch ein Passbild verehren wolle.

Siedend heiß fiel mir meine zu Hause gebliebene Freundin Tessa ein, die von Frederic kurz vor unserer Abreise um ein Passbild gebeten worden war. »Ich glaub, jetzt geht's los!«, hatte sie sich empört und mir später gesagt, dass sie wegen dieses Passbildes trotz ihrer ursprünglichen Anmeldung nicht nach Assisi mitfahren würde. »In diesen superheiligen Kreisen und mit diesem komischen Vikar, nee du, da fühle ich mich nicht wohl!« So oder so ähnlich hatte sie es formuliert.

Und natürlich hatte ich protestiert. Frederic und komisch? Wenn einer komisch sei, dann allerhöchstens sie. Solle sie doch daheim sitzen und Trübsal blasen. Ich würde mich davon nicht beirren lassen. Überhaupt sei sie die längste Zeit meine Freundin gewesen, wenn sie etwas gegen Frederic habe.

Als sie ging, wussten wir beide, dass nach meiner Heimkehr aus Assisi nichts mehr zwischen uns so sein würde wie zuvor.

Und jetzt wollte Frederic ein Passbild von mir. Ich wusste nicht, wie ich reagieren sollte. Er, der Vikar, der haushoch über mir stand, und ich, das dumme Ding von zwölf Jahren. Wer war ich denn, dass er ein Bild von mir wollte? Aber wenn ich ihm keines geben würde, wäre er sicher beleidigt und würde sich nur noch um Estefania, diese blöde Striezel, kümmern. Würde ich ihm jedoch ein Bild geben, könnten sie sich zusammen über mich lustig machen. Was sollte ich tun?

Wahrscheinlich war es Estefanias Grinsen, das mir Mut verlieh zu sagen: »Gut, wenn du mir ein Passbild von dir gibst, kriegst du auch eines von mir.«

Schließe ich die Augen, sehe ich Frederics Gesicht von damals immer noch vor mir. Überrascht, fast ungläubig, mit einem winzigen Zucken im Mundwinkel starrte er mich eine Sekunde lang an, als habe er mich noch nie zuvor richtig wahrgenommen. Dann lachte er plötzlich amüsiert auf, nahm mir »Schnapp!« das Passbild aus der Hand. Als er bereits in der Schiebetür zum Gang stand, meinte er über die Schulter hinweg: »Wenn wir wieder daheim sind, schenk ich dir eins. Komm einfach zu mir ins Pfarrhaus, dann kriegst du es.«

Die anderen redeten und kreischten durcheinander. »Ich will auch eins!«, »Ich komm auch zu dir!« Estefania rannte bettelnd durch den Gang hinter ihm her.

Das Klappern ihrer offenen Pantoletten, die Stimmen und Sprüche ringsum, mein eigenes Lachen, alles rauschte an mir vorbei. Ich hörte es, merkte mir sogar die Worte. Trotzdem war ich wie betäubt. Ich sollte zu ihm ins Pfarrhaus kommen. Zum zweiten Mal. Er wollte mir ein Passbild schenken. Estefania hatte er keines versprochen und erst recht keines geschenkt. Meines hatte er genommen, ihres nicht. Was bedeutete das? Sollte mein Horoskop recht haben?

Ich hatte es am Morgen vor der Abreise in der Zeitung gelesen, ausgeschnitten und in mein Tagebuch geklebt: »Schau dich um. Jemand in deiner Nähe ist scharf darauf, dich besser kennen zu lernen. Besonders dann, wenn du Ferien hast. Ein Herzenswunsch wird dir jetzt oder in nächster Zeit erfüllt.«

Ich war im Urlaub. Mein Herzenswunsch galt einem wahren Freund. Sollte er mir wirklich jetzt erfüllt werden? Wollte

Frederic mich besser kennen lernen? War mit diesem »jemand« wirklich er gemeint?

Reiseimpressionen

Ehe wir nach Italien aufbrachen, hatte Frederic uns über Franziskus von Assisi informiert. Daher wussten wir, dass er 1182 als Sohn eines reichen Tuchhändlers in Assisi geboren und auf den Namen Johannes getauft worden war. Wegen seiner Vorliebe für die französische Sprache und das höfische, ritterliche Leben erhielt er als Jugendlicher den Spitznamen »Francesco«, kleiner Franzose, der später, ins Lateinische übertragen, zu Franziskus wurde.

Ich hatte bei Frederics Vorträgen und Dia-Abenden sehr gut aufgepasst. Ich konnte den Text fast auswendig und sagte ihn mir in Gedanken auf, während ich mich in den Zugsitz schmiegte und vor mich hindöste:

»Nach Kriegsgefangenschaft im Freiheitskampf der Bürger von Assisi gegen Perugia und schwerer Krankheit, die ihn an der Teilnahme an einem Kreuzzug hinderte, erfuhr er seine Berufung durch Gott. Von seiner übermäßigen Begeisterung für das Rittertum geheilt, zog er sich als Einsiedler aus dem gesellschaftlichen Leben, dem Kriegshandwerk und von den Gütern seines Vaters zurück. Asketisch und pazifistisch zugleich, verschrieb er sich einem Leben in Armut, für die Nächstenliebe und die christliche Mission.

Nach der Gründung mehrerer Orden und Klöster begab er sich als Wanderprediger auf Missionsreise. So wurde er wegen seiner »süßen Reden« in Südfrankreich als »Troubadour-

Minnesänger Gottes« verehrt. Und in Ägypten wollte er dem Sultan durch eine Feuerprobe beweisen, dass er den rechten Glauben besitze. Dabei trat er so überzeugend auf, dass der Herrscher auf die Feuerprobe verzichtete, um seinen eigenen Gott nicht auf die Probe zu stellen.

Weitere Ordens- und Klostergründungen folgten. Erst nach seinem Tode im Jahr 1226 entdeckte man, dass Franziskus so tief vom Leidenserlebnis Christi am Kreuz durchdrungen war, dass er die Wundmale des Gekreuzigten am eigenen Leibe trug. Sein Leichnam wurde in Assisi bestattet. Zwei Jahre später heiliggesprochen, wurde über seinem Grab die nach ihm benannte Kirche San Francesco errichtet.«

Mit unserer Pilgerfahrt auf den Spuren des heiligen Franziskus wollten wir Ministrantinnen und Ministranten nicht nur die wundervollen Städte und die Landschaft Umbriens, in denen er gelebt hatte, sondern auch sein Wirken kennen lernen. Frederic hatte uns die Legenden nahegebracht, in denen die sanftmütige Demut des Heiligen gegenüber allen Menschen und Kreaturen gerühmt wurde. Wie wir vor allem aus seinem »Sonnengesang« und der »Vogelpredigt« erfuhren, war ihm alles als Schwester und Bruder lieb und willkommen, auch Sonne, Mond und selbst der Tod.

Auf den Abbildungen, die Frederic uns aus Büchern und auf Dias mitbrachte, sahen wir jedoch keinen Klosterbruder wie aus der freundlichen Bierwerbung, sondern einen hageren, hohlwangigen Mann in einer braunen, mit einem Strick umgürteten Kutte, der eher unheimlich als anziehend auf uns wirkte. Frederic versicherte uns jedoch: »Ihr werdet dem wahren Wesen des Heiligen erst nahekommen, wenn wir in Assisi sind und vor den liebevollen Darstellungen seines Lebens an den Wänden der zu seinen Ehren errichteten Kirche stehen.«

Er musste es wissen. Schließlich war er schon oft in Assisi gewesen.

Umbriens grüne Welt faszinierte mich schon bei ihrem Anblick aus dem Zugfenster. Als Schwarzwaldmädel waren mir dichte Wälder, bergige Hügel und Gießbäche vertraut, die überraschend zwischen dunklen Tannenwipfeln hervorbrechen und zu Tal glitzern. Umbrien aber war anders. Ich empfand es als wilder. Schroffer. Enger. In diesen undurchdringlich anmutenden Wäldern, diesen Talschluchten konnte ich mir Wölfe gut vorstellen.

Wie mutig musste Franziskus gewesen sein, der hier als Einsiedler gelebt hatte. Oder war er vielleicht eher lebensmüde gewesen? War er vor den Menschen geflohen, weil er erfahren hatte, dass sie schlimmer als die wilden Tiere waren, mit denen er in seiner Waldeinsamkeit Gesellschaft pflegte? Schlimmer, weil sie wissentlich böse waren, die Tiere aber nicht?

Es erinnerte mich an ›Wolfsblut‹, eine Novelle von Jack London, die ich gelesen hatte. Sie handelt von einem Mann, der in der arktischen Wildnis von einem Wolfsrudel verfolgt wird und keine einzige Patrone mehr besitzt, um sich zu verteidigen. Lange jagt ihn das Rudel, bis der Mann völlig erschöpft an einem kleinen Feuer einschläft. Als er erwacht, umringen ihn die Wölfe, ohne ihn anzufallen. Da erkennt er, dass sie keine hasserfüllten Mordbestien sind, obwohl sie das »unschuldsvolle Gier-Gesicht« eines Raubtiers haben. Die Wölfe sehen in ihm zwar ihre Beute, aber nicht den verhassten Feind. So sind sie unschuldig, obwohl sie töten wollen.

Den Ausdruck »unschuldsvolles Gier-Gesicht« habe ich nie vergessen. Hier im Zug stellte ich mir vor, wie Franziskus diesem Gesicht begegnet war. Er war wie der Held bei Jack London, unbewaffnet inmitten der Wildnis. Jeden Tag musste er bei seiner Nahrungssuche wilden Tieren begegnet sein, die in ihm eine leichte Beute witterten. Hätten sie ihn angefallen, er hätte sich nicht wehren können. Aber sie taten es nicht. Warum?

Von Wölfen hatte ich keine Ahnung. Aber ich kannte mich mit Hunden aus. Daher wusste ich, dass Hunde vor einem Menschen, der ihnen furchtlos und gelassen begegnet, Respekt haben und viel schneller zubeißen, wenn sie spüren, dass man Angst vor ihnen hat. Tritt man ihnen selbstbewusst, aber ohne sie zu bedrohen entgegen, laufen sie entweder weg oder nehmen vorsichtig, aber freundlich Kontakt auf.

Ich verstand plötzlich, wieso Franziskus als Einsiedler überleben konnte. Gott verlieh ihm dieses Selbstvertrauen, denn Franziskus wusste, dass Gott mit ihm war. Egal, was passieren würde, für Franziskus war es ohne Wenn und Aber Gottes Wille. Diese Zuversicht stärkte ihn so, dass die wilden Tiere seine geistige Kraft spürten und ihn nicht angriffen. Schließlich ließen sie sich sogar von ihm anlocken, so dass er ihnen predigen konnte.

Es müsse guttun, so fest an Gott glauben zu können und dadurch stark zu werden, dachte ich. Frederic hatte ganz sicher auch diesen Glauben wie Franziskus.

Ich staunte, auf wie vielen Bergkuppen Umbriens altertümlich anmutende Ortschaften gleich Adlerhorsten klebten. Aus dem Zugfenster sah ich, dass manche von festen Ringmauern umgeben waren. In anderen Orten waren Gebäude mit hohen Arkadenbögen bis auf die schroff abfallenden Felshänge gebaut, als sollten diese die Zufahrtswege vom Tal herauf bewachen.

Ockerfarbig, oftmals altrosa oder weiß leuchteten die verwinkelt gebauten Häuser. Die roten Dächer mit ihren nach oben gewölbten Ziegeln hoben sich vom Grün der umliegenden Wälder und dicken Maccia ab. In jedem Ort umringten die Gebäude Kirchen mit hohen, eckigen Türmen, deren Glockenwerk aus der Entfernung wie schwere Trauben anmuteten, die in den Schalllöchern hingen. »Campanile« hatte Frederic sie genannt und uns erzählt, dass sie meist freistehend neben dem Kirchenschiff errichtet wurden, anstatt wie bei uns Teil davon zu sein.

Mir kam es damals so vor, als strebten die Bewohner Umbriens stärker der Sonne, stärker Gott entgegen als wir, die wir uns lieber in den Schutz der umgebenden Berge duckten.

Assisi ist für mich so eng mit Frederic verbunden, dass ich die Stadt mit seinen Augen sehen lernte und sie nur mit seinen Worten beschreiben kann. Um seinetwillen habe ich mich in die verwinkelten Gassen, die steilen Treppenfluchten und Nischen dieser Stadt verliebt. Und aus demselben Grund werde ich diese Stadt nie wieder besuchen können.

Wie oft saß er mit seinem Laptop bei uns auf den Treppenstufen der Basilika und las uns aus seinen eigenen Reisebeschreibungen vor. Dabei ermutigte er uns, es selbst zu versuchen und regelmäßig eigene Beobachtungen in unsere Reisetagebücher einzutragen. »Diese Stadt ist faszinierend. Ihr werdet von ihr verändert, ob ihr es wollt oder nicht. Sie ist wunderbar. Haltet alles fest, was ihr hier denkt und fühlt. Ihr werdet es nie wieder so erleben.«

Wechselbäder der Gefühle

Während unsere Aktivitäten am Tag ganz vom Gedanken der Pilgerfahrt geprägt wurden, gehörten die Abende uns. Zu Hause hatten wir uns ausgemalt, dass wir wohl wie Mönche und Nonnen im Kloster untergebracht sein würden. Jetzt zeigte sich, dass wir in einem klösterlichen Gästehaus außerhalb der Mauern Quartier nahmen, wo wir jeweils in Dreibettzimmern schliefen.

Die Mahlzeiten des Tages wurden zwar in der Klosterküche zubereitet und von Laienbrüdern serviert, wir nahmen sie jedoch in einem Speisesaal ein, der auch anderen Gästen offenstand. Abends zogen wir dann in kleinen Gruppen los, um die Stadt unsicher zu machen.

Wer mit wem zusammen sein wollte, stand jedem von uns frei, so dass wir meist mit denjenigen loszogen, mit denen wir auch zu Hause am liebsten zusammen waren. Unsere Betreuerinnen und Betreuer schlossen sich uns so zwanglos an, dass wir ihre Betreuungsaufgabe kaum wahrnahmen.

Natürlich war es kein Zufall, dass Estefania, Frederic und ich uns jeden Abend trafen. Entweder zogen wir von Anfang an in einer gemeinsamen Gruppe los, oder wir trafen uns erst im Laufe des Abends, wenn wir die Gassen durchstreiften, hier ein bisschen bummelten, Schaufenster »watchten« oder »shoppten«, dort ein Eiscafé oder eine Boutique mit Tingelkram aufsuchten, die Ansichtskartenstände durchstöberten, Fotos schossen und all das trieben, was fröhliche junge Touristen lieben. Sobald wir aber auf Frederic stießen, stürmten wir sofort die nächste Bar.

Ich genoss die herrlichen Tage in Assisi. Trotzdem empfand ich sie auch als anstrengend. Seit dem neckischen Spiel mit den Passfotos begriff ich ganz plötzlich, dass ich mich schwärmerisch in Frederic verliebt hatte. Er war mein erster Gedanke, wenn ich erwachte, und der letzte, wenn ich einschlief. Ich verehrte ihn. Ich himmelte ihn an. Ein Lächeln von ihm ließ mich schweben. Wenn er mich nicht beachtete, traf es mich wie ein Messerstich.

Damit meine ich nicht, dass ich ihn begehrte oder sexuelle Phantasien hatte. Ich befand mich damals am Anfang der Pubertät. Und ganz sicher hatte ich sexuelle Gefühle. Aber sie waren zart wie Knospen in einer noch unaufgebrochenen Hülle. Sie entsprachen nicht den leidenschaftlichen Gefühlen eines Erwachsenen.

Ich wünschte mir zwar, dass Frederic mich ebenfalls lieb hätte und in den Arm nehmen würde, aber ich träumte nicht einmal von einem Kuss. Er sollte mein Freund sein, sollte zu mir gehören. Er sollte mich in der Seele lieben, so wie ich ihn in der Seele liebte.

Dass die Liebe einen körperlichen Anteil hat, war mir zwar bewusst, aber ich empfand diesen Anteil nicht als Frau, sondern als soeben erst zum Bewusstsein der eigenen Weiblichkeit erwachendes Kind.

In jedem einzelnen Augenblick gab ich mir die allergrößte Mühe, Frederic keinen Anlass zur Unzufriedenheit zu bieten. Doch wie liebenswürdig, hilfsbereit, dienstbeflissen, zuvorkommend, selbstlos ich mich auch verhielt, es war ihm anscheinend nie genug. »Das ist nicht wahrhaft franziskanisch«, pflegte er mich zu tadeln. »Wir sind hier, um dem Heiligen nachzueifern. Wir wollen von ihm lernen, dass wir alle eins sind. Ich und Du, das war für ihn in Gott zu einem

Wir geworden. Jeder Grashalm war für ihn ein Bruder. Hört auf, immer an euch selbst zu denken. In Assisi lebt der Geist der wahren Liebe. Ihr sollt ihn einatmen, trinken, essen, bis ihr ganz davon erfüllt seid. Dann erst seid ihr franziskanisch.«

Ich gab mir die größte Mühe, franziskanisch zu denken und zu fühlen. Aber als Vorbild stand mir Frederic, nicht der Heilige vor Augen. Und dieses Vorbild verstand ich nicht.

Warum schien Frederic in einem Moment mein bester Freund und ernsthaft an mir interessiert zu sein, während er mich im nächsten Moment eiskalt links liegen ließ und sich stattdessen Estefania zuwandte? Ebenso wenig war mir klar, warum er mich dabei ständig im Auge behielt und es zu genießen schien, dass ich bei diesem Anblick den Kopf hängen ließ.

Ich spürte nur, dass ich nicht wusste, wie ich mit meiner Verlustangst umgehen sollte, die mich jedes Mal überkam, wenn er mich ignorierte, mich wegen Nichtigkeiten rügte oder mit einer kleinen stichelnden Bemerkung Lachsalven der Umstehenden auf mich herabbeschwor. Sein unstetes, launenhaftes Benehmen war mir vollkommen unfasslich.

Franziska fand Frederics Benehmen ebenfalls seltsam. Aber sie hatte eine Erklärung dafür. »Der ist ja so verschossen in deine Sommersprossen«, trällerte sie und brachte mich damit zum Lachen, obwohl mir oftmals zum Weinen war.

Ich wusste nichts von dem Konflikt, in dem Frederic sich inmitten einer Gruppe junger Mädchen und Frauen befand, die ihn hemmungslos verehrten und bewunderten, ihn ständig umwarben und seine Nähe suchten. Ich konnte nicht wissen, wie sehr ihn das erregte und wie wenig er diese Gefühle unterdrücken konnte, die ihm wegen des Zölibats doch verboten waren.

Estefania machte ihm am ungeniertesten Avancen. Sie war älter als ich, erfahrener. Ich denke, er wäre gern mit ihr losgezogen. Doch vermutlich hatte er Angst vor ihr, weil sie von ihm als Liebhaber etwas erwartet hätte, was er ihr entweder tatsächlich nicht bieten konnte oder befürchtete, ihr nicht bieten zu können. Frederic war in sexueller Hinsicht wohl nie wirklich über Selbstbefriedigung, Petting und Quickies unter Alkoholeinfluss hinausgekommen.

Bei mir dagegen würde es kein Gelächter geben, wenn er sich mir ungeschickt nähern würde. Ich war sexuell ein unbeschriebenes Blatt, hatte keinerlei Erfahrungen. Ich würde ihn mit keinem anderen Mann vergleichen können, und ich würde es auch nicht wagen, über das, was er mit mir machen würde, zu reden. Ich war sein auserwähltes Opfer. Und es bereitete ihm einfach Spaß, sich an meinen Gefühlen zu weiden.

Jeder traurige Blick, jede mühsam unterdrückte Träne, jede Spur von Eifersucht bewies ihm nur, wie sehr verliebt ich in ihn und wie nahe er bei mir dem Ziel seiner Wünsche war.

Ich hingegen fand mich im Wirrwarr meiner Gefühle nicht zurecht. Die Wechselbäder, in die Frederics Launen mich stürzten, quälten mich. Immer wieder rief ich mir die Szenen ins Gedächtnis, die mir zeigten, dass er sich etwas aus mir machte: unseren Eierlikör-Abend, seine Musik, sein »Füßeln« unter dem Tisch, das Passfoto, der Cognac, zu dem er mich gleich am ersten Abend in Assisi eingeladen hatte, als die anderen schon zu Bett gegangen waren und er nur mit mir allein noch bis Mitternacht in der Bar saß, seine Blicke. All das schien so bedeutungsvoll. Doch wenn ich ihn mit Estefania beobachtete, zweifelte ich an allem, was ich zu verstehen geglaubt hatte.

Wieder einmal und schmerzlicher denn je wurde mir bewusst, dass es in Assisi nicht anders als daheim laufen würde. Ob Frederic, Estefania, die anderen Ministranten und Ministrantinnen, immer verhielt es sich für mich ganz ähnlich wie in der Schule, wie mit der Anführerin in der Klasse. Ebenso wie bei ihr musste ich mich auch bei Frederic stets aufs Neue andienen. Alles musste ich von ihm hinnehmen, um ihn für mich zu gewinnen. Jederzeit konnte der kleinste Fehler ihn mir entreißen. Nur wenn er wollte, wurde ich in der Gruppe anerkannt. Und doch konnte ich trotz aller Anstrengungen nie sicher sein, dass er wirklich mein Freund war.

Frederic war der erste Mensch, mit dem ich jemals über meine schreckliche innere Einsamkeit gesprochen habe. Er hatte mir versprochen, für mich da zu sein und mir zu helfen, von nun an dazuzugehören. Und jetzt ließ er mich genauso hängen wie alle.

Warum?

Dass Frederic etwas falsch machte, kam mir gar nicht in den Sinn. Er machte nichts falsch. Wenn jemand Fehler machte, dann ich. Nur, was waren meine Fehler? Ich wusste es nicht.

Vino Rosso, Grappa, Cognac

An einem Abend hatten wir alle uns in einer Pizzeria verabredet. Der Nachmittag war zu unserer freien Verfügung gewesen. Viele von uns, auch ich, hatten ihn zu einem ausgiebigen Einkaufsbummel genutzt.

Stolz führten wir unsere neuen Kleidungsstücke aus. In Erinnerung an meine heimlichen Alkoholgenüsse mit Frederic hatte ich mir ein sonnengelbes T-Shirt mit einem großen roten Glas darauf geleistet. Dazu trug ich eine passende sandfarbene Hose und nagelneue knallrote Ballerinas. Meine Haare hatte ich mit roten Spangen lose aufgesteckt, so dass sie mir kringelig in Stirn und Nacken fielen. Ich wusste, dass es Frederic gefallen würde.

Schon mehrfach hatte er mir geraten, mir doch eine dieser modernen, sehr frechen, fransigen Kurzhaarfrisuren schneiden zu lassen, die bei meinen Locken garantiert hip gewesen wären.

Jetzt war mein Haar zwar nicht kurz, aber es sah so aus. Vor allem sah es besser aus als bei Estefania, die am Nachmittag ihre langen Haare hatte abschneiden lassen.

Im Spiegel blinzelte ich mir zu. Ich fühlte mich schön und sehr weit weg von daheim. Nicht mehr die kleine Cora, die noch im Kinderzimmer wohnte und in Bettwäsche mit Marienkäfermuster schlief.

Als wir lachend und lärmend, wie wir es zu Hause nie gewagt hätten, in die Pizzeria einfielen, die Tische zusammenschoben und daran Platz nahmen, setzte Frederic sich zu mir auf die Bank. Wir mussten eng zusammenrücken, damit alle beisammensitzen konnten. Daher berührten sich unsere Körperseiten von der Schulter bis zur Hüfte. An meiner anderen Körperhälfte hielt ich Tuchfühlung mit einer der Betreuerinnen. Und Frederic hatte noch einen der Oberministranten hautnah neben sich.

»Wie Sardinen in der Büchse.«

»Wie Trippledecker mit Ketchup und Mayo.«

»Wie angeschleckt und drangebeppt.«

Alles lachte. Keiner dachte sich etwas bei so viel Nähe.

Auch mir wurde sie erst bewusst, als Frederic plötzlich seinen Fuß um mein Fußgelenk schlang und unsere beiden Füße gemeinsam unter die Sitzbank zog.

Ich war so erschrocken, dass ich völlig verwirrt »Oh, Entschuldigung!« stammelte und hastig meinen Fuß aus der Umklammerung zu lösen versuchte.

Frederic lachte. So ein leises, dunkles Lachen tief in der Kehle. Ich hätte am liebsten wie ein Kätzchen geschnurrt und meinen Kopf an seine Schulter gelegt.

Die Jugendlichen und jungen Erwachsenen unter uns bestellten Rotwein und Grappa zur Pizza. Wir Kinder begnügten uns mit Cola und anderen alkoholfreien Getränken. Irgendwann kam zum Wein eine Flasche Cognac auf den Tisch. Keines der anderen Mädchen traute sich, Cola mit Schuss zu trinken. Ich schon.

Mit dem Alkohol wurden die Witze anzüglich. Obwohl ich sie nicht so ganz kapierte, lachte ich mit. Als Frederic seinen Arm hinter mir über die Rückenlehne der gemeinsamen Sitzbank legte, bestand kein großer Unterschied mehr zu einer wirklichen Umarmung.

Prompt fielen die ersten dummen Bemerkungen. Jetzt habe er so ein hübsches Mädel im Arm und könne doch nichts damit anfangen, meinte irgendwer. Alle lachten, feixten. Frederic schien gute Miene zum bösen Spiel zu machen, als er mir vollends den Arm um die Schultern legte und mitlachte.

Ein paar Mädchen guckten mich voller Empörung an.

Ihre Blicke bewirkten, dass es mir plötzlich peinlich war, so von Frederic gehalten zu werden. Ich verstand sofort, was sie mir mit ihren Blicken sagen wollten. »Das ist ein Mann Gottes. Du Sünderin!«

Ich schämte mich und versuchte, etwas von ihm abzurücken, doch Frederic rutschte wie zufällig nach. Es war klar, er wollte mich nicht loslassen.

Immer deftigere Scherze flogen hin und her. Estefania mit ihrer spitzen Zunge erntete die meisten Lacher. Ihren Spruch: »Hey, Frederic, jetzt darfst du aber nicht mehr so viel Rotwein trinken. Du hast ja schon einen ganz roten Kopf«, konterte einer der Oberministranten: »Ja, kein Wunder, die Cora hat ja auch die erste Hitze noch.«

Ich wurde rot und bewegte mich so, dass Frederics Arm von meiner Schulter abrutschte. »Du bist so süß!« Er lachte.

Als er sich ein wenig umdrehte, um Estefania Wein nachzuschenken, glitt seine freie Hand wie unbeabsichtigt nahe dem Schritt auf meinen Oberschenkel, blieb dort liegen und fuhr dann mit einer langen, sinnlichen Streichelbewegung bis zum Knie herunter.

Ich zuckte zusammen, so erschrocken war ich. Diese Berührung war anders als alles, was ich bisher kannte.

Natürlich hatten auch andere bemerkt, dass Frederic seine Finger nicht mehr bei sich behalten konnte. Während die Jungen anzüglich grinsten und sich mehr oder weniger unverhohlen über »den armen Kerl« lustig machten, der »so gern wollte und nicht durfte«, schoss Estefania mir giftige Blicke zu und zupfte nervös an ihren frisch geschnittenen Haarfransen herum. Ich fand, sie sah aus wie ein gerupftes Huhn.

Weit beunruhigender als die doofen Sprüche der Jungen fand ich, dass die ersten Mädchen aus der Ministrantinnengruppe unter dem Vorwand der Müdigkeit ins Kloster zurückgehen wollten. Sie hatten nahe genug bei uns gesessen, um Frederics Annäherungen in der Heimlichkeit des Tisches beobachten zu können. Ich sah ihnen an, dass sie das alles unmöglich fanden und sehr aufgebracht waren. Unter ihnen befand sich auch Franziska, die in dieser Nacht zu meiner besten Freundin wurde.

Obwohl ich nichts Böses getan hatte, peinigte mich das schlechte Gewissen. Wenn ich beobachtet hätte, wie Frederic ein anderes Mädchen so anfasste wie mich, hätte ich mir meinen Teil gedacht. Ich wusste, warum die Mädchen empört waren und was sie von mir dachten.

Bereits am ersten Abend in Assisi hatte ich mit Frederic in einer Bar den ersten Cognac meines Lebens getrunken, während alle anderen schon schliefen. Natürlich hatten meine Zimmergenossinnen sich auch damals gefragt, warum ich so spät zu Bett käme und nachts allein mit Frederic »abhängen« würde.

Sie hatten albern gegrinst und gekichert, als ich ihnen zu erklären versuchte, dass ich mich in ihn verschossen hätte und deshalb die Zeit in Assisi nutzen wollte, um so oft wie möglich mit ihm zusammen zu sein. »Daheim geht es ja nicht.«

»Die Cora mal wieder!« Keine hatte mich ernst genommen.

Aber ganz sicher hatte es die große Runde gemacht, dass ich in unseren Vikar verknallt war.

Jetzt starrten sie mich an, keine sagte etwas, aber es stand ihnen wie auf der Stirn geschrieben, dass sie dachten: »Ach, so ist das!«

Es zuckte mir fast in den Füßen, mit ihnen mitzugehen, ihnen zu sagen: »Hey, so ist das nicht zwischen uns. Da ist nichts. Er ist mein Freund, versteht ihr. Ich bin ihm doch von Gott anvertraut.«

Stattdessen blieb ich wie angewachsen neben Frederic sitzen.

Die ganze Zeit hatte er nichts darüber gesagt, dass er sich mehr aus mir machte als aus den anderen. So, dass alle es sehen und hören konnten, hatte er mich abblitzen lassen, wenn ich ihn zur Seite nehmen und mit ihm reden wollte. Statt mir Zeit zu widmen, hatte er mit anderen lange, innige Gespräche geführt. Besonders einem der Mädchen, das später an Magersucht erkrankte und lange Zeit im Krankenhaus am Tropf liegen musste, hatte er sich immer wieder seelsorgerlich zugewandt.

Jetzt endlich hatte er mich vor allen anderen in den Arm genommen und mich gestreichelt. Vielleicht hätte er mich nicht ausgerechnet so und vor allen Leuten streicheln müssen. Aber schlimm war es trotzdem nicht. Er war bloß mit der Hand ausgerutscht. Er hatte mich in Wirklichkeit gar nicht so berühren wollen.

Wie so oft befand ich mich dank Frederic in einem Wirbel der Gefühle. Vom Kopf her schämte ich mich für ihn, weil er ein Mann Gottes war und sich nur wegen des Alkohols eine solche dumme Blöße gegeben hatte und alle sich nun das Maul über uns beide zerreißen würden. Zudem war ich sauer, weil er mich angefasst und vor allen anderen »Minis« bloßgestellt hatte.

Ich wäre jedoch nicht Cora O. gewesen, hätte ich es nicht auch genossen, einmal mehr »anders« zu sein und mich zu trauen, das zu tun, was niemand wagte. Immerhin hatte er mich gestreichelt und nicht Estefania. Alle hatten es gesehen, dass er es mit mir, dem verrückten Huhn, dem Klassenclown, mit der getan hatte, die immer um jedes bisschen Freundschaft kämpfen musste und trotzdem nur scheinbar dazugehörte.

Ich konnte nicht einfach aufstehen und ihn sitzen lassen. Er hatte sich und mich blamiert. Er war betrunken. Es war blöd von ihm. Und man musste sich schämen. Aber er war auch mein Freund. Ganz egal, was die anderen denken würden, ich hielt zu ihm.

Trotzig sah ich zu, wie die Mädchen das Lokal verließen. »Sollen sie doch. Was ist denn schon passiert?«, beruhigte ich meine Gewissensbisse. »Er hat zu viel getrunken. Er hat was Dummes gemacht. Na und? Das macht doch jeder mal.«

Doch als noch weitere Mädchen aufstanden und gehen wollten, erhob Frederic sich mit ihnen, ließ sich die Rechnung für alle geben, zahlte und meinte, es sei wirklich höchste Zeit nach Hause zu gehen.

Fragen der Nacht

Draußen war es frisch, aber noch immer angenehm warm und samtig. Die meisten Fenster waren mit Jalousien oder Klappläden verschlossen. Zwischen manchen Ritzen schimmerte es bläulich hervor. Dahinter saßen Leute und schauten fern.

Vereinzelte Bogenlampen und schummeriges Licht aus einigen Lokalen erhellten das Pflaster. Überall saßen noch Menschen vor den Restaurants. Kerzenschein flackerte über ihre Gesichter. Man trank und schwatzte. Zigarettenrauch schwebte zwischen dem Duft von Espresso und Wein. Irgendwo lärmten Betrunkene.

Während die anderen rasch den Heimweg einschlugen, kamen Frederic und einer der Oberministranten auf die Idee, einen kleinen Umweg zu machen. Die Nacht sei so mild, die Sterne so schön und der Anblick von einem bestimmten Punkt der Stadt aus über das nächtliche Assisi mit seinen glitzernden Straßenketten ein Traum. Keine Frage, dass ich mich ihnen anschließen wollte.

Ich weiß nicht mehr, wann der Oberministrant uns verließ und auch wir endlich zum Kloster gingen. Es muss spät, sicher gegen Mitternacht gewesen sein. Lange hatten wir noch mit anderen aus unserer Gruppe am Brunnen und auf der Kirchtreppe am Marktplatz zusammengesessen, Wein direkt aus der Flasche getrunken, Gitarre gespielt, gesungen, geschwatzt.

Jetzt war ich müde. Außerdem fror ich ein bisschen in meinem dünnen neuen T-Shirt. Der Abendwind trug die kühle Bergluft von den Apenninen herüber, die in einer Märznacht selbst im südlichen Assisi empfindlich frühlingsfrisch war.

Frederic schritt schweigend neben mir her. Seine derben Schuhe polterten auf dem Straßenpflaster und der mit einem schwarzen Innenfutter ausgestattete Aufschlag seines unscheinbaren Jacketts wehte im Wind. Unter niedergeschlagenen Lidern schaute ich manchmal zu ihm, wagte jedoch kein Wort. In der Stille gingen wir wie zwei Fremde nebeneinander her. Über uns hing der Nachthimmel voller Sterne, die so viel größer, näher und funkelnder schienen als bei uns daheim.

Als Frederics Hand in der Bewegung des Ausschreitens meine berührte, hatte ich für einen kurzen Moment das Gefühl, als wolle er sie ergreifen und festhalten. Händchenhalten mit Frederic in Assisi? Doch die Sekunde verging. Ich schob meine Hand in die Hosentasche.

»Schau mal!« Lächelnd drehte er mich plötzlich an der Schulter in Richtung Stadt und zog mich an sich, hautnah stand er dabei hinter mir. Während er mit einer Hand über meine Schulter hinweg wie zufällig meinen Busenansatz streifte, deutete er mit dem anderen Arm über meine Schulter hinweg auf das Lichtermeer zu unseren Füßen. »Sterne unten wie oben.«

Es war mir zu nah. Ich wollte das nicht. Unwillkürlich trat ich einen Schritt vor. Seine Hand, sein Arm glitten von mir ab. Stumm gingen wir weiter.

Der Weg zum Kloster führte über eine lange Treppe mit breiten Stufen und großen Absätzen. Wie in einem Hohlweg verlief sie zwischen einer hohen fensterlosen Hauswand und einer niedrigen Schutzmauer zum Berghang hin. Keine Menschenseele war weit und breit zu sehen. Nur wir zwei.

Als Frederic mich plötzlich auf einem dieser Absätze mit einer raschen, energischen Bewegung gegen die Hauswand drängte, wusste ich zuerst kaum, wie mir geschah. Irgendwie schien mein Kopf auszusetzen. Kein Denken mehr, nur Fühlen, nur Erwartung, nur Versteinerung, Starre innen und außen.

Ich kam erst wieder zu mir, als ich merkte, wie stark sein Atem nach Wein und Cognac roch, während er beide Hände neben meinem Kopf gegen die Mauer stützte, seine Stirn gegen meine Stirn lehnte und seinen Körper gegen mich sinken ließ. Er war schwer, heiß, bedrängend. Ich hatte noch nie gespürt, wie es ist, wenn ein Mann erregt ist. Aber ich wusste aus dem Sexualkundeunterricht an der Schule, was körperlich passiert. Das fremde Körpergefühl an mir konnte nichts anderes sein. Ich wollte das alles nicht.

Im Rücken spürte ich die Steine der Hauswand durch T-Shirt und Sommerhose drücken. Weiter zurück, weiter weg von Frederic konnte ich nicht. Seitlich hielten seine Arme mich fest. Von vorn drückte sein Körper. Wenn er jetzt, ich wusste nicht, was von mir wollen würde, könnte ich nichts dagegen machen.

Er war größer, stärker als ich. Kein Mensch war da, der mir helfen würde. Panik stieg in mir auf. Was war das jetzt? Was sollte das? Sollte ich schreien?

Als ich den Mund öffnete, begann Frederic mich zu küssen.

Welcher Idiot hatte mir bloß weisgemacht, dass Zungenküsse schön wären? Ich fand sie nur schrecklich, eklig, klebrig, nass.

»Bitte, ich will heim«, sagte ich irgendwann weinerlich und nach Luft schnappend und schaffte es irgendwie, beide Fäuste gegen Frederics Brust zu pressen.

Er sah mich aus rot geränderten Augen an, die so nah vor meinem Gesicht waren, dass sie vor meinem Blick fast zu einem einzigen verschmolzen. »Was bin ich für dich?«, fragte er rau und entließ mich nicht aus der Klammer seiner Arme und seiner Augen und seines Gesichts, das sich mir erneut näherte. »Was willst du von mir?«

Was sollte ich darauf antworten? Was wollte er hören?

Das Herz klopfte mir bis zum Hals. Er redete und redete. Nichts verstand ich. Sein Atem nahm mir den Atem. Sein Körper schien noch schwerer zu werden, schob mich pressend, reibend immer tiefer in die Hauswand hinein. »Gleich, gleich, gleich!«, dachte etwas in mir. »Gleich tut er es mit mir!« Verzweifelt warf ich den Kopf hin und her.

Ich wollte das nicht. Ich wollte das alles nicht.

Ich hatte es so schön gefunden, mit Frederic zusammen zu sein. Ich war so stolz gewesen, neben ihm zu sitzen, die Auserwählte an seiner Seite zu sein, von den anderen beneidet zu werden. Ich hatte mich so geehrt gefühlt, weil er mir, nur mir, Cognac in die Cola gemischt hatte. Ich hatte den Neid der anderen Mädels und besonders den von Estefania gespürt, als er mich vorhin mitgenommen hatte und mich persönlich zurückbegleiten wollte.

Aber jetzt? Es war nur schrecklich, so zwischen seinen Armen festgehalten, von seinem schweren Körper beinahe erdrückt zu werden.

Als ob eine Stimme von weit her in mir sagte, dass ich ganz furchtbare Angst vor Frederic haben und mich wehren müsste, versuchte ich nochmals meine Fäuste zu regen, drehte den Kopf erneut von seinem gierig suchenden Mund weg und krächzte endlich mit zittriger, wie ausgedörrter Stimme: »Bitte, ich will jetzt sofort weitergehen. Ich will ins Kloster gehen. Ich will heimgehen. Bitte!«

Vielleicht ernüchterte ihn das Wort »Kloster«. Vielleicht war es meine riesengroße Angst, die ihm auf einmal trotz seines vom Alkohol umnebelten Kopfes bewusst wurde. Auf jeden Fall rückte Frederic abrupt von mir ab und ließ mich laufen.

Erst als ich ihm auf der Treppe bereits weit voraushastete, so dass er sich beeilen musste, mich einzuholen, kam er mir nach und versuchte, mir irgendeinen beschwichtigenden Unsinn zu erzählen, an den ich mich heute kaum noch erinnere. Ich weiß nur, dass ich völlig durcheinander war, als ich schließlich im Gästehaus des Klosters verschwand.

Franziska, mein zweites Ich

Drinnen, hinter der schweren Eichentür, musste ich mich an die Wand lehnen, als sei alle Kraft aus meinen Beinen gewichen. Ich war vor Frederic, vor unserem Vikar, davongerannt. Was würde er jetzt von mir denken? Mir war entsetzlich bang.

Etwas war passiert. Etwas, das nicht hätte passieren dürfen. Oder war gar nichts geschehen? Bildete ich mir etwa alles nur ein? War ich schlecht? Hatte ich böse Gedanken? War ich abgrundtief verdorben?

Eingesperrt zwischen seinen Armen, unter seinem Körper. Was war das gewesen? Ich versuchte, mir klarzumachen, was ich erlebt, was ich gefühlt hatte. Wenn ich die Szene wie einen Film von außen betrachtete, kam sie mir vor wie eine Liebesszene. Frederic hatte mich nicht umarmt und doch zwischen seinen Armen gehalten. Er hatte mich geküsst. Obwohl wir standen, hatte er sich auf mich gelegt. Sein Penis war erigiert gewesen. Ich hatte es gefühlt. Alles passte zusammen.

Aber Frederic und ich waren kein Liebespaar. Er war ein Mann Gottes und ich ein Kind. Außerdem war er mein Freund. Bildete ich mir also alles nur ein?

Ich wollte, dass das alles nicht stimmte. Es musste der Alkohol gewesen sein. Nicht nur Frederic hatte getrunken. Ich hatte auch ein paar Gläser Grappa und Cognac-Cola intus. Vielleicht hatte ich mir alles eingebildet. Vielleicht hatte ich Halluzinationen? Unter Alkohol kann alles passieren.

Der seltsam fremde Geschmack in meinem Mund und die Erinnerung meines Körpers an Frederics Körper sagten mir, dass ich mir nichts eingebildet hatte. Aber was war das zwischen uns gewesen? War es schon »das«?

Ich musste mit jemandem reden. Sofort. Mit jemandem, der mir sagen würde, dass nichts passiert war. Der wissen würde, was stimmte.

Jemand müsste es sein, der immer vernünftig, ruhig, besonnen blieb. Jemand außerhalb der Clique. Jemand wie Franziska.

Franziska und ich kannten uns, seit wir im Kindergarten waren. Sie war Mitglied meiner Ballettgruppe. Wie ich hatte sie Unterricht an der örtlichen Musikschule, lernte aber Fagott, nicht Gitarre. Ihr Vater war Augenarzt, ihre Mutter Hausfrau. Sie und ihre beiden Schwestern, die mit uns in Assisi waren, waren Drillinge. Deshalb bewohnten sie ein gemeinsames Zimmer.

Befreundet waren Franziska und ich bis zu diesem Abend eigentlich nicht. Wir kannten uns, schienen aber nicht zusammenzupassen. Während ich anscheinend um jeden Preis auffallen wollte und von meinen Eltern alles erlaubt bekam, gehörte sie zu den Kindern in meiner Klasse, die strenge Eltern hatten und eher nicht auffallen wollten.

»Das verrückte Huhn und die graue Maus«, so wurden wir später genannt, ein zugleich komisches und doch fest verschworenes Gespann.

Als ich in dieser Nacht an ihre Tür klopfte, öffnete Franziska mir, als hätte sie nur darauf gewartet. »Cora! Ist was passiert?«

»Ich muss mit dir reden. Ich muss dir was sagen.«

Ein Blick in mein Gesicht genügte, um ihr zu signalisieren, dass es um etwas Ernstes ging. Sie zögerte keinen Augenblick. Ohne ihre schlafenden Schwestern zu wecken, huschte sie zu mir heraus, schloss die Tür leise hinter sich und zog mich mit sich auf einen Balkon hinaus.

Als ich ihr erzählte, was geschehen war, hörte sie im Grunde nur zu. Von jedem Detail meiner rätselhaften Beziehung zu Frederic berichtete ich, ließ nichts aus.

Ich gestand, dass er der liebste Mensch für mich auf der Welt sei, aber doch nicht so.

Franziska meinte, dass er wohl auch in mich verliebt sei, »aber halt wie ein Mann« und dass er wegen des vielen Alkohols die Selbstbeherrschung verloren habe.

Also hatte ich mich nicht geirrt.

Was nun?

Franziska wusste es auch nicht. Sie verurteilte nichts und niemanden, kritisierte nicht einmal. Sie war einfach nur da, hielt mich im Arm und ließ mich reden.

Erst heute, als wir anlässlich dieses Buches nochmals über Assisi und Frederic sprachen, gestand sie mir, dass sie damals hellwach im Bett gelegen habe und stundenlang nicht schlafen konnte. Sie habe genau gewusst, dass in jener Nacht etwas zwischen Frederic und mir passieren würde. Ganz durcheinander sei sie gewesen, weil es einesteils eine große Sünde und ein Tabu gewesen wäre, andernteils aber auch ein romantisches Abenteuer. »Ein zwölfjähriges Mädel und der Herr Vikar! Fast so aufregend wie im Roman ›Dornenvögel‹«.

»Ich habe mich geehrt gefühlt, dass du dich ausgerechnet mir anvertraut hast«, meinte sie. »In meinen Augen bist du immer eines der besonderen Mädels in der Klasse gewesen, eine, die ihr Anderssein zelebrierte und vor nichts und niemand erschrocken war. Du warst so mutig und anders. Das fand ich toll. Immer wäre ich gern deine Freundin gewesen. Aber du hast mich nie wahrgenommen. Du warst in ganz anderen Cliquen, in denen ich nicht mithalten konnte. Meine Eltern hätten das ja nie erlaubt. Ich habe dich deshalb bewundert, oft beneidet und mir gewünscht, weniger graue Maus und mehr verrücktes Huhn zu sein.«

Wer Franziska kennt, weiß, dass sie ein ganz sanfter, in sich ruhender Mensch ist. Und sie gehörte nie zu denen, die das Herz auf der Zunge tragen. Es hat mich ungemein gerührt, wie sie über mich sprach. Gleichzeitig habe ich an uns Kinder von damals gedacht und hätte weinen können, dass wir nicht schon früher Freundinnen geworden waren.

»Es hat mich stolz gemacht, dass du mir dein Geheimnis anvertraut hast. Niemals hätte ich dieses Vertrauen durch irgendeine unqualifizierte Bemerkung aufs Spiel setzen wollen«, sagte sie lächelnd, als wir über das Buch sprachen.

»Ja, ich weiß.« Ich erwiderte ihr Lächeln. »Du warst wie mein zweites Ich. Ich konnte dir alles sagen, und du hast es immer betrachtet, als würdest du mit meinen Augen schauen.«

Ich weiß nicht, was geschehen wäre, hätte Franziska mir in jener Nacht auf dem Balkon gestanden, dass sie Frederic von Anfang an äußerst »komisch« und seine Art, mit Mädchen zu reden und mit seinen Blicken zu durchbohren, unangenehm fand.

Sicher hätte ich mich damals gegen eine solche Einschätzung gewehrt. Genauso wie gegen die Meinung einer ihrer beiden Drillingsschwestern, die Frederic als »superekelig« eingestuft hatten, so dass eine von ihnen ihm ihr Passfoto verweigert hatte, obwohl er darum gebeten hatte.

Im Grunde wusste keines der drei Mädchen, was ich an »diesem schleimigen Vikar« fand. Aber glücklicherweise erzählte Franziska mir davon erst während der Gespräche zu diesem Buch, und es überraschte mich auch heute noch.

Franziskas schweigende Solidarität, die bis heute anhält, legte sich wie Balsam auf mein aufgewühltes Gemüt. Wenn dieses besonnene, superanständige Mädchen trotz allem, was ich ihr erzählt hatte, zu mir hielt und mich nicht verurteilte, konnte nichts wirklich Böses geschehen sein.

Ich hatte mich in einen Priester verliebt. Er hatte sich in mich verliebt. Er hatte zu viel Alkohol getrunken und ihm waren die Sicherungen durchgeknallt, so dass er seine Gefühle für mich nicht mehr verheimlichen konnte. Doch er hatte mir nichts getan. Außer diesen Küssen und der blöden Drängelei. Aber was waren schon Küsse und das andere?

»Eigentlich nichts«, meinte Franziska.

Natürlich durfte keiner wissen, was in jener Nacht passiert war. Garantiert würde alles aufgebauscht und am Ende würde es Herr Pfarrer Punktum erfahren und Frederic nicht unser neuer Pfarrer werden. Das durfte nicht sein. Und so schlimm war es ja auch nicht gewesen.

»Assisi«, grinste Franziska, »ist eben ein Abenteuer.«

Weisheiten aus dem Horoskop

Tags darauf ging Frederic mir bewusst aus dem Weg und ich verzweifelte fast. Liebte er mich oder liebte er mich nicht? War er nun mein Freund? War er es nicht? Hatte er mich zum Narren gehalten oder nicht? Lachte er insgeheim über mich, war er furchtbar wütend auf mich oder schrecklich enttäuscht von mir, weil ich Angst vor ihm hatte und vor ihm weggelaufen war? Wollte er nichts mehr mit mir zu tun haben, weil ich alles ganz falsch verstanden und ihn unversöhnlich beleidigt hatte?

Eine ganz andere Angst als in der vergangenen Nacht brach über mich herein. Ich kannte sie schon, diese schmerzhafte Befürchtung, alles sei aus.

»Ich glaub, er will nichts mehr von mir wissen.« Wie hatte ich es bisher nur ohne Franziska ausgehalten, der ich alles sagen konnte, was ich dachte und fühlte?

»Quatsch, er hat dich schließlich geküsst.« Ihre lakonische Bemerkung baute die Verlustangst sofort ein bisschen ab.

»Ich versteh trotzdem nicht, warum er so zu mir ist«, klagte ich. »Gestern so und jetzt wieder so. Ich werd noch wahnsinnig. Ich find das alles nur noch schrecklich, einfach nur schrecklich.«

In ihrer stillen, tiefgründigen Art schüttelte sie den Kopf. »Der macht doch bloß Show. Das geht jetzt gar nicht mehr anders. Denk mal drüber nach. Wenn der jetzt mit dir abhängen würde, würden alle gleich wieder an gestern und die doofe Grabscherei in der Pizzeria denken. Das geht doch nicht. Schließlich ist er Priester. Er muss auf seinen guten Ruf achten. Das ist alles. Darum benimmt er sich so.«

Natürlich, so war es. So musste, nur so konnte es sein. Ich atmete auf. Frederic zog eine Show ab. Er musste das machen, weil alle am Abend zuvor gesehen hatten, wie er mich berührt hatte. Es stimmte, was Franziska sagte. Ich war froh, dass sie meine Freundin geworden war.

»Es ist ganz gut, dass er sich mit Estefania abgibt und mit jedem anderen Mädel, außer mit dir.« Franziskas Brombeeraugen glänzten. Selbst wenn die Sonne direkt in sie hineinfiel, wurde die dunkle Iris nicht durchsichtiger wie bei anderen braunen Augen. »Komisch«, ging es mir flüchtig durch den Kopf, »dass man aus schwarzen Augen alles genauso klar sieht wie aus blauen.«

»Findest du nicht?«, fragte Franziska.

Ich nickte. Von mir aus sollten alle sehen, dass in der Pizzeria nichts dabei gewesen war, dass Frederic nur zu viel getrunken und alles schon vergessen hatte, ja, dass er sich gar nichts, absolut nichts aus mir machte. Zumindest nicht mehr aus mir als aus allen anderen. »Dann kommt wenigstens keiner mehr auf blöde Gedanken«, sagte ich, »und fragt sich, wieso ich letzte Nacht nicht im Bett war.«

Franziska richtete sich etwas auf, wie um ihren Worten mehr Nachdruck zu verleihen. »Da soll sich eine mal trauen. Schließlich hast du jetzt ja mich. Denen würde ich schon was verklickern.«

Ein bisschen verlegen kramte ich einen Abschnitt aus der aktuellen deutschsprachigen Zeitung aus der Hosentasche, die im Speisesaal für uns auslag. Ich hatte das Horoskop des Tages ausgerissen und strich es für Franziska glatt.

»Ein Älterer wird dir einen Wunsch erfüllen«, stand darin. Horoskope las meine Mutter immer als Erstes in der Zeitung. Ob sie glaubte, was darin stand, weiß ich nicht. Ich aber glaubte fest daran.

»Schau mal!«

Die paar Zeilen Text waren rasch überflogen. »Glaubst du das?« Franziska verzog den Mund.

Ich zuckte mit den Schultern.

»Es könnte schon sein.« Franziska gab mir das Papier zurück. »Ich denke schon, dass er der Ältere ist, der dir deinen Herzenswunsch nach einem wahren Freund erfüllen wird. Er darf es dir halt nur nicht auf diese Weise zeigen.«

Erleichtert atmete ich auf. »Meinst du wirklich?« Sicherheitshalber fragte ich Franziska nochmals.

»Der ist verknallt in dich.« Sie nickte bedeutsam.

Ich weiß nicht, wie es sich genau entwickelte, doch das Erlebnis der vergangenen Nacht, das mich so erschreckt hatte, als es bedrängende, beängstigende Realität war, wandelte sich im Austausch mit Franziska auf einmal in eine naive, süße Romanze um. Warum sollte es mir nicht so ähnlich ergehen wie in »Dornenvögel«? Meine Tante Isidora hatte das Buch unter Anteilnahme der ganzen Familie, wenn nicht des halben Ortes gelesen. Sie fand alles so rührend, so echt. Daher wusste ich, dass der Roman-Kaplan sich auch in ein Kind verliebt hatte und das Kind sich in ihn. Jahrelang waren sie beste Freunde gewesen und hatten tolle Sachen erlebt und waren erst als Erwachsene ein Liebespaar geworden. So könnte es zwischen Frederic und mir doch auch geschehen.

»Solche Romane sind ja nie ganz erfunden«, führte Franziska weise aus. »Meine Mutter sagt, ein Körnchen Wahrheit ist immer darin. Meistens ist es sogar eine wahre Geschichte, die dann einfach ausgeschmückt wird. Es gibt viele Priester, hat sie gesagt, die irgendwann geheiratet haben.«

Frederic und ich heiraten? Der Gedanke war in meiner kindlichen Einbildung etwas sehr Süßes.

Aber war ich auf eine Weise in ihn verliebt, dass ich ihn heiraten wollte? Warum aber wollte ich dann nicht, dass er mich so küsste und anfasste, wie er es gestern getan hatte? Warum empfand ich seinen Körper und seinen Atem und seine Hände an mir dann als so, so … ja, eklig? War das so, beim ersten Mal? War das normal?

»Keine Ahnung«, meinte Franziska. Sie wusste es auch nicht.

Frederic stand mit Estefania zusammen. »Heiraten«, dachte ich, »wir?« In »Dornenvögel« hatte die Frau den Kaplan nie geheiratet. Er war Priester geblieben und hatte sogar einen Sohn mit ihr bekommen, der wieder Priester wurde. Frederic würde auch Priester bleiben. Ich konnte mir gar nicht vorstellen, dass er jemals etwas anderes sein würde.

Ich schaute ihn an, als ob ich ihn noch nie gesehen hätte. Wie er lachte. Wie er dabei den Kopf in den Nacken warf, seine superweißen Zähne zeigte, mit der Hand durch sein kurz gelocktes Haar fuhr. Die Hand verweilte einen Moment lang am Hinterkopf, dann ließ er sie langsam den Hals entlang zur Schulter gleiten, wo sie kurz auf den Fingerspitzen ruhte, bevor er sie mit einer raschen Geste in die Hosentasche steckte.

Gestern hatte ich mich vor seinen Händen gefürchtet. Heute fand ich sie schön. Unzählige Male hatte ich diese Bewegung gesehen, wenn Frederic lachte. Noch öfter hatte ich sein Lachen gehört. Jetzt plötzlich kam es mir vor, als hörte ich es zum ersten Mal.

»Bist du eifersüchtig?«, fragte Franziska leise.

Ich schrak zusammen. Ich hatte sie fast vergessen.

Sie wartete keine Antwort ab, hing sich bei mir ein, zog mich mit sich. »Komm, wir gehen zu den anderen.«

Und plötzlich war alles ein Spiel.

Die älteren Jungen aus der Ministrantengruppe winkten uns zu sich. »Hey, Cora, Rausch ausgeschlafen? Alles okay?«

Spätestens seit gestern schien ich also zu ihnen, zu den Großen, zu gehören. Ich hatte mit ihnen getrunken, war mit ihnen um die Häuser gezogen. Es schmeichelte mir, dass ich von ihnen akzeptiert wurde, ich war stolz.

Als einer von ihnen mir eine Zigarette anbot, schlug ich sie nicht aus. Was war schon dabei, mit den Jungen zu albern und zu schäkern, an der einen oder anderen Zigarette zu ziehen oder sich mal im Spaß umarmen und abknutschen zu lassen? Ich fand Küssen auf einmal gar nicht mehr so eklig wie in der vergangenen Nacht.

»Der Kuss von ihm letzte Nacht war ja auch blau«, kicherte Franziska.

Sie war echt witzig.

Es sah zu komisch aus, wir beide mit der Zigarette zwischen den Fingern. Wenn wir inhalierten, mussten wir husten. Also pafften wir bloß, bliesen dicken weißen Rauch von uns und fühlten uns wichtig, als wir zum ersten Mal eine selbst verqualmte Kippe im Sand ausdrückten.

»Willst du noch eine?« Ein anderer Junge hielt mir die geöffnete Schachtel hin.

»Ja, klar.« Ich bediente mich.

»Warte, ich geb dir Feuer.« Geschickt schirmte der Junge das Feuerzeug vor meinen Mund mit der Hand ab. Es klappte schon besser als beim ersten Versuch, die kleine rote Glutspitze in Gang zu setzen und beim ersten Einatmen nicht wie verrückt zu husten.

»Du lernst es noch.« Der Junge grinste. Leider behielt er recht.

»Er guckt dauernd rüber!«, flüsterte Franziska mir plötzlich ins Ohr.

Ich schoss einen Blick über die Schulter zurück, direkt in Frederics Augen. Sie starrten mich an. Die Sonne glitzerte darin. Sein Mund war nur eine schmale Linie. Er war sauer. Obwohl er bei Estefania stand, die vor ihm auf einem Stein saß und zu ihm aufschaute, wie er es gern hatte. Ich warf ihm eine Kusshand zu. Alle lachten.

Franziska hatte recht. Es war ein Spiel, ein Teil des Abenteuers Assisi.

Heimfahrt in banger Nacht

Solange es ein Spiel auf Distanz war, machte es Spaß, Frederic eifersüchtig zu machen. Gemeinsam mit Franziska konnte ich darüber kichern und Pläne schmieden, wie es weitergehen könne. Doch sobald er mir nahe kam, erstarrte ich.

Auf der Heimfahrt von Assisi zum Beispiel. Die ganze Fahrt, eine ganze Nacht lang verbrachte Frederic an meiner Seite. Wegen des überfüllten Zuges waren unsere Plätze besetzt. Über alle Waggons verteilt standen, saßen, lehnten wir alle, die wir in den Abteilen keinen Platz mehr gefunden hatten, irgendwie beisammen, starrten aus dem Fenster, nickten zusammen ein und wachten gemeinsam auf.

Alle sahen, dass Frederic und ich eng beisammenstanden. Es schien Zufall. Entstanden aus Platzmangel. Ich, nein, wir beide wussten, es war kein Zufall. Er hatte so lange gewartet, bis ich einen Platz für meine Sachen auf dem Gang ergattert und mich dazugehockt hatte. Erst dann hatte er sich scheinbar notgedrungen dicht neben mich gequetscht. Alles schien unvermeidliche Notwendigkeit.

Genau wie an jenem Abend in der Pizzeria, an dem wir einander erstmals so nah gekommen waren, konnte auch jetzt niemand etwas Unrechtes daran finden. Trotzdem empfand ich diese seltsam intime, schwüle, fast atemlose Nähe in dieser gemeinsamen Nacht als etwas, womit ich nicht umgehen konnte, obwohl nach außen hin alles vollkommen harmlos wirkte.

Jedes Mal, wenn der Servicewagen durch die Gänge geschoben wurde, an jeder Haltestation, und es waren viele, kaufte Frederic sich ein weiteres Bier. Langsam verwandelte der Alkohol ihn vor meinen Augen, bis aus meinem verehrten Vikar, meinem bewunderten Freund, wieder sein betrunkenes, bedrohlich bedrängendes Zerrbild wurde. Irgendwann wollte ich nur noch weg von ihm. In einen anderen Waggon, in ein anderes Abteil, einen anderen Gang, egal, wenn es nur weg wäre. Aber es ging nicht. Es war zu eng. Keiner wollte mich passieren, mich mit Sack und Pack über sich hinwegsteigen lassen.

»Was bin ich für dich?« Da war sie wieder, die Frage der Nacht.

Frederics Stimme, sein schwankender Blick, der mich festzuhalten versuchte, seine schönen Hände, die an meinem Haar und an meinem Pulli nestelten, sich auf mein Bein legten und höher schoben, vor der eigenen Courage zurückzuckten und verschwanden, nur um gleich wieder da zu sein. Ich schaltete auf stur, biss die Zähne zusammen.

»Was willst du von mir?«

»Was erwartest du von mir?«

»Was bedeute ich dir?«

»Was bin ich für dich?«

»Ich hab immer noch keine Antwort von dir.«

Seine Stimme schien sich Gänge in mein Innerstes bohren zu wollen.

Ich reagierte nicht. Wandte den Kopf ab.

Alkohol und Dunkelheit machten ihn entweder mutig oder ließen ihn vergessen, dass uns jemand hören könnte. Ich vergaß es nicht. Im Gegenteil, es kam mir vor, als hingen seine Fragen an einer Glocke.

Wie oft er mich fragte, habe ich nicht gezählt. Aber es war oft. In immer denselben Worten, die mich bis heute in meinen Schlaf hinein verfolgen. Ich höre sie in meinen Albträumen, auch wenn ich sie in Wein zu ertränken, in Zigarettenqualm zu ersticken, mit Musik zuzudröhnen versuche. Sie kriechen in meinen Kopf, auch wenn ich mir die Hände auf die Ohren drücke, mich unter meiner Bettdecke verkrieche, um diese Worte nicht mehr in meinen Kopf hineinzulassen.

Damals im Zug schämte und fürchtete ich mich und tat so, als höre ich nichts – genauso vergeblich wie heute.

Ich wollte nicht über seine Worte nachdenken. Wollte seine Fragen nicht beantworten.

»Besoffenes Gelaber war das«, redete ich mir ein, »den guten Atem nicht wert.«

Trotzdem fraßen Frederics Fragen sich in mich hinein. Ich wollte ihm ja gehorsam dienen. Ich wollte für ihn da sein, wie er für mich da war. Ich wollte für ihn sein, was Maria Magdalena für Jesus Christus war, wollte sein Vertrauen in mich rechtfertigen. Nichts war mir wichtiger, als so zu sein, wie er mich haben wollte. Aber was wollte er denn von mir hören? Was sollte, was durfte ich sagen? Worauf wartete er?

Ich wünschte mir, dass er mein Freund sein sollte. Aber das durfte und würde ich nicht sagen. Das musste er von sich aus begreifen oder eben nicht.

Er wusste doch schon alles von mir. Er wusste, dass ich mir einen Freund wünschte, einen wahren Freund, der immer für mich da wäre. Das hatte ich ihm immer und immer wieder in der Beichte gestanden, die er irgendwann nicht mehr wie andere im Beichtstuhl, sondern in einem speziellen Beichtzimmer abhielt. Stellvertreter Gottes und Sünder waren wir dort in diesem Zimmer. Auge in Auge ich Sündenbeladene mit ihm, dem von Gott Berufenen.

Im »innigen Gespräch«, wie er diese Minuten nannte, brachten wir Beichtkinder ihm unsere »Gaben«, legten ihm unser Herz dar und öffneten uns ihm als Ohr Gottes.

Jeder in der Gruppe wusste, wie glühend ich ihn verehrte und bewunderte. Er wusste es auch. Aber ich konnte, durfte doch ihm, einem Mann Gottes, nicht sagen, dass ich mir wünschte, er selbst solle dieser wahre Freund für mich sein. Sobald ich den Mund aufmachen würde, würde er mich mit meinen eigenen Worten festnageln. Er würde mich tadeln, tadeln müssen. Schließlich war er etwas ganz Besonderes, Erhabenes, Unantastbares.

Von dieser Unantastbarkeit des Priesters hatte ich schon als kleines Mädchen erfahren, da es in unserer Familie Priester gab und einer von ihnen mit einer Pfarrhaushälterin unter einem Dach lebte, die weder seine Mutter noch seine Schwester war. Gleichwohl schrieb sie ihm vor, welches Kleidungsstück er wechseln, wann er ins Bett müsse oder genug dem bei Tisch gereichten Wein zugesprochen habe.

Mit gespitzten Ohren hatte ich zugehört, wenn in der Familie über diese Frau hergezogen wurde. Man zerriss sich den Mund, weil sie rosa Unterhosen und Spitzenbüstenhalter auf der Wäscheleine im Pfarrgarten trocknete, ohne sich um das Seelenheil des hohen Herrn zu scheren, der bei diesem Anblick doch ganz närrisch werden müsse. Von meinen Eltern wurde sie aber vor allem dafür gehasst, dass sie als ganz normale Frau zu einem Mann Gottes sprach, als ob dieser ein ganz normaler Mensch sei.

Mir war also klar, dass ich mir dergleichen gegenüber Frederic nie erlauben dürfte. Nach allem, was ich zu Hause gelernt hatte, wie ich erzogen worden war, wäre es Anmaßung, fast Gotteslästerung gewesen, hätte ich, eine hundsgewöhnliche Zwölfjährige, zu unserem wunderbaren Vikar gesagt, dass ich mir wünschte, er sei mein Freund. Wenn Frederic nicht von sich aus wusste, wie sehr ich mir genau das wünschte, durfte ich es ihm niemals sagen.

Ich weiß nicht mehr, wann er diesen kleinen Stoffhund aus dem Rucksack auspackte und mir in die Arme drückte. Er hoffte wohl, über diesen Hund wieder an mich heranzukommen. Ich hatte zu Hause nämlich einen ganz ähnlichen, meinen Schnuffi, von dem ich Frederic vorgeschwärmt hatte. Wahrscheinlich rechnete er damit, dass ich ihn so wieder an mich heranlassen würde. Er wusste ja aus unseren »innigen Gesprächen«, dass ich in meinem Schnuffi einen Seelentröster sah, dem ich das Halsband meines verstorbenen Haushundes angelegt hatte und alles anvertraute, was mich bedrückte. Irgendwann hatte ich Schnuffi sogar einmal zu Frederic mitgebracht.

Dass er als erwachsener Mann jetzt auf einmal einen ganz ähnlichen Hund auf einer Urlaubsreise bei sich hatte, war schon etwas Besonderes für mich. Ein Geistlicher mit einem Schmusetier! Dass es das gab! Ich hätte sehr gern gewusst, ob er den Hund für mich gekauft oder bereits länger besessen hatte.

Unter normalen Umständen, ohne diese schrecklich bedrückende Nähe und seine blöden Fragen, hätte ich also sicherlich wie erwartet reagiert. So aber war auch dieser Hund ein Zuviel an Nähe, das ich weder annehmen noch ablehnen konnte.

Im Grunde hätte ich Frederic gern gesagt, wie sehr ich mich durch seinen kleinen Hund gerührt fühlte. Der Anblick ließ mich an meinen Schnuffi denken. Wie gerne wollte ich mich bei ihm ausweinen und alles Unverständliche abladen, was mir widerfahren war. Ich sehnte mich auf einmal wieder fast unerträglich, einfach nur still in die Arme genommen zu werden, brüderlich, freundschaftlich, väterlich vielleicht sogar am meisten.

Aber auch das konnte, durfte ich auf Frederics seltsame Fragen nicht antworten. Wenn ich etwas Falsches von mir geben würde, würde er mich zur Strafe wieder links liegen lassen, wieder ignorieren, wieder andere vorziehen, mich wieder allein in meinem mir viel zu großen Leben lassen.

Vielleicht gibt es Menschen, die gerne allein sind und sich dabei nicht alleingelassen fühlen. Ich jedenfalls habe immer schon gelitten, wenn ich alleine war, und Frederic wusste es. Mit ihm zusammen zu sein war das Größte für mich. Aber es war, wie einem Irrlicht übers Moor zu folgen.

Ich ahnte das in dieser langen Nacht, doch ich konnte es nicht ins Bewusstsein erheben oder gar darüber sprechen. So spürte ich auch, dass Frederic mir mit diesem Hund, der meinem so ähnlich war, sagen wollte, dass wir beide, er und ich, zusammengehörten und er mir mit dem Plüschtier eigentlich sich selbst ans Herz legte. Aber ich hatte mich total verschlossen.

Zwar nahm ich den Hund an mich, doch anstatt mit Frederic zu reden, ließ ich mich in totaler Erschöpfung zwischen all unserem Gepäck zu Boden sinken. Wortlos schob ich mir das Kuscheltier als Kissen unter den Kopf, machte die Augen zu und tat, als schliefe ich.

Selbst durch die geschlossenen Lider hindurch glaubte ich zu spüren, wie entgeistert Frederic mich anstarrte und mich am liebsten wachgerüttelt hätte. Aber das traute er sich nicht. Und so stellte er endlich seine schrecklichen Fragen ein.

Heiß und kalt

Schon am Tag nach unserer Rückkehr trafen Frederic und ich uns wieder, diesmal im Kreis meines gesamten Familienclans. Während meiner Abwesenheit hatte meine älteste Cousine ein Kind bekommen, dessen Taufe wir nun festlich begingen.

Frederic war der Platz mir direkt gegenüber und zugleich neben einem meiner Onkel zugewiesen worden, der für seine Begeisterung für »Flüssigbrot«, wie er sein Bier nannte, bekannt war. Wohl meinten meine Eltern, ihn durch die Gegenwart des Herrn Vikars im Zaum halten zu können. Dass sie den Bock zum Gärtner gemacht hatten, fiel ihnen erst auf, als Frederic ebenso blau wie mein Onkel war. Ich war nur froh, dass sie nicht sehen konnten, wie blau auch ich war, und zwar an meinen Schienbeinen unter dem Tisch, die Frederic den ganzen Abend mit seinen Füßen traktiert hatte.

Einesteils genierte ich mich, denn hätte eines meiner Familienmitglieder etwas davon bemerkt, wäre ich nicht ungeschoren davongekommen. Wie großzügig meine Eltern sein mochten, füßeln mit dem Vikar, nein, das hätten sie mir niemals durchgehen lassen. Ich habe keine Vorstellung, was sie getan hätten. Aber etwas wäre passiert, und es wäre schlimm gewesen.

Doch inzwischen wollte ich seine Tritte, Püffe und Zehenstreichler, die mich beim ersten Mal, damals am Nikolausfest, noch maßlos erschreckt hatten, nicht mehr missen. Mutiger war ich nicht geworden, aber Frederics Annäherungsversuche im Beisein meiner Familie hatten etwas Dramatisches, dem ich mich einfach nicht entziehen konnte. Eigentlich wünschte ich mir in diesen Momenten sogar, dass mein Vater es merken würde. Wie hätte er wohl gestaunt, dass seine »irgendwie verkehrte« Tochter, das »enfant terrible« der Familie, von unserem allseits bewunderten Vikar als etwas Besonderes auserwählt worden war.

Ich muss zugeben, es schmeichelte mir in diesem Moment ungemein, dass Frederic das Risiko der Entdeckung auf sich nahm, nur um mich in aller Heimlichkeit wissen zu lassen, dass er sich von all dem Geschwätz und scheinheiligen Getue ringsum gelangweilt fühlte und lieber mir nahe sein wollte als irgendeinem anderen Menschen in der Runde.

Für alle anderen war ich eine dumme Göre. Er dagegen hatte mich ausersehen, ein Geheimnis mit ihm zu teilen. Weder meine schöne Tante Isidora, die Gemeindehelferin, war dessen würdig noch meine Mutter, die hoch geschätzte Kirchenchorvorsitzende.

Wie jedes Mal, wenn Frederic mir durch seinen Wunsch nach Nähe Anlass zu der Hoffnung gegeben hatte, dass er mich besonders gern hätte, stürzte er mich wenig später in ein umso tieferes Tal der Tränen.

Als gelte es, das Zuviel an Nähe in Assisi und bei jenem Tauffest auszugleichen, ging er mir die nächsten Wochen aus dem Weg. Zu allen Früh- und Spätschichten war ich da. Ob beim Frühstück im Gemeindehaus oder auf einem der so genannten »Besinnungswochenenden« auf einer Waldhütte, ich war immer dabei. Ständig versuchte ich, einen Termin zum »innigen Gespräch« mit ihm zu bekommen oder wenigstens hin und wieder eines seiner schönen »Extrasätzle« zu ergattern. Vergebens. Ohne die geringste Erklärung hielt Frederic mich auf Abstand.

Zwar sprachen wir miteinander, doch nie allein und nie über irgendetwas Besonderes. Er war ganz der Vikar, der seine Zuwendung gleichermaßen auf jeden von uns verteilte. Dass er es dennoch jederzeit hätte möglich machen können, sich mit mir zu treffen, wenn er dies gewollt hätte, bemerkte ich daran, dass er sich trotz seiner knappen Zeit mit anderen Mädchen abgab.

Neidvoll und unglücklich zugleich, beobachtete ich, wie Frederic sich plötzlich speziell einer Jugendlichen zuwandte, deren Eltern zu den sozial schwachen Gesellschaftsschichten unseres Ortes gehörten. Wenngleich sie bereits fünfzehn Jahre war, kannte ich Charlotte flüchtig aus dem Kindergarten und der Grundschule. Danach hatten wir uns aus den Augen verloren. Soweit ich wusste, hatte sie auch nie etwas mit der Kirche am Hut gehabt. Und zu uns »Minis« gehörte sie schon gar nicht.

Es überraschte uns alle, als sie plötzlich jedes Mal nach der abendlichen Anbetung mit ihrem Mischlingshund auf dem Kirchplatz auftauchte. Sobald wir aus der Spätschicht kamen, saß sie einfach mit ihm da. Manchmal hockte sie mit dem Rücken zur Wand auf den Treppenstufen des Aufgangs zum Kirchenportal. Meistens aber kauerte sie neben ihrem Hund auf dem Erdboden unter einem der drei großen Gingkobäume, die in einer Gruppe auf dem Kirchplatz standen. Oft trug sie ein Kofferradio mit Kopfhörer bei sich und bewegte ihren Oberkörper zu einer für uns unhörbaren Musik.

Früher hatte sie ihr langes Haar spaghettiglatt frisiert. Jetzt umschloss es ihr Gesicht so kurz und dicht wie ein Maulwurfsfell und stand über der Stirn in einer frechen Welle hoch.

Hätte Frederic mir nicht in Assisi gesagt, wie sehr er auf Kurzhaarfrisuren steht, wäre es mir völlig gleichgültig gewesen, wie Charlotte aussah. Jetzt wurde ich das dumpfe Gefühl nicht los, dass sie sich nur seinetwegen so hergerichtet hatte. Ihr gesamter Aufzug passte dazu. Ihre ausgefransten Jeans waren dicht unterhalb des Po-Ansatzes und auf den Oberschenkeln bis nahe zum Schritt künstlich fadenscheinig gearbeitet. Bei jeder Bewegung waren nackte Haut oder ein Stückchen

Slip zu erkennen. Ihr Oberteil sah aus, wie von einer jüngeren Schwester geerbt, und Schuhe trug sie grundsätzlich keine, obwohl sie rot lackierte Zehennägel hatte.

Von uns eher braven »Minis« unterschied Charlotte sich wie Tag und Nacht. Selbst ich, die ich bekannt für meine pinkfarbenen Hosen, Ringelstrümpfe und schrillen Tops war, hätte nicht wagen dürfen, so pflasterschwalbenartig aus dem Haus zu gehen. Ich musste zugeben, sie wirkte exotisch. Und die Jungs aus unserer Gruppe waren verrückt nach ihr.

In der Regel hatte Charlotte eine selbst gerollte Zigarette im Mund, wenn wir aus der Kirche kamen, oder streute soeben Tabakkrümel in ein Zigarettenpapier, während ihr Hund seinen Kopf auf ihren Schoß gelegt hatte und uns bei aller scheinbaren Schläfrigkeit wachsam beäugte. Wenn Frederic vor ihr stand und der Zigarettenrauch sich in einem bläulichen Wolkenfaden zu ihren Augen empor und weiter bis zu ihm kräuselte, hätte ich schreien mögen. So hatte er nicht bei ihr zu stehen! Und dabei hätte ich gar nicht genau benennen können, wie er bei ihr stand. Es war dieses dünne blaue Rauchband, diese gemeinsam eingeatmete Luft. Was weiß ich?

Wie Franziska und ich bald erkannten, kam Charlotte vor allem, um mit Frederic Musik zu tauschen. Sie schienen denselben Geschmack zu haben, die gleichen Gruppen zu kennen und zu lieben. Ihr Fachsimpeln nervte mich. Niemals würde ich dabei mithalten, geschweige denn, Charlotte ausstechen können. Sie war schon auf Open Air Festivals in Köln und Paris gewesen. Freunde hatten sie mitgenommen. Wenn sie davon erzählte und damit prahlte, wie sie mit den Stars »backstage« gewesen sei und Autogramme von ihnen auf die bloße

Haut geschrieben bekommen habe, glänzten Frederics Augen. Ich hasste sie. Und ich hasste ihn. Doch mehr als beide hasste ich mich, weil ich nicht mithalten konnte und mich so verlassen fühlte wie nie zuvor. Ihr gab er seine Musik und mir nicht einmal einen Beichttermin.

»Mach dir nichts daraus«, tröstete Franziska mich. »Das ist doch bloß wie in Assisi mit Estefania. Du bist ihm immer noch die Wichtigste. Er macht sich immer noch was aus dir. Er darf es ja nur nicht zeigen. Da kommt ihm die doofe Charlotte gerade recht. Warts ab.«

Ich wollte ihr gern glauben. Doch April, Mai, Juni, Juli vergingen, ohne dass Frederic sich auch nur einmal um mich gekümmert hätte. Ich schien aus seiner Gnade gefallen, und der einzige Grund, der mir hierfür einfiel, war, dass ich auf seine Fragen niemals geantwortet hatte.

Nächtelang quälte mich seine Stimme im Traum. »Was bin ich für dich? Was willst du von mir?« Jedes Mal schreckte ich schweißgebadet auf, weil ich die Szene auf der Treppe in Assisi neu erlebte und rannte, rannte ohne Ende, ohne auch nur ein Stück vom Fleck zu kommen. Dabei rückte Frederics Gesicht vor meinem inneren Auge immer näher und näher, wurde immer größer und größer, bis ich schrie und erwachte.

Eine Flasche Sekt auf ex

Man kann sich vorstellen, wie zermürbt und ausgehungert ich innerlich nach einem Zeichen seiner Freundschaft war, als Frederic eines Mittwochs im August, kurz vor der Anbetung, unserer Spätschicht, unvermittelt auf mich zukam und fragte: »Hast du nachher noch Zeit für mich? Kannst du noch bleiben? Ich möchte mit dir reden.«

Vor Dankbarkeit und Aufregung wurde ich schwach. Ich brachte kein Wort heraus, konnte nur nicken.

Er lächelte. Wie gebannt starrte ich ihm nach, als er ging. Wenn ich heute die Augen schließe, kann ich immer noch sehen, wie der Saum seiner Hosenbeine sich um die schwarzen Haferlschuhe bewegte.

Von der Anbetungsstunde in der Kirche bekam ich nichts mit. Ich registrierte kaum, was geredet wurde, während wir anschließend noch alle beisammen vor der Kirche standen. Ob andere bemerkten, dass etwas mit mir nicht stimmte, weiß ich nicht. Franziska fiel es auf.

»Was hast du? Ist alles okay?« Ihre großen Brombeeraugen schauten mich liebevoll an. Wie gern hätte ich mich ihr an den Hals geworfen und ihr jeden Buchstaben von Frederics Einladung einzeln wiederholt. Stattdessen drückte ich nur ihre Hand.

»Sagst du's mir später?«

»Mhm.« Ich nickte.

»Ich hab sofort gemerkt, dass etwas Besonderes los war«, erklärte sie mir Jahre später. »Und ich hab wahnsinnige Angst um dich bekommen. Wenn mich einer gefragt hätte, hätte ich geschworen, dass du mit Frederic schlafen würdest, und ich hatte irre Gewissensbisse, weil ich dich eigentlich hätte warnen und davon abhalten müssen, Dummheiten zu machen. Ich dachte sogar daran, mit meiner Mutter zu reden. Aber ich konnte es nicht. Ich hab mich immer so eins mit dir gefühlt.

Ich konnte das nicht aufs Spiel setzen, dich nicht verraten. Ich wusste ja, dann wäre alles aus. Du hättest mir nie mehr etwas von alledem gesagt. Du konntest mir ja nur vertrauen, weil ich dich immer verstanden hab. Aber das war sehr belastend in dem Moment.«

In meiner Konzentration auf Frederic habe ich damals nichts von dem Sturm gespürt, der in Franziska tobte. Ich hatte auch keine Angst. Ich glaube, ich spürte gar nichts. Da war nur dieser übermächtige, alles bestimmende Gedanke, dass er mich sehen wollte, mich sprechen wollte. Endlich wieder mich.

Als die »Minis« sich allmählich verlaufen hatten und der Kirchplatz leer wurde, forderte Frederic mich auf, schon mal zur Garage vorauszugehen, in der sein Auto parkte. Er müsse noch schnell etwas aus seinem Zimmer holen. Da der Weg zur Garage derselbe wie mein regulärer Heimweg war, fiel niemandem auf, dass wir verabredet waren. Nur Franziska wusste es und winkte mir vom Rad aus nochmals zu. Sie musste in entgegengesetzter Richtung heim.

Als Frederic nach einer Weile kam, trug er eine große Flasche Sekt bei sich, die er zunächst unter seinem anthrazitfarbenen Sakko versteckt hielt und erst im Auto hervorzog. Ein Mix zwischen Aufregung und Unbehagen machte sich bei diesem Anblick in mir breit, doch selbst wenn es um mein Leben gegangen wäre, hätte ich an diesem Abend nichts kritisiert. Ich wagte nicht einmal zu fragen, wohin wir denn fahren würden.

Dass Frederic den Weg in Richtung Bergwald einschlug, merkte ich schnell. Unser Ort liegt in einer Talsohle, die ringsum von weich geschwungenen Schwarzwaldhügeln umschlossen wird. Während die Hänge von Wiesen und Ackerland bedeckt werden, schließen sich auf den Höhen die inzwischen mit vielen Laubbäumen durchsetzten Tannenwälder an. Im Hochsommer fallen sie kaum im dunklen Tannengrün auf, doch im Frühjahr und im Herbst wirken ihre hellgrünen oder prachtvollen rotgelben Wipfel wie Lockenköpfe. Ich liebe den Wald und die ganz besondere Stille, die aus der lärmenden Autowelt fort in eine sanfte Anderwelt zu führen scheint.

Als Frederic das Auto auf einem schmalen Seitenweg parkte, wusste ich gleich, wo wir waren. Von diesem Platz aus führt ein Wallfahrtssteg über viele Stufen und gewundene Wegschlingen an zahlreichen Gebetsstationen vorbei zu einer Kapelle hinauf. Von der Krone der Mauer, die sie umgibt, kann man bei klarem Wetter bis zu den Alpen schauen. Der Aufstieg verläuft ziemlich steil, so dass nur Wanderer mit guter Kondition ihn zu nehmen pflegten. Entsprechend selten trifft man die ansonsten bei uns zahlreichen Touristen an.

»Willst du zum Marienstöckle hinauf?«, fragte ich und bedauerte: »Blöd, dass ich nicht die richtigen Schuhe dafür anhab.«

»Das passt schon.« Frederic warf einen Blick auf meine hellen Leinenschuhe, die mit einem dicken Gummirand umgeben und damals der letzte Schrei unter uns Mädchen waren. »Steckst sie danach halt in die Waschmaschine.«

Meine Mutter würde sich bedanken. Aber ich widersprach nicht.

Rasch wollte ich die Beifahrertür aufstoßen und aussteigen, doch Frederic hielt mich an der Schulter zurück. »Halt, halt, nicht so eilig! Erst der Sekt!«

Ich zögerte wohl einen Augenblick zu lange, so dass er zu meiner Beruhigung sein schönes Lächeln aufsetzte, vor dem selbst meine Mutter dahinschmolz. »Das ist doch nichts Schlimmes. Zur Feier des Tages, Cora. Weil wir endlich mal wieder beisammen sind.«

Er überzeugte mich.

Lachend, weil er keine Gläser dabeihatte, tat er selbst den ersten Zug aus der Flasche und bot sie mir dann an. »Aber auf ex. Richtig trinken, nicht schummeln.«

Abwechselnd trinkend, leerten wir das schäumende, süß prickelnde Getränk, als ob es sich dabei um Sprudelwasser handelte. Wenn ich daran denke, wie oft ich an der Reihe war, glaube ich, dass Frederic kaum etwas zu sich nahm. Ich dafür umso mehr. Der Alkohol stieg mir sofort zu Kopf.

»Komm!« Innerhalb kürzester Zeit war die Flasche halb leer und Frederic stieß die Tür auf. Der Boden unter meinen Füßen stand schief, als ich auszusteigen versuchte. Frederic reichte mir die Hand. Wie in Zeitlupe trat ich neben ihn und folgte ihm in den wunderbar grünen Wald, dessen Bäume vor uns zur Seite wichen und mit weichen Blätterfingern mein Gesicht streichelten. »Ich träume«, dachte ich und fühlte mich leicht und lachte, weil der schwarze Waldboden ein bisschen glitschig war und so viel Matsch unter meinen Schuhen klebte, als hätte ich Spiralfedern wie Spirou, meine Lieblingscomicfigur.

Frederic lachte auch. Er ließ meine Hand nicht los, bis wir durch die grünen Streichelblätter hindurch waren und wie in einem grünen Zimmer ankamen, mitten im Wald. Das war so witzig. Und so schön. Es konnte nur ein Traum sein. Es gab doch gar kein grünes Zimmer im Wald mit Wänden aus Blättern und einer Decke aus Blättern und einem Teppich so grün und seidenweich, dass meine Füße darin versanken.

Tanzte Frederic? Er hatte meine Hand losgelassen und drehte sich mit ausgebreiteten Armen um sich selbst. »Schön?«, fragte er. »Gefällt's dir?«

In meinem Kopf antwortete es: »Wenn du da bist, gefällt es mir überall.« Aber die Zunge war eingeschlafen. Ein verrückter Traum war das. Oder war es gar kein Traum?

Es war im August. Obwohl es schon weit nach zehn Uhr abends und wir mitten im Wald waren, war es noch recht hell. Frederic ließ sich auf der Lichtung fallen, wo er gerade stand, und streckte mir lockend die Hand entgegen. »Setz dich!«

Obwohl der Alkohol in meinem Kopf wirbelte, zögerte ich. Ich war nicht betrunken genug, um zu vergessen, dass ich meine neuste, eine rosafarbene, pludrig weit geschnittene Hose aus zarter Baumwolle mit festen Bündchen um die Knöchel trug. Modisch ebenso up to date wie meine Schuhe, recht teuer und noch keine drei Tage alt. Meine Mutter würde sich aufregen, wenn ich mit Grasflecken darin nach Hause käme. Sicher würde sie fragen, woher die denn stammten, da ich die Hose an diesem Tag doch zum ersten Mal außer Haus angezogen hatte und nur in die Kirche hatte gehen wollen. Was sollte ich dann antworten? Etwa: »Ich hab mit dem Vikar im Wald gelegen?«

Inmitten meines Traumgefühls stieg Unbehagen in mir auf.

»Was ist?« In Frederics Stimme schwang ein Unterton mit, den ich nicht mochte. Rasch setzte ich mich ins Gras, das sich sofort unter mir zusammenzuschieben schien und alsbald ein feuchtes Gefühl an meinem Po erzeugte. Der Waldboden unter den Graspolstern war moosig und trotz des Sommers nass wie ein Schwamm. Es kam mir vor, als wachte ich auf.

»Meine Hose.«

Frederic lachte. »Na und? Man kann sie ja wohl waschen.«

Trotzdem breitete er seine Strickweste für mich über dem Gras aus und nahm gleich darauf dicht neben mir Platz.

Antworten auf die Fragen der Nacht

Schweigen breitete sich zwischen uns aus, bis Frederic sich auf den Rücken sinken ließ, die Arme unter dem Kopf verschränkte, einen langen Grashalm zwischen die Zähne schob und einladend meinte: »Komm doch.«

»Ach, nö.« Ich fühlte mich komisch. Schwindlig irgendwie. Besser, ich blieb sitzen.

Eine Hand kroch meinen Rücken hinauf. »Jetzt komm schon.«

»Mhm.« Ich bewegte die Schultern. »Lass das!« Ich wollte das nicht.

»Okay.« Mit einem Ruck setzte er sich auf und begann gleich darauf mit dieser besonderen, müde machenden Stimme zu sprechen, wie ich sie aus dem Beichtgespräch kannte.

Ich lauschte mit Andacht. Er sprach so gewählt und mit so schöner Stimme. Es war wie eine Predigt, nur für mich allein. Aber so ganz funktionierte es nicht. Worte flutschten an mir vorbei, andere blieben haften. »Einsames Menschenkind«, verstand ich. »Nicht Gottes Wille. Jeder braucht Freunde.«

Als eine große schwarze Ameise neben mir über die Strickweste krabbelte, kam es mir vor, als würde Frederic wie Franz von Assisi auch zu den Tieren des Waldes sprechen.

Obwohl ich so betrunken war, dass die Ameise bald zweigeteilt war, bald unscharf vor meinen Augen verschwamm, verfolgte ich wie gebannt ihre Klimmzüge an Frederics herunterbaumelndem Schuhbändel. Zielstrebig eilte sie dem Streifen männerbehaarter Wade entgegen, der zwischen Socke und Hosensaum sichtbar war. Haarstoppel rauf, Haarstoppel runter ging es unaufhaltsam hinein ins Hosenbein. Ein Kichern quoll in mir auf. Wenn Frederic nicht aufpasste, würde sie ihn mit ihrem Ameisengift anpinkeln. Garantiert würde er dann aufspringen und wie verrückt herumhüpfen. Wie das aussehen würde! Ich konnte nicht mehr. Ich musste einfach losprusten.

»Manchmal bist du wirklich noch ein Kleinkind, Cora.« Frederic schüttelte den Kopf. Mit zwei Fingern nahm er die Ameise und tat, als wolle er sie auf meinem Scheitel absetzen. Als ich abwehrend aufzuspringen versuchte, ließ er sie fallen, griff stattdessen nach mir und hielt mich fest.

Ich erstarrte so jäh, dass er mich losließ und beide Hände ausstreckte, um seine Unschuld anzudeuten. »Ich tu dir doch nichts!«

Trotz meines beduselten Zustands raste mein Herz plötzlich.

»Als ob du vor mir Angst haben müsstest!« Frederics Stimme klang hart.

Ich brach in Tränen aus.

»Weißt du eigentlich, warum ich heute mit dir hierhergefahren bin?« Frederic räusperte sich nach einer Weile und stützte sich mit den Armen hinterrücks ins Gras.

Mit beiden Händen schmierte ich die Tränen aus den Augen und blickte verneinend zu ihm hinüber.

»Erinnerst du dich noch, was ich dich in Assisi gefragt habe?«

Trotz der Trunkenheit löste diese Frage einen Alarm in mir aus. Mir wurde mulmig zumute. Kam er etwa schon wieder mit diesen furchtbaren Fragen?

Als habe Frederic gespürt, was in mir vorging, setzte er sich wieder auf und lächelte mich beruhigend an. »Keine Angst, ich quetsch dich nicht schon wieder aus.«

Ich antwortete nicht. Er schien auch nicht damit gerechnet zu haben. »Wahrscheinlich weißt du nicht, was du sagen sollst. Oder?«

Es brauste in meinem Kopf.

»Dann erklär ich dir jetzt, was ich hören will.«

Ich versuchte, Frederic zu verstehen. »Okay.« Es hörte sich an, als käme meine Stimme mitten aus dem Nebel.

»Ja, ja, pass nur auf.« Frederic rückte näher an mich heran und legte langsam den Arm um mich. Das war schön. Ich lehnte meinen Kopf an seine Schulter. Er war so schwer. Es tat gut, ihn anzulehnen. »Siehst du, es geht doch.« Mir war schon wieder, als träumte ich.

»Es ist doch ganz einfach«, sagte Frederic in meinem seltsamen Traum. »Also: Auf die Frage, was ich für dich bin, musst du sagen, dass ich dir als dein bester Freund erscheine. Auf meine Frage, was du von mir willst, heißt es, dass ich dein bester Freund sein soll. Auf die Frage, was du von mir erwartest, lautet die richtige Antwort, dass du mir stets vertrauen und jederzeit alles sagen können willst.«

Er wartete einen Moment. »Das ist es doch, oder? Das willst du doch, ja?«

Ich konnte irgendwie nicht antworten. Die Zunge wollte nicht. »Wie beim Zahnarzt«, hätte ich gern gesagt. Aber die Worte hingen fest.

Nur mein Schluckauf gluckste und ich wurde das Gefühl nicht los, als würde jemand in mir von außen zuschauen und wie mit einer Kamera alles, was gesagt und getan wurde, aufzeichnen und in mir abspeichern. In gewisser Weise war es wohl auch so, denn die Bilder und Worte dieses Abends sind in meinem Gedächtnis eingebrannt, obwohl ich noch am nächsten Morgen nicht ganz nüchtern war.

Frederic fuhr mit einem komischen Seufzer fort: »Keine Antwort ist auch eine Antwort, Cora. Aber meinetwegen. Ich mach es dir leicht. Ich sag dir: Da alles das, was du von mir willst, meine wahre Aufgabe ist, die ich von Gott erhalten habe, verspreche ich dir: Ja, ich bin dein Freund. Ja, du kannst mir vertrauen und mir alles sagen. Ja, ich bin für dich da. Jederzeit. Immer. Aber das ist unser heiliges Geheimnis. Wenn du es jemandem verrätst, wird es zerstört. Verstehst du das?«

Ich gab keine Antwort. In meiner Haut saßen tausend Augen und Ohren, tausend Nadeln und Fühler. Meine Haut bemerkte etwas. Sie spürte etwas. Sie fühlte, wie Frederics Arm, der um meine Schultern lag, sich langsam, langsam immer weiter nach vorn schob, bis seine Hand, wie damals in Assisi, wieder über meinen Busen tastete und ich seinen immer etwas modrigen, mottenkugelähnlichen Körpergeruch einatmen musste.

Von innen heraus begann ich schrecklich zu zittern. Alles an mir bebte wie im Schüttelfrost. Meine Knie schlotterten, meine Hände. Das Herz schlug mir rasend bis im Hals. Selbst die Zähne klapperten aufeinander.

Ich war ein Kind und wusste nichts von körperlicher Liebe, als was man in Filmen sieht und in meinem Alter in der Schule lernt oder in der Clique erfährt. Dennoch stieg die Furcht in mir auf: »Jetzt passiert es. Jetzt ist es so weit. Und ich kann nichts dagegen machen.«

Die Angst war noch schlimmer als in Assisi. Obwohl ich betrunken war und zu träumen glaubte, wusste ich, dass wir allein, mitten im Wald waren. Keiner war da, mich zu beschützen. Mein Schreien würde niemand hören. Nicht einmal weglaufen konnte ich. Frederic war viel größer und stärker als ich. Er würde mich sofort einholen oder finden.

»Was ist?« Frederic flüsterte, während er mich hielt und drückte und auf seinen Schoß zu ziehen versuchte und auch seine zweite Hand ihren Weg zu mir nahm und unter mein Oberteil glitt.

»Kalt«, stieß ich hervor und zuckte unter seinen Fingern zusammen, die sich in meinen Büstenhalter schoben und meine nackte Brust berührten, an der mich noch kein Mann angefasst hatte. »Bitte, mir ist kalt.«

Kalt! Im Hochsommer! Etwas Dümmeres war mir nicht eingefallen. Ganz plötzlich war ich hellwach. Ich hatte Angst. Deshalb fror ich.

»Nicht!«, sagte ich. »Bitte, nicht.«

Oder wollte ich das nur sagen? Träumte ich doch? Ich wollte, dass es ein Traum wäre. Nur ein Traum, ein blöder Traum.

Frederic reagierte nicht. Er streichelte mich weiter. Er hielt mich im Arm.

Ich konnte ihm nicht sagen, dass ich Angst hatte. Wovor denn? Was sollte ich sagen? Er tat mir ja nicht weh. Oder doch? Was er da machte, tat nicht wirklich weh. Nicht, wie Schläge wehtun. Oder tat es doch weh? Kann man sagen, dass Angst wehtut?

»Wir sind doch Freunde«, hörte ich ihn sagen. »Ich tu dir doch nichts. Ich streichle dich doch nur.«

»Streicheln ist nichts Böses«, dachte es in meinem Kopf, aber die Haut wusste, dass dieses Streicheln anders war, als wenn mein Vater mich streichelte oder meine Mutter mich in die Arme nahm. Ich wollte dieses komische Streicheln nicht. Trotzdem durfte ich es nicht aussprechen.

»Ein Priester ist ein Mann Gottes. Er ist geweiht. Er vernimmt Gottes Wort. Er ist etwas Besonderes«, hörte ich meinen Vater sagen. »Wer etwas Böses über einen Priester sagt, kommt in die Hölle.«

Es war wie mit Frederics blöden Fragen, auf die ich nicht antworten durfte, weil ein Kind einem Mann Gottes nun mal nicht die Freundschaft anbieten und ihn nicht wie einen netten Jungen lustig drauflosfragen kann: »Willst du mit mir gehen?«

Sobald ich den Mund aufmachen und verraten würde, warum ich so furchtbare Angst vor ihm hatte, würde Frederic mich auslachen oder wütend schelten.

»Was bildest du dir eigentlich ein?«, würde er mich vielleicht anbrüllen. Womöglich würde er mich sogar schlagen. Wir waren allein im Wald. Keiner würde es sehen. »Alles Böse ist nur in deiner Phantasie«, würde er sagen. »Dein Vater hat recht. Du bist ja tatsächlich irgendwie verkehrt und nicht ganz richtig.«

Ich versuchte, nicht wieder loszuheulen.

Ich wusste, dass es nicht meine Phantasie war. Ich spürte und sah Frederics Erregung. Es sah aus wie in der Schule, als alle versuchen sollten, ein Kondom über die Banane zu rollen. Manche Jungen waren nicht aufgestanden. Sie sagten, sie hätten keine Lust, so etwas Doofes zu machen. Sie hatten die Hand in den Schoß gedrückt, damit man nichts sah. Aber wir hatten doch gewusst, was der wahre Grund dafür gewesen war.

Frederic drückte seine Hand auch in den Schoß. Trotzdem war zu sehen, wie erregt er war. Ich konnte es nicht aussprechen, weil er es nie zugegeben hätte. Doch ich hatte recht, er wollte mich. Hier, mitten im Wald. Wo uns keiner sehen würde. Ich merkte das. Aber ich wollte es nicht. Ich war doch noch ein Kind.

»Bitte, ich will heim. Mir ist kalt.«

Frederic lachte leise auf. »So, so, kalt ist dir also? Ja, was machen wir denn da?«

Warum schien er mein Zittern bloß so zu genießen? Bildete er sich ein, es wäre, weil auch ich ihn wollte? Krampfhaft versuchte ich, weniger zu zittern. Es klappte nicht.

»Komm her.« Frederic umarmte mich fester. »Das haben wir gleich.«

Sein Atem ging schwer, während er mich enger an sich drückte und dabei seine Strickweste unter uns beiden hervorzog, um sie mir um die Schultern zu hängen. Seine Hände glitten wieder über meine Brust, während er die langen Ärmel verknotete. Mich schauderte.

»So arg kalt ist dir? Arme kleine Maus!« Als wolle er mich zusätzlich mit dem eigenen Körper wärmen, umarmte Frederic mich noch enger und presste sich dabei in derselben drängenden Weise an mich, wie er es schon in Assisi getan hatte.

»Ich will heim!« Weinerlich wie damals stieß ich es endlich hervor. »Bitte, ich will heim. Ich will sofort heim. Bitte!«

Sein Arm schien festgeklebt zu sein, so langsam zog er ihn endlich von mir ab. Als ich aufsprang, stolperte ich gegen ihn. Einen Moment schien es, als wolle er endgültig gemeinsam mit mir umfallen. Stieß ich ihn weg? Ich weiß es nicht genau. Er hielt meine Hand, als wir zum Auto zurückgingen. Es wurde bereits dunkel. Ich hätte Frederic sowieso nicht anzuschauen gewagt.

Wahre Freunde

Wenn ich heute daran zurückdenke, wie der Abend im Wald zu Ende ging, überkommt mich immer noch so etwas wie eine Lähmung, und zwar eine Lähmung der Erinnerung. Kennen Sie das Geräusch, wenn Sie bei leicht geöffnetem Fenster relativ nah an den Straßenbegrenzungspfählen vorbeifahren und jeden dieser Pfosten hören, als ratterten Sie mit einer Draisine über einen stillgelegten Schienenstrang? Ungefähr so wie dieses seltsame Geräusch verhält es sich mit meinen Erinnerungen. Wenn ich konkret werden will, wenn ich erzählen will, was genau geschah, greife ich in die Lücken und an den Pfosten des Geschehens vorbei.

Der Sekt benebelte mich völlig. Bis heute ist alles, was damals geschah, unwirklich. Ich glaube nicht, dass ich etwas verdrängt habe. Es ist viel mehr so, dass der Alkohol alles irreal machte. Ich fühlte mich ganz wie in einem Albtraum, aus dem ich einfach nicht erwachen konnte und den ich jedes Mal, wenn ich kurz erwachte, an derselben Stelle weiterträumen musste.

Zur Erinnerung, dass es kein Albtraum war, klebte ich eine inzwischen vertrocknete Tannennadel zu den dürftigen Zeilen, die ich über die Heimfahrt ins Tagebuch schrieb. Ich hatte sie in meiner Kleidung gefunden. Sie war die Verbindung zur Wirklichkeit.

Schwerfällig in Frederics Auto steigen, den Sicherheitsgurt anlegen und die Augen schließen waren wie eine Bewegung. Ich merkte kaum, wie der Motor angelassen wurde und Frederic uns aus der Dunkelheit des Waldes hinauschauffierte. Seine Hand auf meinem Bein blendete ich aus.

Was sprachen wir unterwegs? Redeten wir überhaupt? Ich erinnere mich nur, dass ich furchtbar erschrak, als Frederic plötzlich in einen schmalen Pfad abbog.

»Wohin fährst du? Warum machst du das?« Wie alarmiert setzte ich mich auf und versuchte, zwischen den an die Frontscheibe gelegten Händen ins Dunkel hinauszustarren.

»Ich muss dir noch etwas sagen.«

Blitzlichtartig tauchte ein Bild in mir auf, wie der Wagen mit auf- und abtauchenden Scheinwerferlichtern durch ein paar Schlaglöcher rumpelte und irgendwo ganz unvermittelt auf einem unbeleuchteten Parkplatz stehen blieb. Dann sehe ich Frederics unnatürlich weiß wirkende Hand, die den von allerlei Klimperkram umgebenen Zündschlüssel drehte. Gleichzeitig mit dem Scheinwerferlicht erstarb der Motor. Nur der Kühler brummte nach, während der schwarze Wald das schwarze Auto verschlang und die Innenraumbeleuchtung im Finstern erstarb.

Ehe ich recht begriff, was geschah, spürte ich, wie Frederic sich über mich beugte. Mit einem Ruck klappte die Rückenlehne des Beifahrersitzes nach hinten. Es gab nicht einmal eine Schrecksekunde für ein »Nein!«, geschweige denn zur Gegenwehr.

Frederics Mund, seine Hände an mir. Unter dem T-Shirt, auf meinem nackten Bauch, unter dem BH, dem Hosenbund. Überall. Nie hatte mich jemand so berührt. Ich wand mich unter den Fingern, doch sie blieben an mir.

Ob ich es schön fand? Erregend? Nein. Seine Hände wanderten über mich und in mich und ich war nicht wirklich anwesend, ich schaute von außen zu. Noch immer vom Sekt benommen, empfand ich meine Haut, meinen ganzen Körper, mein Denken, einfach alles wie eingeschlafen, wie taub oder so, als liege eine dicke Decke darüber, durch die hindurch ich Frederics Berührungen wahrnahm, aber nur indirekt spürte.

Einmal sagte ein Mädchen, das sich immer wieder ritzte, zu mir: »Das Blut, die Blutstropfen, das sind die roten Tränen, die meine Augen nicht weinen dürfen.«

In dieser Nacht weinte auch ich nur blutige Tränen, indem ich mir auf die Zunge und auf die Lippe biss, bis es schmerzte und blutete. Es tat mir gut, mich durch diesen Schmerz zu fühlen. Es war, als würde dadurch meine fremde, eiskalte Haut zu brennen beginnen.

Ich merkte, dass ich irgendwie nicht bei mir war, während etwas mit meinem Körper geschah, was ich spürte und dennoch nicht fühlte.

»Was ist das jetzt wieder? Was macht er da?« So schwammen die Gedanken durch meinen Kopf, während ich Frederics Körper spürte, der sich auf mich schob, über mich legte, sich zwischen meine Beine drängte, sich hitzig, heftig fordernd an mir, an meiner Kleidung rieb. Sein heftiger Atem an meinem Hals, sein seltsames Stöhnen im Rhythmus der Bewegung.

Küsste er mich auf den Mund? Ich weiß es nicht. Ich hätte niemals gewagt, ihn wiederzuküssen. Ich legte nicht einmal meine Arme um ihn. Die Ehrfurcht vor dem Priester war mir in Fleisch und Blut übergegangen.

Zuletzt erinnere ich mich an einen leidenschaftlich aufbrandenden, rauen Laut und Frederics harten Griff um meinen noch nicht voll entwickelten Busen, so dass der Schmerz mich aufschreien ließ und meine Starre, meine stumme Flucht aus mir selbst beendete.

Mit weit offenen Augen lag ich da, während Frederic sich von mir zurückzog und im Schutz der Dunkelheit nicht nur seinen Anzug, sondern auch mein T-Shirt zu glätten und zurechtzuzupfen versuchte.

»War es schön? War es auch schön für dich?«

Schon wieder seine Fragen. Ich schwieg. Nur meine Beine zitterten noch genauso wie vorhin auf der Lichtung, als er mich zum ersten Mal umarmt hatte.

Frederic ließ den Wagen an. »Wenn du mit der Hand neben dich fasst, kannst du den Sitz wieder hochziehen.« Ich gehorchte, legte meine Arme um die Knie, damit das Flattern aufhörte.

»Jetzt«, sagte Frederic ins Dunkel hinein, während er den Wagen mit Abblendlicht wendete, um möglichst unbemerkt zur Hauptstraße zurückzukehren. »Von jetzt an sind wir echte Freunde.«

Am nächsten Morgen wachte ich auf. Die Sonne schien zum Fenster herein, als sei nichts geschehen. Sie biss in meine geröteten Augen. Ich hatte rasende Kopfschmerzen. »Besoffen«, dämmerte es in mir, während ich die Lider abschirmte und diesen Kopf am liebsten abgeschraubt hätte. »Du hast dich besoffen. Mit Frederic. Du hast einen Kater.«

Und dann wusste ich nicht, was ich denken sollte, als ich mich zu erinnern versuchte, doch in wachsweichen Nebel aus lückenhaften Bewusstseinsblitzen und seltsam fernen Empfindungen griff und nur noch eine Hoffnung hatte: »Das war jetzt alles, nicht wahr?«

Vielleicht hätte ich es in meinem dringenden Wunsch tatsächlich geschafft, das Geschehene von mir abzuspalten, doch Frederic selbst sorgte dafür, dass es unvergessen blieb. Zu meiner Überraschung hatte er nämlich ein Geschenk für mich, ein Kreuz.

Als Frederic mir das Kreuz schenkte, um mir damit ein sichtbares Zeichen unserer ewigen Verbundenheit als »Freunde in Jesus Christus« um den Hals zu legen, nahm ich es als ein Heiligtum an und glaubte später in meiner schwärmerischen Verehrung sogar, es sei wundertätig und erfülle mir äußerst weltliche Wünsche, sooft ich nur innig genug davor betete. Ich trug es fortan überall bei mir, zumeist in der Hosentasche, und beschwor mit der Berührung eine Wirklichkeit unserer Freundschaft, die in Wahrheit vor der Wirklichkeit keinen Bestand hatte.

Allmähliches Begreifen

Frederic hatte mich unter all den Mädels ausgewählt, weil er von mir aus der Beichte wusste, dass ich mir eine Freundschaft mit einem katholischen Geistlichen vorstellen konnte.

In Assisi hatte er es wider Erwarten nicht geschafft, sexuellen Kontakt mit mir zu haben. Also bestrafte er mich anschließend wochenlang mit Liebesentzug für meinen Widerstand, so dass er sicher sein konnte, ich würde beim nächsten Versuch alles für ihn tun, alles mitmachen, was er wollte, wenn er nur endlich wieder gut zu mir wäre.

Trotzdem machte er mich an jenem Abend sicherheitshalber auch noch mit Sekt betrunken. So konnte er sicher sein, dass ich enthemmt genug sein würde, um den letzten vielleicht noch vorhandenen Rest Widerstand gegen seine Bedürfnisbefriedigung aufzugeben.

Schließlich stellte er alles als einen Akt der schönsten, reinsten Freundschaft dar und suggerierte mir, alles nur getan zu haben, um mir meinen Herzenswunsch zu erfüllen.

Er wusste, wie ich erzogen worden war und welcher Nimbus der Untadeligkeit einem Priester in meinem Elternhaus anhaftete. Die Vorstellung, dass meine bloße Existenz und mein ständiger Wunsch nach seiner Aufmerksamkeit ihn zur Sünde verführt hätten, war mir auf Grund dieser Prägung entsetzlich. Eine bessere Garantie für mein Schweigen konnte es gar nicht geben.

Hätte ich nicht mehr Widerstand leisten müssen? Es mag manchem so scheinen, als hätte ich mit zwölf Jahren ausreichend Grips im Kopf haben müssen, um zu wissen, worauf ich mich einließ, wenn ich spät nachts allein mit Frederic in den Wald fuhr, zu ihm auf sein Zimmer schlich oder mich von ihm mit Alkohol abfüllen ließ.

Zumindest zu einem zweiten Treffen hätte es nicht kommen müssen, wird man vielleicht denken. Ich hätte ihm ja bloß aus dem Weg gehen müssen.

Vielleicht stimmt es sogar. Vielleicht hätte es genügt, ihm entschieden Nein zu sagen. Ich konnte es nur nicht.

Ich war erst zwölf, dreizehn Jahre alt. Ich hatte zwar ein liebevolles Elternhaus, aber ich fühlte mich dennoch allein. Keiner hatte Zeit für mich, keiner nahm an meinem Leben wirklich Anteil, und man nahm mich nicht an, so wie ich war. Frederic war der erste Mensch, der mir das Gefühl gab, dass ihn alles interessierte, was mit mir zu tun hatte, dass ich ihm alles erzählen konnte und dass er mich als Person schätzte.

Es war die Angst, dass ein Nein von mir in dieser Situation ein Nein für immer bedeutet hätte. Unsere Vertrautheit, unser Lachen, sein Interesse an meinen Gedanken, meiner Meinung, nach dem, was mich ausmachte, mein Vertrauen in ihn, die Zuflucht, die er mir bot, all die »Extrasätzle« und Extraminuten, aber auch der Status in der Gemeinschaft der »Minis«, den ich als seine Beste hatte – alles hätte ich verloren, hätte ich ihm Nein gesagt. Alles, was mein Leben schön machte. Der Preis des Nein schien mir zu hoch.

Hinzu kam, dass ich Frederics subtile Vorgehensweise nicht im Geringsten durchschaute. Wer immer mich vor ihm hätte warnen wollen, wäre bei mir auf Granit gestoßen.

Ich wusste zwar, dass unsere Freundschaft vor der Welt verboten war. Aber vor Gott war sie erlaubt, dessen war ich gewiss. Frederic hatte mich glauben gemacht, ich sei ihm von Gott anvertraut, damit er mein Freund sei und mich glücklich mache. Ich war davon überzeugt, dass er auch mir anvertraut sei. Romantisch und naiv wie ich war, gab es für mich keinen Zweifel daran, dass er dieser mir im Horoskop versprochene und von Gott gesandte Freund sei. Ich wäre eher gestorben, als mich ihm zu widersetzen oder ihn jemals zu verraten.

Drogen-SOS

Ich war dreizehn geworden und so weit, dass ich Sprüche in mein Tagebuch schrieb wie: »Alkohol ist mein Feind. Doch in der Bibel steht geschrieben, du sollst auch deine Feinde lieben.«

»Jungs sind wie Autos. Wenn man nicht aufpasst, liegt man drunter.«

»Jungs sind wie Milch. Lässt man sie stehen, werden sie sauer.«

»Glotzt nicht beim Loben immer nach oben. Schaut mal zur Seite, dann seht ihr die Pleite.«

Doch das nach oben Schauen schien für die Menschen meiner Umgebung einfacher als der Seitenblick. Meine Pleite sah niemand. Dabei war mein ganzes Verhalten ein einziger Schrei, der sagte, dass mein Leben nur mehr eine Pleite wäre, dass etwas mit mir absolut nicht mehr stimmte.

Wollte es niemand sehen? Oder war ich für meine Umwelt so sehr die, die sowieso und immer schon »irgendwie verkehrt« gewesen war? Achtete deshalb keiner darauf, als das »verrückte Huhn« noch verrückter wurde? Ich weiß es nicht.

Ich war mit dreizehn noch immer ein Kind und rauchte wie ein Schlot, kam fast keinen Tag ohne Alkohol aus, hing öfter in Kneipen und Bars herum als in der Schule und strahlte durch die demonstrativ zur Schau gestellte Salvator-Regel »Ich tu, was ich will« ein Selbstbewusstsein aus, das mir unter Gleichaltrigen zugleich Neid und Bewunderung eintrug.

Die Zigarette in der Hand, vom Alkohol enthemmt, immer einen flotten Spruch in petto, den Haustürschlüssel meines

Elternhauses in der Tasche und das Wissen im Kopf, dass niemand mein Heimkommen kontrollieren würde, wirkte ich mit meinem neuerdings bubikopfkurzen Haarschnitt weit älter, als ich war. Frederic fand, ich sähe super aus.

Selbst meine brave Franziska zog ich mit und brachte sie dazu, sich zusammen mit mir volllaufen zu lassen, während ihre Eltern sie sicher behütet bei ihrer Cousine und fern der bösen Cora O. wähnten, vor der verantwortungsvolle Mütter ihre Kinder warnten, als handele es sich um die weibliche Inkarnation vom Schwarzen Mann.

Franziska wusste, dass ich sie um ihre heile Familie beneidete und alles dafür gegeben hätte, wären meine Eltern streng und konsequent und mir so aufmerksam zugewandt gewesen, wie es ihre Eltern waren. Wie oft kam ich nur deshalb mit ihr nach Hause und blieb über Nacht und zog ihre Bettdecke um mich, als sei es das goldene Vlies, weil das Leben bei ihnen nicht so schrecklich still und wie im Schongang ablief.

In Franziskas Elternhaus gab es zum Beispiel keine Gardinen oder Rollläden wie bei uns, die bei Einbruch der Dunkelheit oder zu einer bestimmten Uhrzeit heruntergelassen werden mussten und die Welt aussperrten. Das ganze Haus schien mit strahlenden Augen ins Leben zu schauen. Ebenso strahlend, so offen waren auch die Menschen, die darin wohnten. Da wurde gelacht und gescherzt, miteinander geschwatzt und gespielt, Hausmusik gemacht, gestritten und gezankt, und wenn jemand laut über die Treppe polterte, polterte er eben laut. Es war kein Sakrileg wie bei uns, wo ein zu lautes Geräusch immer einen Nervenzusammenbruch bei meiner Mutter hätte bedeuten können.

Ich liebte Franziskas resolute Mutter, die daheim die Hosen anhatte und ihre Kinder bei aller Liebe streng regierte, während der Vater, ein herzensguter, weicher Mensch, seinen wissenschaftlichen Studien als Professor der Philosophie nachging und dabei genauso zerstreut und mit zu Bergen stehenden Haaren auftrat, wie es in alten Spielfilmen gezeigt wurde.

Oft hatte ich Angst, Franziska würde unsere Eskapaden büßen müssen, wenn sie nach einer unserer wilden Nachtstrolchereien heimkäme. Reumütig beteten wir beide dann an dem Kreuz, das Frederic mir geschenkt hatte, darum, dass die Gottesmutter doch Fürsprache für Franziska halten und Vergebung erwirken möge, damit es keinen Ärger zu Hause gäbe. Seit dieser Wunsch in brenzligen Situationen mehr als einmal erfüllt worden war, schworen wir ehrfürchtig Stein und Bein, das Kreuz wirke Wunder.

Ich hätte Franziska übrigens nicht weniger lieb gehabt, hätte sie sich von meinen Verrücktheiten distanziert und sich nicht darauf einlassen wollen. Aber das tat sie nicht. Sie fand es aufregend und spannend. Mit mir erlebte sie Abenteuer und turbulente Gefühle, den Reiz des Verbotenen, Geheimen, etwas, was ihr in der geordneten, stets überschaubaren und vorhersehbaren Welt ihrer Familie fehlte.

Die Kneipe, in der die Jugend des Ortes sich vorzugsweise traf, war jetzt auch unsere Stammkneipe. Franziska hielt sich überwiegend an Antialkoholisches. Ich hingegen trank alles und am liebsten viel. Wenn ich zu müde zum Heimlaufen war, reiste ich als Anhalterin.

Franziskas Warnungen vor bösen Männern, die kleine Mädchen vernaschen, hörte ich gern, weil sie ein Freundschaftsbeweis waren. Ernst nahm ich sie nicht. Ich meine heute, dass ich das Schicksal in dieser Hinsicht unbewusst ebenso herausforderte wie mit meinem Alkohol- und Nikotinkonsum. Glücklicherweise geriet ich nie an jemanden, der mir etwas antun wollte. Meist lasen mich Männer auf, die selbst Kinder hatten und mich fürsorglich bis vor die Haustür fuhren und oftmals sogar warteten, bis ich sicher dahinter verschwunden war.

Oft wurde es spät, ehe ich nach Hause fand, und viel zu spät, bis ich morgens aus dem Bett kam. Kein Wunder, dass ich in mein Tagebuch schrieb: »Lieber Schule als gar keinen Schlaf.«

Irgendwann trieb ich es so bunt, dass selbst mein alles entschuldigender und duldender Vater ein Machtwort sprach und mir drohte, das Taschengeld zu kürzen, wenn ich nicht endlich Vernunft annähme. Ich erschrak und nahm mir vor, es künftig weniger krachen zu lassen. Ohne Geld zu sein, konnte ich mir mittlerweile nämlich nicht mehr vorstellen. Wie sollte ich sonst an Alkohol und Zigaretten kommen? Aber am nächsten Zahltag war mein Taschengeld pünktlich wieder da.

Mein Vater konnte mich einfach nicht streng behandeln. Ich tat ihm zu leid. Und meine guten Vorsätze? Die waren schließlich dazu da, gebrochen zu werden. Auch so eine Weisheit, die ich neu gelernt hatte. Und zwar von unserem Vikar. »*So what*?«, wie ich damals gesagt hätte.

Dass die Fassade der coolen Cora O. nichts als Tarnung war, bemerkte niemand. Keiner sah hinter meinem wilden Drogen-SOS die quälende Sehnsucht, endlich »richtig« zu sein und zu gefallen. Meine jede Lebensfreude überdeckende Angst zu versagen und zu verlieren bemerkte niemand. Ebenso wenig meine Abhängigkeit von Frederic und die daraus resultierende, bis zur Todessehnsucht gesteigerte Verzweiflung.

Bestellte ich Schnaps oder Likör in unserer Kneipe, wurde anstandslos serviert. Kaufte ich eine ganze Flasche davon im Kaufhaus, verlor niemand ein Wort. Kam ich betrunken nach Hause, merkte es keiner. Und wenn doch, wurde so getan, als sei nichts.

Ebenso war es, wenn ich mit der Kippe im Mund dasaß oder rauchend durch unseren Ort stolzierte. Wer mich sah, guckte weg oder tat, als sei es normal.

Kinder und Drogen, das war eine Familienangelegenheit. Da mischte man sich als Außenstehender nicht ein.

Meine Mutter sah und roch weg. Mein Vater drängte mich fast flüsternd, nur ja nicht im Haus, vor ihren Augen zu trinken oder zu rauchen. Den Gefallen tat ich ihm. Seine Bitte, damit doch um Gottes willen aufzuhören, ignorierte ich. Für Gottes Willen war Frederic zuständig.

Dieser erzählte mir in der Beichtstunde, in der ich die Anzahl der gerauchten Päckchen als Sünde bekannte, viel von Gesundheitsschädlichkeit, schwarzen Lungenflügeln und zu klein geborenen Babys. Doch anschließend auferlegte er mir eine milde Buße für eine lässliche Sünde und erteilte mir die Absolution. Und wenn ich seine glitzernden Blicke sah, sobald ich in meiner aufgesetzt lässigen Körperhaltung in der Clique stand, den Rauch inhalierte und bei gestreckter Kehle langsam in seine Richtung hin aushauchte, wusste ich, dass der Frederic, den nur ich kannte, ganz anders dachte als der Vikar, der Anstand und Moral zu predigen hatte.

Nur in der Schule war es schwierig. Minderjährige unter sechzehn, die mit der Zigarette erwischt wurden, mussten nachsitzen oder Extra-Hausaufgaben machen. Zum Glück versteckten mich die Großen einfach hinter sich, wenn die Pauker mal wieder den Raucherhof filzten. Es war ein Spaß, ihnen ein Schnippchen zu schlagen.

Die Pille vom Vikar

Keine von uns Mädels in meinem Alter hatte sie – nur ich: die Pille. Und selbstverständlich erzählte ich das auch. Schließlich passte es zu meinem Image.

Halb stolz, halb beschämt hörte ich mir das: »Oh!« und »Jesses!« der anderen Mädchen an, die mich von nun an mit anderen Augen zu betrachteten schienen, obwohl ich versichert hatte, die Pille »nicht deswegen« zu brauchen. Nur Franziska wusste, dass Frederic die Pille bezahlte und mich dazu gedrängt hatte, sie mir verschreiben zu lassen.

»Tu's für mich. Weil ich mir Sorgen um dich mache. Weil ich seh', wie die Jungs dich anstarren und wie oft du dich draußen allein herumtreibst. Du, mit deiner Tramperei.«

»Hol sie dir endlich! Ich will es. Vergiss den Quatsch mit Sünde und was der Papst dazu sagt. Das ist Blödsinn, Altmännergeschwätz. Ich bin dein Freund. Ich meine es gut mit dir. Ich will nicht, dass da mal was passiert und du dann allein mit einem Kind dastehst. Weil ich Verantwortung für dich hab. Weil du mir anvertraut bist.«

Frederic hatte viele Erklärungen. Nur die eine, die wahre, die nannte er nicht. Dass ich die Pille nehmen sollte, damit es eines Tages nicht sein Kind wäre, mit dem ich allein dastünde. Damit es ihn nicht sein Priesteramt kosten würde, weil ich durch sein Kind beweisen könnte, was für ein Freund er mir gewesen ist.

»Reden ist Silber, Schweigen ist Gold.« Oder: »Was man nennt, kommt gerennt.« Diese Sprüche kannte ich noch von meiner lieben verstorbenen Tante. Frederic wandte sie als Lebensregeln an. Nie fiel zwischen uns ein Wort über das, was »passiert« war. Es war ein namenloser Fehler, der nach der Beichte wie nie gewesen, wie ein Spuk, ein Albtraum war, der wiederkehrt, aber niemals real ist. Nur was Frederic aussprach, existierte für ihn auch.

Franziska durchschaute Frederic viel besser als ich. Als ich ihr sagte, er habe mir befohlen, die Pille zu nehmen, fragte sie: »Ach, ja? Für ihn? Und wer zahlt?«

Ich zuckte unsicher mit den Schultern.

»Wer bestellt, zahlt.« Franziska grinste. »Das ist doch wohl das Mindeste. Wer will die Pille denn? Er doch. Also?«

Das schien einleuchtend, und tatsächlich gelang es mir mit diesem Argument, Frederic zur Kasse zu bitten. Er kaufte mir die Pille sogar in einem Nachbarort, weil ich mich weigerte, eine unserer Apotheken mit diesem Rezept zu betreten.

»Warst du schon mal auf so einem Stuhl?«, fragte ich. Wenn ich meine Mutter hin und wieder zur Frauenärztin begleitete, hatte ich beim Warten meist einen Blick ins Behandlungszimmer geworfen, wo das Monstrum stand, das mir mit seinen Beinstützen und Schnallen wie aus dem Folterkeller vorkam.

Franziska schüttelte den Kopf. »Meine Mutter findet's eklig.«

»Meine auch.«

»Machst du es trotzdem?«

Ich nickte. Wenn Frederic es richtig und wichtig fand, würde ich alles machen. Das wusste auch Franziska.

»Ich nehm sie nicht.« Sie grinste. »Jedenfalls noch nicht.«

Damit war klar, dass ich allein zur Frauenärztin gehen müsste.

Ich glaube nicht, dass Frederic jemals erfasste, was es für mich bedeutete, kurz nach meinem dreizehnten Geburtstag erstmals eine Untersuchung auf dem gynäkologischen Stuhl über mich ergehen zu lassen.

Es begann mit Lügen und Heucheln, weil ich der Frauenärztin weismachen musste, meine Mutter sei mit der Verschreibung der Antibaby-Pille einverstanden. Da sie eine Freundin meiner Eltern war, schöpfte sie nicht den geringsten Verdacht.

Es ging weiter mit der medizinischen Untersuchung, die ich peinlich fand und von nun an alle paar Monate erneut aushalten musste.

Und es endete damit, dass ich meine Mutter hintergehen musste. Als der Schwindel aufflog, weil sie einen eigenen Frauenarzttermin hatte und dabei erfuhr, was sie mir angeblich erlaubt hatte, war ich über den in unserem Haus einmaligen, heftigen Familienkrach fast froh.

Der Schock meiner Mutter ließ sich nur begrenzen, weil ich ihr erfolgreich weismachte, ich bräuchte die Pille, weil ich stets so große Menstruationsschmerzen hätte. Zum Glück war das eine halbe Lüge, denn diese Schmerzen hatte ich tatsächlich. Oft so schlimm, dass ich mich am liebsten wie ein Igel im Bett eingerollt und im finstersten Loch verkrochen hätte und nie mehr aufgestanden wäre.

Meine Mutter betrachtete dies ängstlich, weil sie befürchtete, das Leiden meiner Säuglingszeit sei jetzt neu ausgebrochen oder zeige nun erst seine wahre, schwerwiegende Ursache. Zum Kinderarzt, zum Internisten, sogar zum Urologen schleppte sie mich. Glücklicherweise fand man nichts. »Die Pubertät«, hieß es.

Damit gab meine Mutter sich zufrieden. Schließlich hatte auch die Frauenärztin sie beruhigt: »Sie ist Jungfrau. Also keine Sorge, da ist nichts passiert.«

Ich wusste nicht, ob ich lachen oder weinen sollte.

Einmal das Schweigen brechen

Es war eine wildfremde Frau gewesen, die ich im Zug getroffen hatte. Sie hatte mir gegenübergesessen und mich gefragt, wieso ich denn schon so viel rauchen würde? Ich sei doch noch ein Kind. Ob denn meine Eltern nichts dagegen hätten?

Dabei hatte sie mich so nett und freundlich, so wirklich interessiert angeschaut, dass ich auf einmal sagte: »Unser Herr Vikar findet's halt saugeil, wenn ich rauche«, ich merkte erst, was ich da von mir gegeben hatte, als sie mich so komisch ansah und nur »Aha!« machte.

Hätte sie vorwurfsvoll oder zweifelnd reagiert, hätte ich vermutlich geschwiegen. Aber so? Der Mund lief mir einfach über. Dass wir ein Paar wären, unser Vikar und ich, hatte ich ihr gesagt. Dass es verboten wäre. Dass es keiner wissen dürfe.

Und dann hielt der Zug und ich sprang raus, obwohl ich erst an der übernächsten hätte aussteigen müssen. Die Frau hatte so sonderbar geschaut, so auf meine Tasche geschielt. Für mich wirkte es, als hätte sie dort eine Adresse gesucht.

Tagelang fuhr ich anschließend nicht mehr mit der Bahn, sondern reiste als Anhalterin durch die Gegend.

Franziska warnte mich wieder, es sei gefährlich. Erst neulich habe in der Zeitung gestanden, dass ein junges Mädel beim Autostop vergewaltigt worden sei. »Lass es!«, meinte sie. »Wenn du die Frau nochmals triffst und sie fragt dich aus, dann redest du dich heraus, dass du alles bloß erfunden hast.«

Aber meine Angst, diese Frau wiederzutreffen und von ihr zur Rede gestellt zu werden, war weit größer, als unterwegs einem Vergewaltiger zu begegnen.

Als ich Frederic beichtete, dass ich über uns geredet hatte, hatte er mich wider Erwarten nicht gescholten, sondern mir verziehen und den Segen Gottes auf die Stirn gezeichnet. Das hatte mich tief beschämt. Viel mehr, als wenn er wütend geworden wäre.

Aber ich ahnte, dass er mir seitdem nicht mehr so vertraute wie zuvor. Ich habe, glaube ich, nie im Leben so bitterlich geweint wie damals über mich und meine vorlaute Zunge.

Meine Mutter soll mir nicht glauben

Mein Geständnis, mich einer wildfremden Person anvertraut zu haben, brachte Frederic in Zugzwang. Wenn er sein Priesteramt retten wollte, musste ich zum Schweigen gebracht werden. Das würde am sichersten gelingen, wenn mir keiner mehr glaubte.

Die erste Gelegenheit bot sich, als meine Mutter ihm im »innigen Beichtgespräch« anvertraute, dass sie sich wegen meiner schulischen Null-Bock-Haltung Sorgen mache, aber mit meinem Vater nicht darüber reden könne, weil er Belastungen nicht aushalte.

Hätte Frederic gewollt, hätte er ihr die wahren Ursachen meines Schulversagens verraten können. Aber damit hätte er sich die eigene Grube gegraben. Lieber beruhigte er sie mit Argumenten, die ihn selbst aus der Verantwortung nahmen und der inneren Erwartungshaltung meiner Mutter entsprachen.

»Sie wissen doch, liebe Frau O., Kinder in Coras Alter sind nicht Fisch, nicht Fleisch. Sie ist einfach noch auf der Suche nach sich selbst. Sie kennt ihre Bestimmung noch nicht. Aber Gott ist ihr Hirte. Sein Stecken und Stab leiten sie. Ich bin für sie da. Glauben Sie mir, auch Cora wird diese Zeit der Selbstsuche gestärkt überwinden und ein vollwertiges Mitglied der Gemeinde werden.«

Sein Stecken und Stab? Als ich zufällig belauschte, wie meine Mutter meinem Vater von diesem Beichtgespräch und dem so ganz wunderbaren Trost des Herrn Vikars berichtete, musste ich fast laut lachen. War das wieder eine von Frederics doppeldeutigen Bemerkungen, die ich allmählich zu begreifen lernte? Er liebte solche Schlüpfrigkeiten.

Manchmal, wenn wir in der Clique auf dem Kirchplatz standen und seiner Lieblingsbeschäftigung, dem »people watching«, nachgingen, wie er es nannte, wenn man heimlich Leute beobachtete, hatte er Sprüche parat, die selbst den älteren Ministranten peinlich waren. Ich erinnere mich nur an ein, zwei Episoden. Einmal stöckelte ein sehr dünnes Mädchen auf Stilettos an uns vorbei. Die Absätze blieben immer wieder zwischen den Ritzen des Kopfsteinpflasters hängen. Wenn sie mit den Füßen ruckelte, um frei zu kommen, sah es aus, als scharre ein Huhn im Sand. Prompt fiel Frederic ein, die meisten Männer hätten es schon mal mit einem Grill-Hühnchen getrieben. Oder die Sache mit der dicken Frau und dem Schäferhund. Es konnte schon stimmen, dass sie keinen Mann hatte. Aber wieso musste Frederic behaupten, dass sie sowieso keinen bräuchte, weil sie garantiert auf ihrem Hund herumreiten würde? Wieso musste er ständig diese peinlichen Sprüche loslassen?

»Der will sich doch bloß bei den Jungs einschleimen«, meinte Franziska. »Das meint er nicht so.«

Vielleicht hatte sie recht. Die Jungen schienen seine Bemerkungen zu genießen. Sie wieherten geradezu vor Lachen, wenn er etwas in dieser Art vom Stapel ließ. Ich hingegen fand es peinlich. Ich wollte zu ihm aufschauen und ihn bewundern, nicht mich für ihn schämen.

»Verklemmt«, nannte Frederic mich. Ich hätte ihn auch gern etwas genannt. Aber so etwas sagte man nicht zu einem Priester.

Dass Frederic mich bei meiner Mutter als unglaubwürdig dargestellt hatte, verletzte mich tief. Ich verstand seine Gründe nicht.

Heute weiß ich, dass er es tat, um sich zu schützen. Ihm musste dringend daran gelegen sein, dass mich niemand mehr ernst nähme.

Auch für einen Priester gilt in Strafsachen das weltliche Gesetzbuch. Und bei einer Anzeige und Bestrafung wegen sexuellen Kindesmissbrauchs wäre es mit seiner Freiheit aus gewesen. Nicht bloß durch eine zu erwartende Haftstrafe, sondern auch im Hinblick auf die Kirche. Seinen Priesterstatus durfte ihm zwar niemand nehmen, weil er dazu nicht von Menschen, sondern von Gott berufen worden war und folglich auch nur durch Gott daraus entlassen werden konnte. Aber die Ausübung seines Amtes als Vikar oder Pfarrer mit einer eigenen Pfarrei konnte die Kirchenobrigkeit für die Zukunft verhindern.

Er würde also von der Aufgabe enthoben werden, sich in der Jugendseelsorge zu betätigen. Er würde den Zugang zu den Kindern, zu den Mädchen verlieren, für die er der Größte war, an denen sich seine sexuelle Phantasie entzündete und die einfältig genug waren, sich auf ihn und seine unreife Sexualität einzulassen. All das wollte Frederic nicht aufgeben.

Wenn er sein Priesteramt und seine Freiheit retten wollte, durfte ich keine Anlaufstelle mehr finden, wo man ihm schaden konnte. Die beiden für ihn gefährlichsten Personenkreise waren meine Eltern und Franziska mit der Ministrantengruppe. Folglich musste er sie ausschalten.

Meiner Mutter gegenüber präsentierte Frederic sich also ganz als der Kraft seines Amtes von Gott berufene »Kinderseelenflüsterer«.

Obwohl meine Mutter mit einem Mann verheiratet war, der sich mehr mit seinem Kind befasste als sie selbst, gehörte das Klischee »Kinder sind Frauensache« zu ihrem Weltbild.

Frederics Status als Übermensch bedeutete für sie, dass er sowohl Frauensachen als auch Männersachen verstehen konnte und genau wusste, was Kinder brauchten. Getröstet und beruhigt durfte sie nach Hause gehen.

Und Frederic durfte sicher sein, dass sie und mein Vater künftig noch großzügiger übersehen und überhören würden, wenn ich »zickte« und aneckte. Die Gefahrenquelle Elternhaus war damit entschärft.

Meine Freundin soll mir nicht glauben

Ähnlich geschickt ging Frederic bei Franziska vor. Wenn ich mit jemandem über uns reden würde, dann mit ihr. Und wahrscheinlich würde ich dies vor allem dann tun, wenn der Alkohol mir die Zunge gelöst hätte. Es galt also, Franziska zu überzeugen, dass ich ihr einen Bären aufbinden würde.

Bei passender Gelegenheit, als sie allein aus der Betstunde nach Hause gehen wollte, da ich mal wieder wegen meiner Bauchschmerzen die Schule geschwänzt hatte und deshalb auch nicht zur Kirche gehen durfte, fing er sie mit der scheinheiligen Frage nach meinem Befinden ab.

Nach einigem Geplänkel meinte er: »Es ist schön, dass du zu Cora stehst. Sie braucht dich. Sie ist labil und hat ein schweres Alkoholproblem. Man muss ihr helfen. Ihre Mutter sagte mir, dass das arme Kind anscheinend schon nicht mehr immer weiß, was sie tut und sagt. Man muss fürchten, dass sie ihrer Sinne wohl nicht mehr mächtig ist.«

Franziska schaute erschrocken. So hatte sie das mit mir noch nie betrachtet. Ich trank schon mal etwas. Das stimmte. Aber ein Alkoholproblem? War das wirklich schon eines?

Frederic merkte, was in ihr vorging. »Sie braucht deine Hilfe, oder es wird ein schlimmes Ende nehmen. Aber wenn du und ich zu ihr halten, kann sie es packen. Das willst du doch?«

Natürlich wollte Franziska das.

»Widerstehe also, wenn sie dich zum Mitmachen verleiten will«, fuhr Frederic fort und hob ihr Kinn mit dem Finger und sah mit ernstem Blick auf sie nieder.

»Nimm das, was sie sagt, nicht eins zu eins an. Sie braucht jemanden, der ihr den Weg weist, der ihr sagt, wie sie es richtig macht. Aber damit bist du überfordert. Führe sie also zu mir, wenn du merkst, dass etwas mit ihr nicht stimmt. Oder komm und vertrau mir an, was sie erzählt hat, dann kann ich es richten. Ich kann ihr helfen. Ich bin Priester. Ich bin wie ein Vater für euch. Sie braucht mich jetzt mehr als ihr anderen. Sie kann zu mir kommen, wann sie will. Tag und Nacht. Schau darauf, dass sie zu mir kommt, wenn sie es braucht. Sie ist mir als Seelsorger von Gott anvertraut. Ich bin für sie da.«

Meine Mutter schmolz bei seinen süßen Worten jedes Mal fast dahin. Dankbar kam sie von der Beichte nach Hause zurück und weinte vor Glück, dass unser Vikar, dieser goldwerte Mensch, dieser ausgezeichnete Mann Gottes, sich um ihre geliebte Tochter kümmerte. »Vati«, schluchzte sie, »er ist der wahre Hirte. Wie es in der Bibel in der Geschichte vom schwarzen Schaf steht. Er geht ihr nach und sucht sie und freut sich mehr daran, wenn sie wieder gut ist, als an einer, die immer gut war.«

Franziska aber traute ihm nicht. »Stell dir vor«, flüsterte sie mir während der Spätschicht in der Kirchenbank zu, als Frederic am Altar das Knie beugte, um mit dem Rücken zur

Gemeinde den Tisch des Herrn zu küssen. »Stell dir vor, er hat mir gesagt, dass ich auf dich aufpassen soll.«

»Du? Auf mich?« Ich hätte beinahe gelacht.

Franziska hielt sich ebenso die Hand vor den Mund. »Ja, er hat gesagt, es nimmt sonst ein schlimmes Ende mit dir.«

Die Lachlust war mir plötzlich vergangen. Frederic bestrafte mich für mein Reden, indem er meine eigene Freundin anstiftete, mich zu bespitzeln. Ich hatte ihn enttäuscht. Ihn! Mein Gott, wie schlecht war ich!

Ich sah auf Frederics Rücken, der sich unter dem Talar abzeichnete. Die Stola verbarg, wie schmal seine Schultern in Wirklichkeit waren. Ein Wirbel oben am Hinterkopf wirkte wie eine winzige Glatze. Seine Kopfhaut war ganz hell, viel weißer als die Haut im Gesicht. Im September, zwei Wochen nach unserem ersten Mal im Wald, hatte er mir eine Locke von sich geschenkt. Ich hatte sie mit einem Schleifenbändchen umknotet und trug sie in einem Medaillon um den Hals, das mir meine verstorbene Tante vererbt hatte.

Unter dem Talar schauten die Schuhe hervor, die Frederic getragen hatte, als wir uns wie zufällig auf dem Stadtfest trafen und den ganzen Abend beisammen blieben. Ich erkannte sie an einer kleinen runden Metallplakette, die bei jedem Schritt unter dem Hosensaum hervorblinkte.

Langsam setzte sich ein ketzerischer Gedanke in mir durch: »Dass er sich traut, so gemein über mich zu reden!«

Wie geschickt Frederics Schachzug war, mich als Verhaltensgestörte darzustellen, die ohne seine besondere Hilfe, seinen außergewöhnlichen Zeitaufwand und seine Freundschaft verloren wäre, begriff ich damals noch nicht.

Gott sei Dank, der Herr Vikar kümmert sich um sie

Seit wir »echte Freunde« wurden, trafen Frederic und ich uns fast jede Woche auf seinem Zimmer. Meistens kam ich schon nachmittags, direkt nach der Schule zu ihm. Ich klingelte im Pfarrhaus, er kam herunter und ließ mich ein. Manchmal begegneten wir Pfarrer Punktum im Gang, der mich unter seinen buschigen Augenbrauen hervor missbilligend anschaute, aber nur »Grüß Gott!« brummte, worauf ich ebenso antwortete. Hätte er etwas gefragt, hätten wir erklärt, dass Frederic mir Nachhilfeunterricht erteilte, weil ich so schlecht in Fremdsprachen war.

Zusätzlich kam ich mehrmals wöchentlich abends zu ihm. Manchmal lud er mich dann zu einer Autofahrt ein, die irgendwann im Wald endete. Hin und wieder ging er außerhalb unseres Ortes in einem möglichst abgelegenen Lokal mit mir zum Essen. Ein Kinobesuch mit ihm war das Größte.

Hinzu kamen all die offiziellen Gelegenheiten, die sein Amt mit sich brachte. Die Früh- und Spätschichten, die Ministrantentreffen zur Arbeitsplanbesprechung oder die Hüttenwochenenden, die wir als Ministrantengruppe miteinander verbrachten, um zu meditieren, aus der Bibel zu lesen, zusammen zu basteln und zu spielen, über Ethik und Moral zu diskutieren und dabei auch Leib und Magen nicht zu vergessen. Ein Gläschen in Ehren war dabei niemandem verwehrt. Und ein bisschen mehr durfte es immer sein.

Meine in der Schule und Ministrantengruppe unter Verhaltensstörung verhandelten Alkoholexzesse nebst Zigarettenkonsum, die schulische Lernverweigerung und das aufmüpfige Benehmen schienen die Häufigkeit meiner Treffen mit

Frederic zu rechtfertigen. Da er dennoch genug Zeit für seine anderen Schäfchen hatte, verübelte man mir den großen Anteil an seiner knappen Zeit kaum.

Frederic wurde als meine gottgegebene Hauptbezugsperson angesehen. Man bedauerte ihn allenfalls hinter vorgehaltener Hand, weil er sich so selbstlos mit einer wie mir abgab. Vermutlich wusste unser ganzer Ort, dass »dem O. seine Tochter einen Sparren im Hirn« habe und der Herr Vikar ihr quasi den Teufel austreiben müsse.

So nahm niemand Anstoß daran, dass ich Frederic wie sein Schatten folgte. Im Gegenteil, als mein seelsorgerlicher Hirte und Seelenretter sowie trostreicher Berater meiner Eltern, der auch immer wieder von ihnen zu uns nach Hause zum Essen geladen war, wurde er noch mehr bewundert.

In meinem Tagebuch klebt für jenen Abend während des Stadtfests, an dem Frederic mich zum ersten Mal auszog und anschließend mit mir um Vergebung meiner Sünden betete, ein Poesiealbum-Glanzbildchen mit zwei Tauben in einem Rosenbogen, die gemeinsam einen Liebesbrief zu einem roten Briefkastenherz tragen.

Ich hatte ziemlich viel getrunken an diesem Abend. Seit meinem ersten Eierlikör bei ihm trank ich immer, wenn ich zu Frederic gehen wollte. Es war wie ein Ritual. Es gefiel ihm, wenn ich angeheitert zu ihm kam.

»Du bist absolut süß mit einem Schwips!«, meinte er.

Ganz zu schweigen davon, dass ich den unwirklichen Teil unserer Freundschaft besser von mir abspalten konnte, wenn ich nicht nüchtern war.

Als ich kam, saß er bei einem Glas Rotwein auf dem Sofa. Ein zweites für mich stand parat. Eine CD lief und die Übergardinen waren geschlossen. In einem hohen Windlicht brannte eine der dicken Altarkerzen, die für den Tisch des Herrn nicht mehr würdig genug waren und deshalb im Pfarrhaus aufgebraucht werden durften. Einer der Deckenstrahler beleuchtete das Herz-Jesu-Bild, so dass das blutende Herz wie lebendig aussah. Ich wandte den Blick ab.

»Komm!«, winkte Frederic mich zu sich heran und klopfte auffordernd auf seine Knie. »Setz dich zu mir her.«

Ich zögerte. Lachend griff er nach meiner Hand und zog mich auf seinen Schoß. »Lass dich doch mal anschauen. Super siehst du heute wieder aus.«

Mein Pulli war neu, mit einem schräg über den Oberkörper verlaufenden Reißverschluss. Keines der Mädchen bei uns »Minis« hatte so etwas. Der Pulli kam frisch aus London. Meine Tante Isidora hatte ihn mir mitgebracht. Ich hatte ihn angezogen, weil ich Frederic imponieren wollte. Er stand auf neue Klamotten.

Mein Pulli gefiel ihm. Spielerisch nestelte er daran herum. »Funktioniert der Zipper?«

»Schon!« Ich versuchte, von seinem Schoß aufzustehen und seine Hände von dem Reißverschluss zu drängen. Ich fühlte seine Erektion unter mir zunehmen.

»Jetzt sei doch nicht so.« Frederic lachte, hielt mich fest auf seinem Schoß. »Was ist denn schon dabei? Ich will doch bloß gucken, wie das aussieht, wenn man den Zipper so ein Stück aufzieht. Garantiert sieht das supergut aus, wenn du die eine Ecke so umschlägst. So! Wie einen Kragen. Guck mal.«

Der Reißverschluss war aufgezogen und nach und nach auch meine anderen Kleidungsstücke abgestreift. Mein zaghafter Protest ging einfach unter. Mein »Bitte, lass das!« kam nicht an.

Vielleicht hätte ich energischer, wütender gegen ihn vorgehen müssen, damit er zur Vernunft gekommen wäre. Ich habe damals nicht so weit gedacht. Niemals hätte ich gewagt, ihn zu schlagen, zu kratzen oder nach ihm zu treten. Er war ein Priester, ein unantastbarer, geweihter Mann. Und ich hatte ihn sehr lieb.

Irgendwann gab ich es ganz auf, Frederic von mir abdrängen zu wollen. Es war zum ersten Mal seltsam schön, seine Hände und seinen Mund auf meiner Haut zu fühlen. Es verursachte eine Gänsehaut und kribbelige Gefühle. Waren das die Schmetterlinge im Bauch, von denen wir Mädchen so oft untereinander redeten?

Obwohl der Alkohol meine Sinne ebenso benebelte wie das, was Frederic mit ihnen anstellte, nahm ich seine Lust und Erregung wahr, die er an mir abreagierte, indem er mich streichelte, küsste und immer wieder flüsterte:

»Du bist so schön! So süß! So lieb! So weich!«

Ich weiß nicht mehr, was ich dachte, oder ob ich überhaupt noch dachte. Ich erinnere mich, dass ich mich zuerst über meine Nacktheit schämte und dann irgendwann furchtbar erschrak, weil Gefühle in mir ausgelöst wurden, die ich nicht kannte, die ich auch nicht schön, sondern beängstigend fand, weil ich ihrer nicht Herr wurde, sondern sie über mich hinwegrollen fühlte.

Als Frederic urplötzlich aufsprang, um im Bad zu verschwinden, raffte ich angstvoll meine Sachen zusammen und zog mich in Windeseile an, so dass ich fix und fertig war, noch ehe er in sein Zimmer zurückkehrte.

Bestimmt hatte er gemerkt, was für komische Gefühle ich auf einmal bekommen hatte, fürchtete ich und wusste nicht, wie ich ihm das erklären sollte. Es war so schrecklich. Ich hatte das nicht extra gemacht. Es war so über mich gekommen. Oh Gott, es tat mir leid! Was sollte ich bloß machen? Ich wusste doch selber nicht, wie das passiert war.

Wenig später kam Frederic aus dem Bad zurück. Ich brachte keinen Ton heraus. Wie ernst und bleich er aussah!

»Es tut mir so leid«, flüsterte ich und wollte, dass er mir in die Augen sah, dass er mich in die Arme nahm, dass er mir verzeihen sollte. »Ich weiß nicht, was das war. Bitte, du musst mir glauben.«

Er sah mich nicht an, nickte aber und führte mich an der Hand zu dem großen Holzkreuz, das an der Wand zwischen den Fenstern hing. Hier hieß er mich niederknien und die Sünde beichten, die ich soeben mit ihm begangen hatte.

»Sag, dass es ein Fehler war und du es bereust und dass es nie wieder vorkommen wird.«

Ich kämpfte mit den Tränen. Es war so schrecklich. Wieso hatte ich bloß so verrückte Gefühle bekommen? Unglücklich kniete ich auf Frederics Gebetbank nieder und sprach die Worte nach, die er mir vorgegeben hatte.

Anschließend tadelte und ermahnte er mich, wie ich es aus dem Beichtgespräch gewohnt war. Was wir getan hätten, sei verboten und schlecht. Der böse Geist sei dabei über uns gekommen, weil der Geist willig, das Fleisch aber schwach sei und der unvollkommene Mensch immer wieder fehle. Es dürfe jedoch nicht passieren, weil es verboten sei. Deshalb müssten wir Gott und einander jetzt fest versprechen, dass wir es künftig nie mehr so weit kommen lassen würden.

Auf die Frage, ob ich meine Sünde bereue, bejahte ich dies aus tiefstem Herzen und gelobte mit Überzeugung Besserung. Da sprach Frederic mich mit seiner schönen sonoren Stimme von der Sünde los und erteilte uns beiden den Segen des Herrn.

»Gott hat uns verziehen«, erklärte er anschließend und schenkte mir zur Erinnerung an unser Gelöbnis dieses Neuanfangs eine seiner Haarlocken, die ich in dem Medaillon meiner verstorbenen Tante verschloss.

»Haare«, erzählte Frederic mir, »binden stärker als alles. Früher betrieben die Hexen damit einen Liebeszauber, indem sie heimlich Haare in ein Armband einflochten, das die Mädchen ihren Geliebten verehrten. Sobald die Burschen es trugen, kamen sie nicht mehr von den Mädchen los. In Brasilien, wo ich einige Zeit als eine Art Streetworker der Kirche bei den obdachlosen Kindern war, benutzen die Macumba- und Voodoo-Priesterinnen noch heute Haare, um kleine Puppen herzustellen, mit deren Hilfe man Feinde umbringen oder Liebe beschwören kann. Also pass gut auf die Locke auf. Okay?«

Leider waren die Haare in seiner Locke zu kurz, um mir daraus ein Armband zu flechten. Trotzdem war die geringelte Haarsträhne für mich wie ein Ring, von dem keiner etwas wissen durfte.

In meinem Horoskop stand für diesen Tag: »Für dich läuft es prima. Du wirst von jemandem anerkannt, der in der Vergangenheit auf dich herabsah.«

Frederics Haarlocke war das Zeichen dieser Anerkennung. Früher, so deutete ich die Verheißung des Horoskop, hatte er unerreichbar weit über mir gestanden. Er, der Priester, der Vikar, der Gottesmann, hatte quasi aus seiner himmlischen Ferne auf mich heruntergeschaut. Jetzt war er für mich Mensch geworden, indem er mir seine Freundschaft und seine Locke als Freundschaftspfand geschenkt hatte. Damit, so glaubte ich, wollte er mir zeigen, dass wir nun ganz heimlich als Freunde auf einer Ebene stünden.

Voller Dankbarkeit fiel ich ihm um den Hals und verehrte ihm als Gegengeschenk mein blaues Halstuch, das Frederic sich schon in Assisi von mir gewünscht hatte. »So gut wie dein Tuch müsste man es haben«, hatte er damals gesagt. »Immer an deinem Hals und ganz nah an deinem Herzen.« Jetzt sollte mein Tuch ihn daran erinnern, dass er als mein Freund den besten Platz in meinem Herzen hatte.

Der Schmerz der Sünde

Das Perfide unserer Begegnungen lag darin, dass ich sie trotz meines schlechten Gewissens nicht zu beenden vermochte und ihr Verlauf für mich unberechenbar geworden war.

Natürlich hatten Franziska und ich bereits an jenem Abend in Assisi erkannt, dass Frederic mich »unkeusch« berührt hatte. Das war ein Tabu. Auch das wussten wir. Aber damals hatten wir alles dem Alkohol zugeschrieben. Das bedeutete, dass Frederic nicht wusste, was er tat. Das war normal, wenn man betrunken war. Das hatten wir bei den Erwachsenen gesehen.

Hinzu kam, dass keiner ihm in der Pizzeria verübelt hatte, dass er seine Finger nicht bei sich behalten hatte. Die Jungen hatten verständnisvoll geschmunzelt. Ein paar Mädchen hatten empört getan. Und alle hatten phantasiert, was sie wohl an meiner Stelle gemacht hätten.

Wenn jemand schief angeschaut worden war, dann war ich das. Und zwar deshalb, weil ich gleich am ersten Abend in Assisi zu einem Mädchen, das das Zimmer mit mir teilte, gesagt hatte, dass ich mich in Frederic verknallt hätte und ihn total süß fände.

»Wie kannst du nur!«, hatte ich da zu hören bekommen. Aber ernst nahm das niemand. Ich schien einfach mal wieder zu spinnen. Daran war man gewöhnt.

Also hakten Franziska und ich meine unangenehme erste Erfahrung mit Frederics »komischen« Anwandlungen als »Blödsinn« ab.

»Du musst das vergessen«, riet mir Franziska, die Kluge, immer Besonnene. »Das war eine Ausnahme. Das war wegen des Alkohols. Du hattest getrunken. Er hatte getrunken. Das war nichts. Vergiss es!«

Wenngleich die Assisi-Szenen weiterhin in mir bohrten, hatte ich versucht, sie zu verdrängen. Sie sollten nicht wahr sein. Das ging so weit, dass ich irgendwann darüber nachgrübelte, ob ich sie mir ausgedacht hätte. Aber es half nichts, etwas in mir erinnerte sich haargenau. Es sagte mir: »Du bist schuld. Du hättest dich nicht neben ihn setzen müssen. Du hättest nicht mit ihm gehen müssen.«

Diese Gedanken waren das Schlimmste.

Viel schwieriger fand ich das einzuordnen, was Frederic seit dem Abend im Wald mit mir tat. Solche Erfahrungen machten nicht alle Mädchen. Also waren sie nicht »normal«. Es geschah im Geheimen, keiner durfte es wissen. Also war es nicht erlaubt. Er berührte mich, wie ein Mann eine Frau berührt. Das war verboten und strafbar. Aber Gott verzieh es. Also war es nicht schlimm. Oder doch?

Ich erinnere mich, wie ich mich bei seinen Zärtlichkeiten immer wieder fragte: »Was ist das jetzt? Was macht er da an mir?«

Sex, das war das, was ich im Fernsehen oder im Kino in Hollywoodfilmen sah, wenn zwei Menschen sich gegenseitig in wilder Umarmung die Kleider vom Leibe rissen, sich leidenschaftlich küssten und irgendwann exstatisch ineinander versanken. Beim Anblick solcher Filmszenen guckte ich immer weg. Sie waren mir unangenehm, peinlich.

Was zwischen Frederic und mir geschah, war anders. Er umarmte und streichelte mich. Aber nicht wie verrückt. Er setzte mich auf seinen Schoß. Das erregte ihn. Dann tastete er sich langsam unter mein Oberteil, vergrub sein Gesicht bei mir und machte mir Komplimente. Irgendwann legte er mich auf sein Bett und zog mich vollends aus. Er küsste mich überall, doch seit jener ersten Nacht im Wald niemals mehr auf den Mund. Er fasste mich überall an und schob seine Finger in mich und legte sich auf mich und rieb sich an mir. Aber er entkleidete sich nicht. Und ich berührte ihn nie.

War das trotzdem Sex?

Frederic nannte es »Zärtlichkeiten«. »Wir tauschen doch bloß ein paar Zärtlichkeiten aus. Ich streichle dich doch nur.«

»Wenn man nicht in der Frau drin ist, ist das kein Sex. Dann sind das bloß Spielchen. Fummeln halt«, meinten die großen Jungen, wenn wir zusammen in unserer Stammkneipe saßen und wieder mal die Prahlerei mit den »Weibergeschichten« losging. »Ohne großes Rein und Raus, gibt es keinen kleinen Klaus.«

Ob es so ein »Rein und Raus« zwischen Frederic und mir gab, wusste ich nicht genau. Da ich die Pille nahm, konnte es ja keinen kleinen Klaus geben. Und weil ich jedes Mal schwer alkoholisiert war, wenn Frederic und ich Zärtlichkeiten austauschten, registrierte ich nicht, ob er mich mit den Fingern oder mit dem Penis penetrierte. Ich fühlte, dass er es tat. Aber ich sah es nicht, weil er zwar auf mir lag und sich auf mir bewegte, wie ich es aus den Filmen kannte und dabei »etwas« in mich schob und in mir bewegte und stöhnte und irgendwann so komisch zitterte. Doch nie entblößte er freimütig seinen Körper, geschweige denn sein Geschlechtsteil vor mir. Nie berührte ich seine nackte Haut, schon gar nicht dort. Wenn er ins Bad eilte, um sich in der Dusche zu reinigen, richtete er beim Aufstehen blitzschnell seine Hose. Ich selbst durfte mich nie in seinem Bad waschen.

Was immer es war, was Frederic mit mir tat, es machte mir Angst. Es war mir unheimlich und irgendwie viel zu groß. So sehr, dass ich stets wie ein Stein unter Frederic lag und die über mich gebrachte Lust verbeißen wollte. Ich hatte große Angst vor diesem Gefühl, das Frederic in mir erzeugte. Es kam wie eine rote Wolke voller Schmerz über mich, so dass ich fast schreien musste. Ich zitterte davon. Es ließ sich nicht abstellen.

Was für ein Gefühl war das? Es war irgendwie zu groß in mir. Es kam mir vor, als müsste ich sterben, wenn es losging. Ich wollte es nicht. Obwohl es sich auch irgendwie toll anfühlte. Wie ein Vulkanausbruch oder so. Ich schämte mich furchtbar, weil ich das Gefühl nicht vollständig schlecht fand.

Ich glaubte, dieses Gefühl sei so schmerzhaft, weil es eine Strafe für das wäre, was ich mit Frederic machte. Ich sah und hörte ja, dass er auch Schmerzen hatte, wenn er auf mir lag und so stöhnte und schwitzte. Ich war ihm dankbar, weil er mir wegen dieses Gefühls nicht böse war und mich beichten ließ, damit er mich von der Sünde befreien konnte.

Wenn das Gefühl vorbei war, wünschte ich mir jedes Mal, dass ich es nur geträumt hätte. Manchmal war dieser Wunsch so übermächtig, dass ich Zweifel an meiner Erinnerung hatte.

»Man kann doch so träumen, dass man denkt, es wäre in echt passiert, oder?«, fragte ich Franziska. Das meinte sie auch. Aber mein Kopf ließ sich nicht betrügen. Ich wusste, dass ich nicht geträumt hatte.

Stromausfall

Dass Franziska von Anfang an gewusst hatte, dass wir ein sexuelles Verhältnis hätten und Frederic seit unserem ersten Waldrendezvous den Beischlaf mit mir vollzog, ahnte ich als Kind nicht, obwohl ich ihr anvertraute, was mir widerfuhr.

Erst jetzt, während der Gespräche, die wir im Zusammenhang mit der Entstehung dieses Buches miteinander führten, sprach sie es aus. Ich war vollkommen überrascht. »Wieso war dir das klar und mir nicht?«

Sie lachte. »Weil unsere Mutter mich aufgeklärt hat. Und zwar mit allem Drum und Dran. Deine dich aber nicht.«

Das stimmte. Meine Mutter hatte mich mit keiner Silbe aufgeklärt. Das Einzige, worüber wir in Bezug auf weibliche Körperlichkeit gesprochen hatten, war über die Periode, die ich mit knapp zwölf Jahren bekam, und über die Binden, die an einer bestimmten Stelle im Bad lägen, wenn ich sie denn brauchen würde.

Sexuelle Aufklärung fand in der Schule statt. An besagter Banane und ein paar Tafelbildern über die inneren Organe von Frauen und Männern, deren fachlich richtige Bezeichnungen uns vermittelt wurden. Andere Details sprachen sich unter uns Heranwachsenden herum.

Flüchtig überfiel mich die alte Traurigkeit wieder, weil ich einen weiteren Bereich entdeckt hatte, in dem meine Eltern mich alleingelassen hatten. Wie viel Leid wäre mir erspart geblieben, hätten sie mich ähnlich gut auf das Leben vorbereitet, wie dies Franziskas Eltern getan hatten.

»Und woraus hast du geschlossen, dass da was zwischen Frederic und mir war?«, bohrte ich nach. »Wieso hast du mir nie gesagt, dass du meintest, da war was?«

»Gemerkt, dass er verrückt nach dir ist, habe ich schon in Assisi. Das haben wir alle mitbekommen. Jeder wusste das. Und jeder hat darauf gewartet, dass es passiert. Das war irgendwie total spannend.«

Ich dachte an die empörten Gesichter der Mädchen, die damals in Assisi nach Hause gegangen waren, als sie gesehen hatten, wie Frederic seine Hand über meinen Schenkel gleiten ließ. Damals hatte ich darunter gelitten, jetzt amüsierte es mich. »Habt ihr euch tatsächlich eingebildet, wir hätten was miteinander gehabt?«

Franziska schaute mich über den Rand ihrer Teetasse an. »Gesagt hätte das ja nie einer. Aber gedacht haben es alle.« Sie nahm einen weiteren Schluck. »Weißt du noch? Ich hab dir damals ja gleich gesagt, dass ich nicht schlafen konnte, weil ich dauernd dachte, dass es an dem Abend passieren würde und wie das beim ersten Mal wohl so ist und dass du es jetzt als Erste von uns Mädels und ausgerechnet mit unserem Vikar erfahren würdest. Das war aufregend.«

Ein verschmitztes Lächeln. »Wenn du ehrlich bist – wir waren doch alle irgendwie neugierig darauf.«

Das stimmte. In Assisi hatten einige der »Minis« ihre ersten Küsse und mehr getauscht. Und neugierig, wie das mit

Knutschen und Schmusen wohl wäre, ja, klar, das war auch ich gewesen.

»Als du mir dann das mit dem Rendezvous im Wald erzählt hast«, fuhr Franziska fort, »habe ich angenommen, dass du mir nicht alles erzählst. Ich habe mir das so zurechtgelegt, dass du nur die Hälfte sagst, weil es verboten war und keiner etwas rauskriegen durfte.«

Nach einer kurzen Pause fuhr sie fort: »Spätestens an dem Abend, als so lange Stromausfall war und ich bei völliger Dunkelheit draußen auf der Straße unter Frederics Fenster stand und auf dich wartete, weil ich dir versprochen hatte, dich nicht allein heimgehen zu lassen, spätestens an dem Abend war mir dann völlig klar, dass es jetzt gerade passierte.«

»Und warum?«

»Weil Stromausfall war.« Franziska kräuselte die Lippen wie immer, wenn sie einen hintergründigen Spruch loslässt. »Du weißt doch, nach einem langen Stromausfall werden mehr Babys als sonst geboren. Im Dunkeln ist halt eben gut munkeln.« Sie schwieg einen Moment und warf mir einen raschen Blick zu, als müsste sie immer noch prüfen, ob sie so offen mit mir reden könnte. »Außerdem dauerte es wahnsinnig lang, bis du wiederkamst. Und als du kamst, sahst du so aus, als wäre es passiert.«

»Und wie sieht man da aus?«

»Du kannst fragen!« Franziska lachte ein bisschen verlegen. »Wie man danach halt so aussieht. Die Haare zerzaust, die Wangen zu rot, der Mund zerknutscht, die Klamotten zerknautscht. Geliebt halt eben. So sieht man aus.«

Jetzt lachte ich auch.

Der Strom war in der ganzen Stadt ausgefallen. Als ich zu Frederic kam, warf ich Steinchen an sein Fenster, weil die Klingel nicht ging. In seinem Zimmer lief erstmals keine Musik. Er hatte nur eine Kerze angezündet. Es war angenehm schummrig. Die bedrückend dunklen Möbel und Stoffe fielen nicht mehr auf. Das blutige Herz-Jesu-Bild wirkte weniger lebendig, und die alles verfolgenden Augen des Herrn waren nicht zu sehen. Wenn Frederic mich auf den Schoß nahm und zärtlich wurde, fühlte ich sonst immer diese vorwurfsvollen Blicke auf mir. Auch der zermarterte Jesus hing hinter den Übergardinen am Kreuz, als wäre er endlich einmal zur Ruhe gegangen.

Wie von selbst sprachen Frederic und ich leiser, während er ein paar Akkorde auf seiner Gitarre zupfte und wir wie immer Kirschlikör und Cognac tranken und das Schwirren in meinem Kopf allmählich stärker wurde.

Als er mich zu streicheln begann und so auf seinen Schoß zog, dass ich ihm mit geöffneten Beinen Auge in Auge gegenübersaß, fand ich es erstmals nicht so erschreckend. Vielleicht machte uns die Dunkelheit mutiger als sonst. Irgendwann fragte er mich, ob ich mir wünschte, dass auch er sich ausziehen und er mit mir schlafen solle.

»Nein.« Ich schüttelte den Kopf. Ich hatte gar nicht verstanden, dass er mich gefragt hatte, ob er mir beischlafen solle. »Schlafen, bei dir schlafen, das geht doch nicht. Wenn mich morgen früh einer sehen würde.«

»Ja, okay.« Frederic insistierte nicht, obwohl er enttäuscht klang. Er gehorchte einfach und zog sich nicht aus. Stattdessen legte er sich wie üblich zu mir und auf mich und breitete sich in mir aus, ohne dass ich genau wusste, womit.

Frederic hatte nichts anders gemacht als sonst. Trotzdem war es anders zwischen uns gewesen. Inniger vielleicht, denke ich. Beidseitiger. Ich hatte mich im milden Kerzenlicht mehr getraut und Frederics Haar gestreichelt und seinen Kopf nicht von mir wegzudrücken versucht, als er meine Brust liebkoste. Irgendwie hatte ich ihn anders, mehr gespürt.

Seine Lust war mir schöner und bewusster gewesen. Sie hatte mich weniger erschreckt. Im Schlafzimmer brannte kein Licht. Nur der Abglanz der Kerze aus dem Wohnzimmer fiel zu uns herein. Alles, was geschah, wurde traumhafter, weicher. Frederics Gesicht, das immer so einen schiefen, verzerrten Ausdruck annahm, sobald er kam, blieb im Schatten. Es machte mir weniger Angst, seinem Mund nachzugeben.

Als Frederic mich zum Höhepunkt führte, nahm ich das aufsteigende Gefühl erstmals als etwas zu mir Gehöriges wahr. Das immer schnellere Trommeln meines Herzschlags in den Ohren ließ mich nicht daran denken, dass ich sterben müsse und der aus mir herausbrechende Schmerz raste weniger quälend durch mich hindurch und über mich weg. Ich hätte Frederic in diesem Moment plötzlich gern ganz fest umarmt und nicht nur seine Kleidung auf meiner nackten Haut gefühlt.

Erstmals hatte ich gedacht: »Ich liebe ihn.« Und »Er liebt mich.«

Gesagt hat er es mir nie. Immer nannte er es Freundschaft. Aber an diesem Abend brauchte ich keine Worte dafür. Ich wusste es einfach.

Franziska schaute mich wissend an. »Stimmt's?«, fragte sie. »Es ist passiert? Ich hatte doch recht?«

Ich konnte es nicht verraten. Noch immer nicht. Nach all den Jahren.

Ego te absolvo

Als Kind schien es mir gut und richtig, dass Frederic sagte: »Wir haben einen Fehler gemacht. Wir müssen jetzt beichten und bereuen.« Er ließ mich bekennen: »Lieber Gott, ich habe einen Fehler gemacht. Es tut mir leid. Wir wollen es nicht wieder tun. Wir bitten dich, erhöre uns.«

Es war ein Ritual, das mir seit meiner Kommunion in Fleisch und Blut übergegangen war. Meine ganze Familie beichtete regelmäßig. Es gehörte so dazu, dass mir das Absurde der Situation erst als Erwachsene bewusst wurde.

Als Zwölfjährige fand ich Frederics Aufrichtigkeit vor Gott mutig und priesterlich großartig. Es kam mir nicht falsch vor, dass er bei dieser Beichte schwieg. Er stand ja mit gefalteten Händen neben mir. Für mich war das, als täten wir es gemeinsam. Nicht einmal die Worte kamen mir falsch vor. So, mit dieser Wir-Formel, beteten wir als Gemeinde ja immer. Es war mir vertraut.

Einen solchen quasi anonymen Fehler konnte ich leicht gestehen. Mit einem Namen dafür wäre es unmöglich gewesen. Was hätte ich denn sagen sollen?

Von einem Straftatbestand »sexueller Kindesmissbrauch« hatte ich keine Ahnung. Ich begriff ja lange nicht einmal, was mir widerfuhr.

»Ich habe einen Priester geküsst. Ich habe mich von einem Priester unkeusch berühren lassen. Ich habe dabei unkeusche Gefühle gehabt.«

Allein die Vorstellung, dass ich als Kind so etwas hätte gestehen sollen, ist für mich noch heute unmöglich. Ich wagte das nicht einmal so konkret zu denken.

Immer wenn es geschah, schaltete ich mein Denken ab und träumte mich fort, weit fort. Ich wollte das nicht merken, nicht aushalten und hasste meinen Körper, der seltsame Gefühle entwickelte, die mich daran hinderten, nur in diesem Traum zu sein.

Manchmal suchte ich krampfhaft nach einer Bezeichnung für das, was zwischen uns passierte, die ich laut hätte aussprechen können, ohne dabei auf der Stelle vom Blitzschlag getroffen zu werden. Dieser Versuch war ähnlich schwierig und gefährlich, wie Frederics Assisi-Fragen zu beantworten. Wie immer ich das, was wir taten, bezeichnen würde, es könnte falsch sein, ihn wütend machen und zeigen, dass ich alles missverstanden, ja, völlig verkehrte, sündige Gedanken gehabt hätte.

Natürlich wusste ich als Einserschülerin im Fach Religion und begeisterte Ministrantin, dass eine Beichte mit so ungenauen Formulierungen nicht wirklich korrekt war. Aber Frederic wusste ja, was ich meinte. Da er die Macht hatte, uns beiden zu vergeben, durfte er uns lossprechen.

Deshalb empfand ich es als Gnade, dass ich nie konkret und im Detail aussprechen musste, was geschehen war. Ich war Frederic dankbar dafür, dass er das nicht verlangte. Etwas nicht aussprechen zu müssen machte es nicht so schrecklich wahr.

Ich fühlte das Gewicht dieses anonymen Fehlers zentnerschwer auf mir lasten. Deshalb schlug ich mir jedes Mal nach unseren Zärtlichkeiten im Bewusstsein meiner Sünde und in echter Reue vor dem Kreuz in Frederics Zimmer an meine Brust. »Mea culpa, mea maxima culpa.« «Meine Schuld, meine übergroße Schuld.«

Ich beneidete Frederic um sein sofortiges Duschbad. Ohne es in Worte fassen zu können, kam es mir vor, als dürfe er sich dadurch die Sünde abwaschen, ehe uns vergeben wurde, ich aber nicht.

Wenn ich abends zu Hause unter der Dusche stand und mich abseifte und einschäumte und mit der Bürste rieb, bis meine Haut rot wie ein gekochter Hummer aussah, hätte ich zu gern mein Innerstes nach außen gestülpt, um mich bis auf die Knochen und noch tiefer zu reinigen. Aber es half nichts. Obwohl ich ganz gewiss so rein gewaschen war, wie ein menschlicher Körper nach einem solchen Bad sein kann, glaubte ich bei einem Schnuppern an meinem Arm noch immer Frederics Schweiß an mir zu riechen.

Ich fühlte mich am ganzen Leibe schmutzig. Oftmals sprang ich mitten in der Nacht nochmals aus dem Bett, um mich erneut unter den Duschstrahl zu stellen. Doch der gefühlte Geruch, der nur mir sichtbare Schmutz, die nur mir spürbaren Erinnerungen der Haut an fremde Berührungen blieben.

Jedes Mal, wenn mein Vater mich etwa beim Gute-Nacht-Sagen umarmte oder mich auf dem Sofa beim Fernsehschauen liebevoll an sich zog, hatte ich Angst, er könne an mir irgendeine Spur finden, die von meiner Sünde geblieben wäre. Oft hielt ich es in solchen Augenblicken nicht neben ihm aus und sprang auf, um ihm ungefragt einen Apfel zu schälen oder einen Kaffee zu kochen. Sein Arm um meine Schultern, seine Hand an meinem Hals, seine kurzen Bartstoppeln, wenn er seine Wange an meine drückte, all das schien mit Empfindungen einer anderen Umarmung besetzt.

»Lass sie halt«, tröstete meine Mutter meinen Vater, wenn ich ihm wieder einmal ausgewichen war und mich nicht von ihm anfassen lassen wollte. »Wenn man in der Pubertät ist, will man das nicht mehr so. Sie wird jetzt halt eben eine Frau. Die sitzt dem Vater nicht mehr so gern auf dem Schoß wie ein kleines Maidle. Deshalb hat sie dich doch noch genauso lieb wie immer.«

Ich hätte ihm weinend um den Hals fallen mögen, so drängte es mich zu ihm. Aber ich konnte es nicht. Nicht mit diesen Armen, nicht mit diesem Geruch an mir.

Als ich besser verstand, was sich tatsächlich zwischen Frederic und mir ereignete, fühlte ich mich durch die auf dem Gebetsbänkchen kniend abgelegte Beichte gedemütigt. In meinem kindlichen Verständnis fühlte ich etwas Ungerechtes darin. Nicht ich hatte angefangen. Nicht ich hatte das gewollt. Aber ich war die Böse.

Es kam mir vor wie beim Äpfelklauen, wenn der Bauer mich erwischte und bestrafte, die bloß zugeschaut hatte, und diejenigen laufen ließ, die mit den Äpfeln im Mund auf und davon waren.

Niemals hatte Frederics »*Ego te absolvo*«, mit dem er mich im Namen Gottes von meiner Sünde lossprach und segnete, mich so befreit, dass ich mich wieder rein gefühlt hätte.

Vergeben heißt vergessen

Als katholisch erzogenes Mädchen hatte ich gelernt, dass die priesterliche Lossprechung jede in der Beichte bekannte und bereute Sünde aus meinem Sündenregister löschte. Sie waren dann wie nie geschehen und existierten nicht mehr. Man brauchte sie nicht wieder erwähnen. Niemand durfte den ersten Stein auf mich werfen, keiner mehr darüber schimpfen.

In der Kommunionszeit hatte ich es toll gefunden, dass ich beichten und danach wie frisch gewaschen aus der Kirche gehen durfte. Ich hatte meine evangelischen Mitschülerinnen bedauert, die ihr ganzes Leben lang mit ihren Sünden herumlaufen mussten. Wie ein Privileg war es mir erschienen.

Jetzt merkte ich, dass gerade die Beichte es mir von Anfang an unmöglich machte, irgendjemandem außer Franziska anzuvertrauen, was Frederic mit mir gemacht hatte. Ja, nicht einmal ihr konnte ich es sagen. Gott hatte es uns sofort danach vergeben. Es war in der Sekunde der Lossprechung und des Segens nichts mehr davon da. Was Gott verzieh, durfte ich nicht mehr erwähnen. Nichts davon konnte ich aus Frederics Zimmer mit mir hinausnehmen.

Ein reumütiger Sünder, dem Gott verziehen hatte, war weiß wie die Unschuld. Gott selbst hatte ihm eine neue Chance gegeben. Also musste auch ich vergeben und vergessen, dass Frederic und ich jemals einen »Fehler« begangen hatten, und musste glauben, dass dieser »Fehler« nie wieder zwischen uns vorkommen werde. Gott glaubte es. Wie viel mehr musste ich es tun.

Jedes Mal, wenn Frederic mich nach einem solchen Versprechen wieder einlud, ihn zu besuchen oder etwas mit mir allein unternahm, verdrängte ich meine Ängste und vertraute ihm ganz bewusst aufs Neue. Und sooft wir abermals einen »Fehler« machten, bewirkte Frederics heißer Priesterdraht zu Gott, dass wir wieder rein wie die Unschuldsengel wurden. Also gab es jedes Mal nichts mehr, was ich hätte erzählen können.

»*Nobody is perfect*«, schrieb ich in mein Tagebuch und klebte einen Aufkleber daneben, der in großen, grellen Buchstaben schrie: »*Why*?«

Ich weiß nicht, ob ich mich anders verhalten hätte, wenn es bei jedem Treffen zu sexuellen Übergriffen gekommen wäre. Dies war jedoch nicht der Fall.

Oftmals, vor allem direkt nach der Schule oder der nachmittäglichen Betstunde, saßen wir in Ruhe, ohne Alkohol oder bei nur einem Schlückchen Cognac, beisammen und redeten.

Diese freundschaftlichen Begegnungen liebte ich über alles. Es war himmlisch, bei Frederic zu sitzen und seine Aufmerksamkeit zu genießen. Ich fühlte mich unendlich sicher und beschützt bei ihm. Geborgener kann kein Kind sich im Mutterleib fühlen.

Nach diesen Stunden sehnte ich mich innerlich zu Tode. Es war, als käme ich dann endlich bei mir an. Meine immerwährende, ungestillte Sehnsucht nach Zufriedenheit, nach Angenommensein wurde bei ihm befriedigt. Es fühlte sich süß an, mit ihm zu sprechen und zu lachen und mich in der Wärme seiner Blicke zu sonnen. So wonnig war das, so unaussprechlich schön, dass ich es wohl niemals richtig beschreiben kann.

Es war eine bittere Erkenntnis, dass mir diese Sehnsucht nur weiteren seelischen Schmerz einbrachte. Sobald ich sein Zimmer verließ, wurde mir dies bewusst. Wie weh tat das, wenn Frederic mich zuerst begehrte und danach wieder fallen ließ. Wenn er mir ohne jede Erklärung, ohne jeden mir nachvollziehbaren Grund und Anlass wieder und wieder zeigte, dass ich nicht würdig war, bei ihm zu sein, ihn anzusprechen, anzurufen, ein »Extrasätzle« von ihm zu hören. Wie verzweifelt einsam war ich dann. Wie verloren und verlassen. Wie finster war es in meiner Not.

Jeden Tag war es, als hinge ich am Rand einer Klippe über dem Abgrund und nur seine Hand könne mich halten. Ich kämpfte so verzweifelt darum, diese Hand ergreifen zu können, doch immer, wenn ich glaubte, einen Finger erwischt zu haben, ein wenig Halt gefunden zu haben, entzog er sich mir wieder. Niemals wusste ich, wann er mich halten würde und wann nicht.

Ich hing an dieser Klippe und hatte nichts, nur Angst, namenlose, bodenlose Angst zu versagen und zu stürzen, ins Ungewisse. Ich hatte Todesangst.

Und immer spürte ich in meiner Angst, dass es meine Schuld sein müsse, war ich sicher, dass es etwas mit meinem Wert, meinem Ich zu tun hatte, wenn Frederic sich mir entzog.

Manchmal war es genau das, was alle »verkehrt« nannten, was für Frederic genau richtig war. Ich wusste, so wollte er mich, so liebte er mich, so hielt er mich. So war er mein Freund, der für mich da war. Schon Minuten später verstieß er mich, tadelte mich und verriet mich vor meiner Mutter oder meiner besten Freundin. Warum?

Vielleicht hätte ich mich innerlich darauf einstellen können, hätte es für das Rätsel eine Regel gegeben. Aber diese Regel gab es nicht, nicht einmal einen Anhaltspunkt dafür.

Doch wie verzweifelt ich auch war, sobald Frederic sich mir wieder zuwandte, mich wieder annahm, flog mein Herz, mein Alles ihm sofort wieder zu.

In der Kirche beteten wir: »Aber sprich nur ein Wort, so wird meine Seele gesund.« So empfand ich Frederic und sein Wort. Ein »Extrasätzle« für mich und ich war bei ihm geborgen und heil und »richtig«. Nichts zählte dann mehr als nur noch dieser tiefinnere Frieden, ihm zu gehören und von ihm angenommen zu sein.

Meine Gefühle für Frederic

Als Kind dachte ich, dass ich in Frederic verknallt sei, dass sich Verliebtheit so anfühlen müsse. Ich hatte keinen Vergleich, an dem ich meine Gefühle für ihn hätte messen können. Zu diesem Eindruck trug auch bei, dass er mich sexuell missbrauchte und ich bei seinen Manipulationen an meinem Körper ungewollt Lust empfand. Dabei war es vor allem das Gefühl, wenn er mich streichelte und liebkoste, das ich genoss, weit mehr als die erste sexuelle Lust, die gegen Ende meiner Beziehung mit Frederic manchmal zum Höhepunkt führte.

So, dachte ich, müsse es sein, wenn man verliebt sei. Dass es das nicht war, erkannte ich erst, als ich mich wirklich verliebte und meine Gefühle so ganz anders waren als die für Frederic.

Ich hatte geglaubt, weil er zu viel Alkohol trank, anstatt asketisch zu leben, und Unkeusches tat, anstatt dem Zölibat zu gehorchen, sei er besonders mutig oder zumindest ebenso »irgendwie nicht richtig« wie ich.

Ich hatte seine Schwäche als Stärke ausgelegt, weil ich mir einredete, er rebelliere aus Überzeugung gegen den Zölibat und andere Gesetze der Kirche. In meiner Phantasie war er ein Revolutionär, mein Abgott, mein Idol, mein Vorbild in allem. Er war mein Licht am Ende des Tunnels. Keinen Menschen verehrte ich so wie ihn.

Habe ich ihn geliebt? Wie eine Frau einen Mann liebt? Kann ein Kind von zwölf, dreizehn Jahren so lieben? Wie oft habe ich mich das gefragt!

Ich denke heute, dass meine Gefühle am ehesten mit den Gefühlen zu vergleichen sind, die das Kind empfindet, das sich nach der Mutter sehnt.

Auf dem Schlachtfeld, heißt es, rufen Verwundete oder Sterbende nach der Mutter, nach ihrer Hilfe, nach der tröstenden Zuflucht an ihrem Herzen, nach ihrer unerschütterlichen Liebe. Genau so wünschte ich mir, bei Frederic zu sein. So unendlich wünschte ich mir, ihm etwas zu bedeuten, für ihn wichtig zu sein.

Von ihm angeschaut zu werden, mit diesem sonnigen, mit diesem so warmen, herzlichen Blick, schlug mein ganzes Ich vor ihm auf. Es klingt so kitschig, wenn ich sage, dass meine Seele in seiner Nähe schmolz. Aber genau so fühlte ich es. Als ob ich mich wachsweich in reinstes Glück auflösen würde.

Vielleicht war das so, weil ich mich vom Babyalter an alleingelassen fühlte? Weil meine Mutter mich nach meiner Geburt nicht annehmen konnte? Weil sie mich winzigen Säugling alleinließ, wenn ich nach ihr schrie? Weil sie mich nicht spüren lassen konnte, dass sie mich lieb hatte? Weil ich mir vor lauter Sehnen nach ihr ein endlos tiefes, nicht aufzufüllendes Loch in die Seele schrie?

Manchmal denke ich, Kinder sind wie kleine Gänse, die aus dem Ei schlüpfen und den ersten, der sie voller Liebe anschaut, für ihre Mutter halten und ihr von diesem ersten Blick, von dieser »Prägung« an für immer und überallhin nachlaufen müssen. Auf geheimnisvolle Weise war es, als wäre Frederic für mich dieser Mensch gewesen.

Die Eine wollte ich sein, die Einzige war ich nicht

Ich habe mich oftmals bemüht, mir ins Bewusstsein zu rufen, wann genau die wundersam schönen, die reinen Freundschaftsstunden mit Frederic stattfanden. Da ich nur wenig darüber in meinem Tagebuch notierte, ist die Erinnerung dünn. Ersichtlich wird aus den Einträgen, dass es unter anderem damit zusammenhing, dass vor mir andere Mädchen bei ihm gewesen waren. Das Mädchen mit dem Hund von der Kirchentreppe zum Beispiel oder Estefania, mit der Frederic auf der Reise nach Assisi so viel Zeit verbracht hatte. Auch Mädchen, von denen er sich Passfotos erbeten hatte. Einige dieser Fotos steckten an einer Pinnwand in seinem Zimmer.

Wir begegneten uns im Treppenhaus oder gaben einander die Pfarrhausklinke in die Hand. Nie wechselten wir dann ein Wort miteinander. Vielmehr liefen wir rasch aneinander vorbei, als sähen wir uns gar nicht. In der Retrospektive ist mir, als hätten wir einander nicht einmal gegrüßt.

Es kam auch häufiger vor, dass Frederic mir die Tür nicht oder höchstens spaltbreit öffnete. Das war meist der Fall, wenn ich unangemeldet klingelte oder ohne zu läuten ins Pfarrhaus geschlüpft war.

Er steckte dann nur den Kopf zur Tür heraus, um mir kurz angebunden mitzuteilen: »Es geht jetzt nicht. Ich habe Besuch.« Dann schlug er mir die Tür vor der Nase zu.

Wie weggeworfen fühlte ich mich dabei und musste doch wiederkehren, weil ich mich so unendlich sehnte.

Einmal beobachtete ich ihn, wie er mit einem anderen Mädchen einen Abendspaziergang am Flusslauf entlang machte, der unweit unseres Ortes in einem Wasserfall aus einem Berghang sprudelt. Der Weg am naturbelassenen Ufer entlang ist wie geschaffen für Liebespaare. Ich glaube, alle Verliebten, die bei uns leben oder jemals als Touristen bei uns waren, sind ihn irgendwann gegangen und haben sich durch die lauschigen Wegschleifen geküsst.

Frederic ausgerechnet dort mit einem der Mädchen allein zu sehen, deren Foto in seinem Zimmer hing, stimmte mich schrecklich eifersüchtig. Wie oft hatte er mir versprochen, mit mir spazieren zu gehen. Nie hatte er es getan, Warum ging er jetzt mit ihr? Was hatte sie, was ich nicht hatte? Was war sie für ihn, was ich nicht war?

So weit wie ohne aufzufallen möglich, schlich ich ihnen nach. Genau so wie Frederic an der Seite dieses Mädchens ging, war er in Assisi neben mir gelaufen: Wie betrunken, schwankend, stieß er immer wieder wie zufällig gegen sie, lachend entschuldigte er sich dann, seine Hand zum Greifen nah neben ihrer. Gelegentlich blieb er stehen, um mit dem Arm über ihre Schulter hinweg auf irgendetwas zu deuten.

Wo würde er mit ihr stehen bleiben, seine Arme neben ihren Kopf stemmen und sie fragen: »Was bin ich für dich? Was willst du von mir?«

Weinend rannte ich in unsere Stammkneipe. Seit damals weiß ich, was es heißt, seinen Kummer zu ertränken.

Gut möglich, denke ich heute, dass Frederic sich auch an anderen Mädchen verging und nach einem solchen Übergriff sexuell ausgeglichen genug war, mich in Ruhe zu sich einladen zu können. So weit dachte ich damals aber nicht.

Stattdessen betete ich jedes Mal auf dem Weg zu Frederic, Gott möge ihm die Kraft geben, nicht zu viel Alkohol zu trinken und keine unkeuschen Dinge mit mir zu treiben. Das Kreuz in meiner Hosentasche hätte glühen müssen, könnten Gebete Feuer entzünden. Doch wie innig ich auch flehte, es kamen immer neue schwache Stunden.

Und niemand schöpfte Verdacht

Normalerweise war der Arbeitstag für unseren Vikar gegen neun Uhr abends beendet und seine Freizeit begann. Freilich war er als Priester immer irgendwie im Dienst, so dass er sich zwar zurückziehen, aber doch den Armen und Beladenen seine Tür jederzeit offen halten musste.

Der Vorteil war, dass man ganz offen und unverfänglich mit einem Beichtanliegen zu ihm kommen konnte. Der Nachteil bestand darin, dass auch andere ihn ungehindert aufsuchen konnten und er nie sicher sein konnte, ungestört zu bleiben.

Unter dem Deckmantel des dringenden Beichtgesprächs durfte ich das Pfarrhaus also jederzeit, auch ohne ausdrückliche Einladung, betreten. Es kam vor, dass mir nach zehn Uhr abends gelegentlich sogar Pfarrer Punktum öffnete und nicht einmal die Augenbrauen hochzog, obwohl er wusste, wie jung ich war.

Ebenso selbstverständlich war es aber, dass ich nicht sehr lange mit Frederic allein bleiben konnte. So konnte ich höchstens eine Stunde bleiben, so lange, wie ein Beichtgespräch eben dauerte. Es musste ja alles seine Ordnung haben, damit die Unordnung dahinter nicht auffiel.

Doch wenn wir uns an diese Regeln hielten, konnte Frederic mich, ohne aufzufallen, mehrmals am Tag zu sich einladen. Für Pfarrer Punktum und andere sah es dann so aus, als drücke mich wiederholt eine neue Sünde nieder. Es war legitim, so beladen abermals zu kommen, um meine Seele zu erleichtern und in Gottes Frieden Trost zu finden.

Wirklich verheerend war es, dass jeder Besuch bei Frederic einen Besuch in der Kneipe nach sich zog. Das erste Glas Eierlikör mit Frederic hatte mich gelehrt, wie süß er mich fand, wenn ich getrunken hatte. Folglich trank ich, ehe ich zu ihm ging. Zuerst war es nur eine Cola mit Schuss oder ein kleiner Likör gewesen. Nach und nach wurde es mehr, um so cool drauf zu sein, wie es Frederic gefiel.

Wenn er mich nach der Spätschicht zu sich einlud, führte mich deshalb der Weg schnurstracks in unsere Stammkneipe am Kircheneck. Um für Frederic in Stimmung zu kommen, blieb mir eine knappe halbe Stunde. Erfahrungsgemäß trat der gewünschte Effekt am schnellsten mit Schnaps ein, Kirsch oder Mirabelle zum Beispiel. Die brannten nicht so im Hals, stiegen gleich zu Kopf und verpufften meist rechtzeitig wieder, bis ich daheim sein musste. Zur Not ließ sich das Schädelbrummen am nächsten Morgen während des Schulschlafs auskurieren.

Die Tage in meinem Tagebuch, an denen ich jubelnd schrieb: »Bei ihm oben. War super!«, waren die Tage, an denen wir unsere Beichtstunde in ruhigem Gespräch verbrachten, obwohl ich »süß« war.

An anderen Tagen vermerkte ich in Rot: »Es war das zweite Mal – das dritte Mal – das vierte Mal« und so fort. Zusätzlich umrandete ich manche dieser Eintragungen mit einem roten Stift und überschrieb auch das Datum ein zweites Mal rot.

Es war mir wichtig, die Bedeutung dieser Tage in nur mir verständlicher Weise zu markieren. Rot stand für die Farbe der Liebe, die Zahl für die Anzahl unserer verbotenen Umarmungen. Mehrmals begann ich von vorn zu zählen. Ich allein wusste, dass jedes Mal, wenn ich wieder mit der Eins begann, wir einen der vielen Neuanfänge geschworen hatten. Geschworen nach dem Sündenfall.

Manchmal schenkte Frederic mir nach der Beichte unserer abermaligen Sünde eine Kleinigkeit zur Erinnerung an unseren gemeinsam gelobten Neuanfang. Eine Kerze zum Beispiel. Ihr geweihtes Licht sollte mich auf den rechten Pfad führen.

Und dann befahl er mir plötzlich, in der Öffentlichkeit wieder Sie zu ihm zu sagen.

Ich wollte sein, wie Frederic mich wollte

Frederics Ansinnen, dass ich ihn künftig nicht mehr wie ein Kind mit Du ansprechen, sondern nach außen hin auf angemessene Distanz zu gehen und ihn zu siezen habe, kränkte mich schwer. Was war er für ein Freund, wenn er mich öffentlich verleugnete, obwohl er mir im geheimen Kämmerlein zeigte, wie wichtig ich ihm war?

»Was bin ich für dich?« Jetzt hätte ich ihm diese Frage gern gestellt. Aber ich traute mich nicht. Ich hatte viel zu viel Angst vor der Antwort. Vielleicht hätte er geantwortet: »Nichts.«

Ich merkte plötzlich, wie unendlich einsam ich war. Wenn ich Frederic nicht mehr hätte, wen hätte ich dann noch?

Meine Eltern hatten wie immer genug mit sich selbst zu tun. »Wenn du weinst, kommst du in die Kammer!« Das war mir vom ersten Lebenstag an beigebracht worden. Ich kannte es nicht anders.

Der einzige Mensch, zu dem ich von Frederic und mir zu sprechen wagte, war Franziska. Aber sie war ebenso ein Kind wie ich. Sie konnte nichts tun, wenn Frederic mich verlassen würde.

Wenn die anderen »Minis« merkten, dass er sich meiner nicht mehr so annehmen würde wie bisher, würden sie mich links liegen lassen. Alle meine neuen Freunde wären mit einem Mal wieder weg. Keiner würde mich mehr in unsere Kneipe mitnehmen wollen. Keiner von den Großen würde mir nochmals eine Tüte drehen und mich daran ziehen lassen. In der Schule wäre ich wieder unten durch.

Er fand ältere Mädels toll, also war ich dieses ältere Mädel für ihn geworden. Er schwärmte für Kurzhaarfrisuren, prompt hatte ich mein Haar abschneiden lassen, auf dessen Länge ich immer so stolz gewesen war. Ich hörte Musik, wie er sie liebte. Ich trank Alkohol, zu dem er mich verführte. Wenn andere Mädchen in meinem Alter Cola und Limo bestellten, ließ ich mir Likör und Cognac servieren. Ich rauchte, weil Zigaretten mich älter wirken ließen.

Auf seinen Wunsch hin hatte ich mich als eine der wenigen von uns Ministrantinnen bereit erklärt, an den regelmäßigen Altennachmittagen der Kirche teilzunehmen und mich auch sonst um die alten Leute zu kümmern. Weil er es geil fand, trug ich die kürzesten Röcke im Ort und kaufte mir ein Kleid mit Dekollete bis zum Nabel. Wahrscheinlich würde ich in die Annalen der Ferienlagerchronik der katholischen Jungschar eingehen, weil ich die wohl einzige Teilnehmerin war, die je in einem hautengen Leopardenmusterminikleid zur Zeltlagerparty gekommen war.

In der Schule war ich so schlecht wie niemand anderes. Das einzige Fach, in dem ich ein ›Sehr gut‹ erhielt, war Religion. Meine gesamte Freizeit wurde von kirchlichen Dingen bestimmt. Wenn Frederic wollte, lud ich sogar seine Sünden auf mich und machte sie zu den meinen. Für ihn nahm ich die Pille.

Trotzdem durfte kein Mensch etwas davon merken. Für alle anderen gab ich die ganz normale, unter dem Ansturm der Hormone total ausgeflippte Frühreife, die sich an keine Regeln halten wollte und ihren bedauernswerten Eltern auf der Nase herumtanzte. Seinetwegen, zu seiner Sicherheit und ihm zu Gefallen war ich vom Klassenclown zum allseits bekannten »verrückten Huhn« mit Alkoholproblemen geworden.

Und jetzt auf einmal wollte Frederic, dass ich ihn, für den ich mich völlig aufgegeben hatte, wieder zum Fremden machen sollte. Nicht einmal mehr Du sollte ich zu ihm sagen dürfen.

Wer war ich denn dann noch, wenn ich nicht mehr durch ihn vor den anderen Mädchen ausgezeichnet wurde? Ihn siezen zu müssen hieß unsere Freundschaft verraten, für die ich alles getan und alles gegeben hatte. Mehr noch, es raubte mir mein ganzes Leben, das sich wie Efeu um den Baum geklammert hatte. Ich konnte das nicht ertragen. Ich brauchte Frederic. Er musste mein Freund bleiben. Irgendwie musste ich ihn dazu zwingen.

Zehn Tage lang wich ich Frederic aus. Ich war wütend, verletzt. Sollte er doch sehen, was er davon hatte, wenn ich nicht mehr käme. Sollte er doch eine andere suchen, die alles für ihn machte.

Schon diesen letzten Gedanken konnte ich nicht zu Ende denken. Frederic und das Mädchen mit dem Hund. Frederic und das Mädchen am Fluss. Frederic und seine Passbild-Pinnwand. Frederic mit Estefanie. Ich hielt das nicht aus.

»Selber schuld«, sprach es aus meinem Innern. »Hättest du den Mund gehalten. Hättest du ihn nur nicht so enttäuscht.«

Am Ende der zehn Tage glaubte ich zu wissen, dass Frederics Befehl, ihn künftig öffentlich zu siezen, die Strafe dafür war, dass ich mit dieser Frau im Zug über uns gesprochen hatte. Und hatte er nicht eigentlich recht? Ich wusste doch, dass er bestraft werden würde, wenn es herauskäme.

Die Situation des Priesters in meiner Familie, der mit einer Haushälterin lebte, die nicht mit ihm verwandt war, wurde oftmals bei uns diskutiert. Daher wusste ich, dass ein Priester, dessen geheimes Doppelleben bekannt wird, sein Amt verliert. Für Frederic wäre das das Schlimmste.

Nur deshalb schärfte er mir doch immer wieder ein, nur ja niemandem ein Wort darüber zu verraten, dass wir echte Freunde seien. Der Papst verlange, dass ein Priester für alle gleich da sein müsse. Aber das sei nicht der wahre Wille Gottes. Jesus Christus selbst habe einen liebsten Jünger gehabt, den er seiner Mutter vom Kreuz herunter als Sohn anvertraut habe. Deshalb werde Gott uns verzeihen, dass er, Frederic, mich als seine liebste Jüngerin angenommen habe. Der Papst würde es nicht verzeihen.

Sobald es herauskäme, dass wir beide »eine ganz besonders innige Freundschaft« hätten, würde er aus dem Amt scheiden müssen und »alles, aber auch alles verlieren, was ich gern habe. Vor allem dich.«

Was das bedeutete, war mir klar. Würde Frederic mich verlieren, würde auch ich ihn verlieren. Daran wollte ich nicht einmal denken. Es war klar, dass ich keinem etwas davon sagen durfte. Und doch hatte ich es getan. Sogar öfter als einmal. Franziska und meinem Vater hatte ich verraten, dass Frederic mein bester Freund war. Das jedoch wagte ich ihm nicht zu beichten, obwohl beide mir im Innersten so nah waren.

Mein Vater fand es sogar gut, dass ich einen solchen Menschen zum Freund gewonnen hatte. Wenn ich abends nochmals zu Frederic ging und mein Daddy es bemerkte, blinzelte er mir zu und fragte ganz leise: »Na, gehst du wieder zu deinem Freund Frederic?« Als ob wir zwei Verschwörer wären. Ich hatte ihn jedes Mal furchtbar lieb dafür.

Als Frederic mich dann nach diesen zehn einsamen Tagen in der Betstunde fragte, ob ich zu ihm kommen wolle, zitterte ich am ganzen Leibe vor Glückseligkeit und sagte: »Ja.«

Fluch des Messweins

Ich ging an diesem Tag sogar zwei Mal zu Frederic. Beim ersten Mal war es wunderbar, mit ihm in seinem Zimmer zu sitzen, Kaffee zu trinken, Kekse zu knabbern und zu reden, nur zu reden. Wie es in der Schule gehen würde, ob Franziska immer noch meine beste Freundin sei, was ich in den letzten Tagen alles angestellt habe, ob ich mir immer noch einen neuen Hund wünschte. Frederics Fragen taten mir so gut. Niemand sonst fragte mich, was ich erlebte, dachte und wünschte. Ich spürte, dass er mein wahrer Freund war. Was spielte es denn für eine Rolle, ob ich draußen nun Sie oder Du zu ihm sagte? Wie immer ich ihn anredete, er würde für mich bleiben, was er immer war.

So zögerte ich keine Sekunde, als Frederic mich bat, nach der Spätschicht noch einmal zu ihm zu kommen. Es gäbe noch so viel zu besprechen, meinte er.

Wahrscheinlich hätte ich damit rechnen müssen, dass er bis zu diesem Treffen nicht mehr nüchtern bleiben würde und es dann nicht so schön mit ihm werden würde wie bei Tag.

Inzwischen glaubten Franziska und ich nämlich zu wissen, dass Frederic anscheinend nur deshalb so schnell betrunken wurde, weil der Messwein zu schwer war, den er Kraft seines Amtes trinken musste. Es war doch komisch, dass er so schnell einen roten Kopf bekam, sobald er den Becher geleert hatte, so dass es aussah, als scheine die Farbe des Weines durch seine Haut. Wenn ich meinen verehrten Vikar dort oben am Altar stehen und Messwein trinken sah, konnte ich die Tränen kaum zurückhalten, so traurig fand ich, was ich dort sah.

Es war ja nicht bloß der rote Kopf. Es kam uns vor, als hätte er immer öfter Mühe, einen Text aus dem großen Gebetbuch vorzulesen, das vor ihm auf dem Altartisch lag. Oft nuschelte er vor sich hin und ratterte die heiligen Worte herunter, als wäre er mit seinen Gedanken weit weg.

Manchmal benahm er sich so ungeniert am Altar, dass er laut gähnte, ohne die Hand vor den Mund zu halten oder mit den Händen fuchtelte und ganz laut »Pst!« zischte, um den jüngsten Ministranten, die das Schwätzen einfach nicht lassen konnten, Schweigen zu bedeuten.

Wie es hieß, war er kürzlich sogar bei einer Beerdigung so unsicher auf den Beinen gewesen, dass er beim Einsegnen des Sarges fast in die Grube gestürzt wäre. Und bei einer Trauung war er angeblich so betrunken, dass er sich am Altartisch festhalten musste.

Franziska und ich fanden es sehr peinlich. Dennoch vertraute ich Frederic auch weiterhin.

Als ich an diesem Abend zu ihm kam, begrüßte er mich stolz mit einer schön verpackten Flasche Kirschlikör und einer Umarmung mit Küsschen. Aufgeregt wie ein kleiner Junge spielte er mir seine neueste CD vor, die ich noch nicht kannte, weil er sie erst in den letzten Tagen erworben hatte. Es waren zwar bloß Peter-Maffay-Schnulzen, aber das »Nur du-u-u!« bei Kerzenlicht ging mir runter wie Honigseim.

Und plötzlich ging alles wieder ziemlich schnell. Ich auf seinem Schoß, die Küsse, Streicheln und Frederic, der im Bad verschwand. Erst danach, als ich in meine chicen neuen Sachen stieg, die ich extra seinetwegen angezogen hatte, musste ich an den Messwein und das betrunkene Genuschel am Altar denken und dass endlich ein Ende sein müsse mit diesen Fehlern, weil wir uns sonst schon bald nie mehr sehen würden. Ich wollte Frederic nicht verlieren. Alles, nur das nicht.

Verliebe dich!

»Was hast du?«, fragte Frederic, als er aus dem Bad kam und mich zur Beichte am Kreuz aufforderte.

»Ich will das alles nicht.« Woher nahm ich den Mut? »Ich finde das alles nicht gut.«

Mein Freund lächelte mich ruhig an. Der Bart schimmerte bläulich durch die Haut seiner Wangen. Seine Augen blickten mild. Und er reichte mir mit der schönen Geste die Hand, mit der er die Hostie aus dem Becher zu nehmen pflegte. »Ich auch nicht. Komm, lass uns beichten. Gott wird uns vergeben.«

Er hielt einen Moment inne und legte mir die Hand auf die Schulter, während ich wieder einmal auf dem Gebetsbänkchen vor dem Kreuz niederkniete. »Ich muss dir etwas sagen,

Cora. Ich bin krank. Nur deshalb begehe ich diese Fehler. Es macht mich total fertig. Wenn du kommst und bist so lieb, dann kann ich einfach nicht anders. Ich hab doch keinen als nur dich. Es gibt mir so viel, ein bisschen zärtlich mit dir zu sein. Das baut mich auf. Das gibt mir jedes Mal Kraft, gegen diese Krankheit anzugehen. Ohne dich schaffe ich das nicht. Versprich mir, dass du keinem etwas davon sagst!«

Wie hätte ich ihm das nicht versprechen können? Er war krank. Ich bestand nur aus Entsetzen. Stumm beteuerte ich mein Schweigen.

Frederic lächelte abermals. Er schien mir schon nicht mehr von dieser Welt, so zart war sein Gesichtsausdruck. »Wir versprechen uns und dem Herrn, dass wir diesmal hundertprozentig ganz von vorn miteinander anfangen. Es soll nie wieder zwischen uns vorkommen.«

Inbrünstig betete ich am Kreuz. Zutiefst bereute ich. Dankbar nahm ich den Segen hin und legte in tiefster Überzeugung das Versprechen ab, einen Neuanfang zu machen. Frederic stand ruhig neben mir. Mit geschlossenen Augen schien er ganz in sich zu gehen. »Die Beichte ist etwas Herrliches«, dachte ich ergriffen. »Danach ist man wirklich wieder ein neuer Mensch.«

»Weißt du, was das Beste wäre, damit wir wirklich von vorn beginnen?«, fragte Frederic plötzlich aus seiner tiefen Andacht heraus.

Gläubig sah ich zu ihm auf. »Mhm. Nein.«

»Das Beste wäre, du würdest dich in einen Jungen in deinem Alter verlieben.«

Ich starrte ihn an. Was sollte das heißen? Wollte er mich abschieben? Sollte ich mir etwa einen anderen Freund nehmen?

Als ob er meine Gedanken lesen könnte, lächelte Frederic noch gütiger als zuvor. »Du weißt doch, dass du das brauchst, was zwischen uns ist. Du brauchst ganz viel Nähe und Zärtlichkeit. Du bist so voller Sehnsucht danach. Und du spürst ja, wie deine Seele ganz tief in dir drinnen vor Freude und Glückseligkeit springt, wenn ich dich umarme und halte und dir meine Wärme schenke. Du brauchst das einfach. Und das ist gut. Das hat Gott so eingerichtet. Ich als dein wahrer Freund spüre dein Verlangen und gebe dir deshalb gern, was du brauchst. Echte Freunde tun alles für einander. Das weißt du ja.«

Ich starrte ihn an. War das so? Kam es zu diesen Fehlern zwischen uns, weil er mir aus Freundschaft geben wollte, was ich brauchte? So hatte ich das nie zuvor gesehen.

Aber es stimmte, ja, ich sehnte mich nach einem Freund, der für mich da wäre. Und Frederic war Priester. Er sah in die Seelen aller Menschen. Wie viel besser erst in meine. Es musste stimmen, was er sagte. Ich war nur zu dumm und hatte es nicht erkannt. Wie wichtig musste ich ihm sein, dass er für mich sogar sündigte!

Frederic beobachtete, wie es in mir arbeitete. »Es ist gut, wenn man seine Bedürfnisse annimmt und seine Gefühle nicht unterdrückt«, fuhr er fort und kniete sich zu mir auf die schmale Bank. »Dass die Eltern einem immer einreden, nur ja keinen Freund zu haben, wenn man noch so jung ist wie du, ist totaler Schwachsinn. Sie sind halt eben verklemmt. Alt.«

Zart ergriff er meine Hand und legte sie kurz an seine Wange, ehe er sie mit einem lieben Streicheln wieder auf die Gebetbuchablage schob. »Damals, in ihrer Jungend, war das noch so. Da gab's keine Pille. Da mussten alle noch Angst vor einer ungewollten Schwangerschaft haben. Das ist jetzt alles völlig anders. Deshalb muss kein junger Mensch sich kasteien und alle Gefühle unterdrücken. Wenn die Hormone kommen und die Gefühle, du weißt schon«, lächelnd sah er mich an, »dann ist das ganz okay.«

Er sprach wie bei der Predigt. Ich merkte, wie meine Gedanken abglitten, bis einer wie ein Blitzschlag in mich fuhr: »Er schickt mich weg. Er will mich nicht mehr.«

Ich musste es laut gesprochen haben, denn Frederic schüttelte den Kopf und antwortete: »Das ist es nicht, Schatz.«

Nie zuvor hatte er mich so genannt.

»Du weißt doch, dass uns viel mehr verbindet, nicht nur, dass ich dein Vikar bin.« Wie er mich dabei ansah!

»Ich will nur, dass du glücklich bist, wenn ich gehen muss. Du kannst nicht allein sein. Das weißt du, das spürst du doch. Du brauchst einen Freund. Du musst jemand haben, der zu dir gehört. Der für dich da ist. Dann, wenn ich es nicht mehr kann.«

Er atmete tief ein und legte sanft den Arm um mich, so dass ich meinen Kopf an seine Schulter lehnen konnte. »Und jetzt, wo du weißt, dass ich sehr krank bin, weißt du auch, dass ich dir bald nicht mehr alles geben kann, was du brauchst. Da wäre es doch schön, wenn ich dir noch beistehen könnte, den Richtigen für dich zu finden.«

In einem Weinkrampf brach ich zusammen.

Aufbegehren

Franziska sagte mir neulich, damals hätte ich mich sehr verändert. Abgekapselt hätte ich gewirkt. Es stimmte. Ich ging zur Schule, aß und trank, gab die Coole, wie es von mir erwartet wurde, und kam mir einmal mehr vor wie in einem Traum. Der Unterricht rauschte an mir vorbei, während ich aus dem Fenster schaute, die Zweige der Bäume mit meinen Blicken abtastete, ohne sie zu registrieren.

Es ist ein seltsames Schauen, wenn man die Dinge sieht und erkennt, aber der innere Abgleich fehlt. Es ist, als liefe das Erblickte wie Wasser durch einen hindurch oder versickere spurlos.

Ebenso erging es mir mit dem Unterricht. Fragen der Lehrer glitten an mir ab. Ich konnte mich nicht darauf konzentrieren, was sie lehrten, geschweige denn, was ich mir merken sollte. Meine Hefte blieben leer wie mein Kopf. In Mitarbeit bekam ich damals die schlechteste Note.

Das, was von meinem lebendigen Ich übrig war, zog sich entweder in einen gedankenleeren Raum zurück oder reduzierte sich auf ein wirres Gedankenknäuel, das sich unablässig im Kreis drehte: »Was ist das zwischen Frederic und mir? Was bin ich für ihn? Was ist er für mich? Was machen wir eigentlich? Warum kann ich nicht Nein sagen? Wohin soll das führen? Was ist, wenn er stirbt? Will ich dann noch leben? Kann ich ohne ihn überhaupt weiterleben? Wie sollte, wie könnte, dürfte, würde es weitergehen? Gibt es noch eine Zukunft für uns?«

Bis zu diesem Zeitpunkt hatte ich nur getrunken, wenn ich bei Frederic eingeladen war und mich auf unser »inniges Gespräch« vorbereitete. Jetzt trank ich in unserer Stammkneipe, um diesen Gedankenwirrwarr abzuschalten. Erstmals überlegte ich mir, ob ich mir eine ganze Flasche Kirschlikör kaufen sollte, und traute mich dann auch. Es war ganz einfach. An der Ladenkasse stellte niemand lästige Fragen.

Auch meine Eltern merkten von alledem nichts. Zu der damaligen Zeit war es in unserem Ort bei der Jugend ein besonderes Freizeitvergnügen, im elterlichen Garten ein Zelt aufzuschlagen und darin zu übernachten. Ich hatte kein Zelt, aber dafür unser Gartenhaus belegt. Unter einer Kirschbaumgruppe am hinteren Ende des Grundstücks gelegen, war es vom Wohnhaus aus nicht einzusehen. Es war also völlig normal, dass die kleine Cora übers Wochenende, oder wenn am nächsten Morgen später Schule war, ihre Hängematte bezog. Man schmunzelte höchstens ein wenig über mich.

Bemerkte mein Vater tatsächlich mal, dass ich von dort aus ausflog, obwohl alle angenommen hatten, ich schliefe schon, rief er mir zu: »Na, gehst du wieder zu deinem Freund Frederic?« Das hatte für mich den Charakter einer Erlaubnis.

Dass er mir niemals erlaubt haben würde, mich zu betrinken, wusste ich selbstverständlich. Aber ich hatte gut bei Frederic gelernt. Was man nicht beim Namen nannte, existierte nicht. Also sprach ich nicht darüber, verkroch mich mit meiner Flasche Likör in meinen eigenen vier Wänden und entsorgte sie dann auf dem Schulweg. Da es so gut geklappt hatte, wiederholte ich das Spiel mehrfach. Taschengeld hatte ich ja genug.

Anfangs wurde mir rasch übel, wenn ich getrunken hatte. Jetzt wartete ich förmlich auf die wirbelnde Leere in meinem Kopf, die endlich diese ewig unbeantworteten Fragen vertrieb. Alles fühlte sich plötzlich leicht und locker an. Ich konnte lachen und Blödsinn sagen und keiner nahm es mir krumm. Ich war ja betrunken, und Betrunkene schwätzen nun mal kariert. Ich fand es gut, betrunken zu sein. Die Kopfschmerzen am nächsten Morgen nahm ich dafür gern in Kauf.

Kann man sein Leben leben und doch im Koma sein? Medizinisch ist das wahrscheinlich nicht möglich, aber irgendwann fühlte ich mich so. Nicht nur, wenn ich getrunken hatte, wurden meine Gedanken wie durch dicken Nebel gefiltert. Jedes Gefühl kam mir damals taub vor wie eingeschlafene Füße, ehe das Kribbeln einsetzt. Mein Kopf, meine Seele, mein Unterleib, jeder nahm sich davon, was er brauchte. Mit mir schien das nichts zu tun zu haben. Irgendwie kam ich mir vor wie die Frau in der Zauberkiste, die mit Schwertern durchstochen und in Scheiben filetiert zu werden scheint und der Kiste doch unversehrt entsteigt. Was war echt? Was war mein Ich?

Der Junge, mit dem ich mich auf Frederics Wunsch hin traf, war ein ganz netter, hübscher und ein paar Jahre älter als ich. Aber das war nicht der Grund, weshalb ich mit Tim ging. Alle Mädels aus der Ministrantinnengruppe und meine halbe Klasse fanden ihn süß. Er hätte jede haben können. Aber als ich bereit war, seine Freundin zu werden, ließ er sie alle stehen. Nicht sein Aussehen oder seine liebe Art machten ihn attraktiv für mich, sondern dass er mich so sehr und unbedingt wollte. Ich war niemals verliebt in ihn, aber sehr verliebt in seine Liebe für mich.

Wir knutschten und fassten uns an und hatten irgendwann Sex, von dem ich genau wusste, dass es Sex war. Trotz meiner Erfahrungen mit Frederic war es in gewisser Weise mein »erstes Mal«.

Ich hatte nie zuvor mit einem nackten Mann beisammengelegen, nie zuvor einen Mann entkleidet und seine wachsende Erregung gesehen. Zum allerersten Mal sah und befühlte ich, was und wie »das Harte« ist, das ich bei Frederic gespürt hatte. Erstmals nahm ich sicher den Unterschied zwischen

Fingern und Penis in mir wahr. Endlich wurden mir mit allen Sinnen die Zusammenhänge ersichtlich, was genau es war, wenn Frederic so schwer auf mir atmete und stieß und stöhnte. Ich lernte auch, dass »es ihm dann kam« und warum er anschließend immer gleich seine Sachen ausziehen wollte und unter die Dusche sprang.

Es tat gut, dass ich die Bestätigung dafür fand, was ich immer schon geahnt hatte, dass Frederic und ich in Wirklichkeit Sex hatten, obwohl er es »echte Freundschaft« nannte. Es gab mir endlich das Vertrauen in meine eigene Wahrnehmung zurück, die durch Frederics Freundschaftsbegriff zutiefst verunsichert worden war. All das, was ich meinem neuen Freund erlaubte und ich mitmachte, war wie Nachhilfestunden für den Kopf. Mein Körper kannte es schon und reagierte wie beim Schach: »Berührt, geführt.«

Ich hatte längst aufgegeben, mich gegen die Lust zu wehren, wenn ich mit Frederic zusammen war. Auch wenn ich mir fast die Lippen abbiss und in meinem Kopf: »Nein! Nein!« schrie, änderte es ja nichts daran, dass es über mich kam. Was blieb, war der Widerwillen gegen dieses Gefühl und das Bewusstsein, dass es schlecht war. Aber das sprach ich nie aus. Kein Wunder also, dass Tim davon überzeugt war, dass wir den tollsten Sex zusammen hätten.

Wirklich toll daran war für mich allerdings nur, dass wir in unserem Gartenhaus nichts Verbotenes taten. Kein Zölibat wurde gebrochen, kein berufener Priester entweiht, kein Pfarrer Punktum konnte zur Tür hereinkommen. Wenn, dann würden höchstens meine Eltern auftauchen, und das wäre etwas peinlich und sicher nicht ganz witzig gewesen, aber nicht sonderlich schlimm. Sie hätten uns höchstens die Leviten verlesen.

Ich musste nicht mit allen Sinnen zur Tür hinauslauschen, ob ich Schritte auf der Treppe hörte. Ich musste nicht bereit sein, mich sofort unters Bett zu rollen, sollte die Türklinke sich bewegen. Ich musste nicht steif wie ein Stock liegen, ohne den Mann zu umarmen und zu streicheln, der sich in mir verlor. Und wenn ich Tim küssen wollte, küsste er mich freudig wieder. Ohne das Gesicht wegzudrehen oder in meinen Körper zu verbohren. Und danach gab es keine Beichte und kein schlechtes Gewissen. Danach lagen wir uns in den Armen und schliefen ein. Ganz ruhig, sanft, zärtlich. Und wenn wir beide wollten, taten wir es wieder.

Dieses Freie der Liebe entzückte mich. Nur darum schlief ich mit Tim.

Wenn Frederic mich mit ihm zusammen sah, grinste er oder stichelte über uns »Turteltäubchen«, wie er das auch gegenüber anderen verliebten Pärchen tat. Wenn er geplant hatte, durch diesen Schachzug die Gerüchte zum Verstummen zu bringen, die sich allmählich ja doch immer lauter über uns zusammengebraut hatten, war seine Rechnung voll aufgegangen. Die Lästermäuler in unserer Ministrantengruppe hatten einen Riegel vorgeschoben bekommen. Mein neuer Freund prahlte mit mir als seiner Eroberung. Ich machte kein Geheimnis daraus, dass wir Sex hatten.

Dass ich erst dreizehn war, interessierte keinen. Andere Mädchen in meinem Alter hatten auch ihre oft zehn und mehr Jahre älteren Liebhaber, von denen meistens sogar die Eltern wussten. Selbst meine hatten nichts gegen meinen Freund einzuwenden. Seine Familie gehörte im Ort zu den Bessergestellten. Er lief nicht herum wie ein Papagei und grüßte höflich, wie es sich gehörte, wenn er ins Haus kam. Er war anständig. Er passte ins Bild. Ich nahm schon seit längerem die Pille. Insofern war alles im grünen Bereich. Es konnte ja »nichts passieren.«

»Die Cora war schon immer anders«, hieß es. Damit war alles gesagt. Und der »Spuk mit dem Vikar-Freund« war nun Gott sei Dank auch vom Tisch, das zumindest dachte mein Vater.

Der Voyeur

Tatsächlich war nichts vorbei. Im Gegenteil, sobald ich auf Frederics Zimmer war, fragte er mich aus, wie es mit meinem Freund denn so wäre und erregte sich an meinen Beschreibungen. Es machte mir Angst, wie er sich dann auf mir und in mir abjagte und dabei immer wieder wissen wollte, wie es mir gefiele und mit wem es schöner für mich sei. Anders als früher konnte ich jetzt unterscheiden, welchen Körperteil von ihm ich wann in mir spürte. In meinem Tagebuch steht von nun an oftmals der Vermerk: »Echt«.

Nach einem dieser »innigen Beichtgespräche« nahm ich mir vor, ihm künftig nichts mehr von meinem Zusammensein mit meinem neuen Freund Tim zu erzählen. Er hatte gewollt, dass ich mir einen anderen nehmen sollte. Jetzt hatte ich zwei Freunde. Und irgendwie auch zwei Leben.

Es mag sich konstruiert anhören, aber ich fühlte mich damals wirklich wie in einer Welt und einer Gegenwelt. Welches dieser Leben war wirklich, welches nur erfunden? Welcher Mann war das Original, welcher die Fälschung? Beide berührten und befriedigten mich. Bei beiden empfand ich Lust. Ich wusste damals nicht viel von körperlichen Reaktionen. Ich war ein dummes, romantisches Mädchen von dreizehn Jahren, und Sex war für mich ganz unbedingt auch Liebe.

»Wie«, so fragte ich mich wieder und wieder, »wie kann es sein, dass ich bei Frederic und bei Tim diese Schmetterlinge im Bauch habe, wenn sie zärtlich zu mir sind? Das hat man doch nur bei dem Einen, Richtigen?«

Ich verzweifelte an meinem »Verkehrtsein«, das ich nicht durchschaute und nicht richtigstellen konnte, wie sehr ich mich auch bemühte. Und ich spürte, dass ich irre werden müsste, wenn ich diese beiden Leben nicht immer säuberlich trennen und die beiden Männer darin nicht klar unterscheiden würde.

Vielleicht gibt es wirklich multiple Menschen. Vielleicht kann die Seele in verschiedene Persönlichkeitsanteile zersplittern. Bei mir geschah es nicht. Mir blieb bewusst, dass ich die schwersten Sünden beging, die es gab.

Ich war noch ein Kind und hatte Sex mit einem geweihten Mann Gottes. Das war verboten und Sünde und ein Geheimnis.

Ich hatte gleichzeitig Sex mit einem weltlichen Mann. Das wusste jeder.

Die Sünde ihm gegenüber war, dass ich ihn nicht liebte, sondern benutzte, um die verbotene Beziehung zu schützen, und dass ich ihm, einem Menschen, der mich aufrichtig liebte, vorspielte, ihn ebenso zu lieben.

Ich fand, das habe Tim nicht verdient. Ich sei es ihm zumindest schuldig, dass ich mit Frederic nicht auch noch über Tims Gefühle und unseren Sex tratschte.

Franziska meinte, inzwischen sei es bei mir ganz so wie in »Dornenvögel«. Ich sei in einen Priester verliebt und hätte gleichzeitig einen anderen Freund, den ich ebenfalls lieben würde.

Ich hasste es, wenn sie das sagte. Ich wollte keine Romanfigur sein. Alles war Wirklichkeit, ich dachte mir nichts aus. Vor allem aber wollte ich niemals so leben wie die Heldin in diesem Buch.

»Wie denn?«, fragte Franziska.

Ich zuckte mit den Schultern. Woher sollte ich das wissen?

Frederic reagierte wütend und enttäuscht, als ich ihm nichts mehr über mein zweites Sexleben berichtete. »Ich spioniere dir doch nicht nach!«, ereiferte er sich, weil ich ihm dies vorgeworfen hatte. »Ich will doch nur wissen, was du erlebst. Ich will an deinem Leben teilhaben. Es geht mich etwas an. Ich bin dein Beichtvater. Hast du das vergessen? Du hast mir sonst auch immer alles erzählt und keine Geheimnisse vor mir gehabt.«

»Diesmal ist es anders.« Ich versuchte, ruhig zu bleiben, obwohl ich vor Angst und Aufregung darüber zitterte, dass ich mit ihm zu streiten wagte. »Ich will das nicht beichten.«

»Du musst.« Frederic schaute mich streng an. »Du bist noch ein Kind und hast Sex außerhalb der Ehe. Du weißt, dass das eine Sünde ist.«

Ich senkte den Kopf.

Frederics Stimme wurde sanft. »Du weißt auch, dass du mir in der Beichte alles sagen kannst. Du sagst das dann ja nicht mir, sondern Gott. Durch mich sprichst du direkt in Gottes Ohr. Der Herr, dein Gott, fragt dich danach, wenn ich dich frage. Ich bin nur der Kanal, durch den Gottes Geist zu dir kommt. Und du verweigerst dich? Verweigerst dich deinem Herrgott? Willst du das wirklich?«

Ich presste die Lippen zusammen und das Kinn auf die Brust, als Frederic es anzuheben versuchte. »Das ist unchristlich, Cora. Das ist eine große Sünde. Ich kann dich nicht lossprechen, wenn du nicht beichtest und alles bereust.«

Ich gab keine Antwort.

»Schau mal«, fuhr Frederic fort, »im Himmel gibt es keine Ehe mehr. Da lieben wir uns alle und gehören alle einer dem anderen, ohne Eifersucht oder Angst, weil wir eins sind in Gott. Ganz egal, mit wem wir zusammenkommen, es ist dann immer Liebe. Reinste Liebe. So wie Gott das vor dem Sündenfall wollte. Was dich und mich verbindet, ist ein Stück von diesem Himmelsgefühl.«

Meine verstorbene Tante fiel mir ein, die mir vom Zölibat um des Himmels willen erzählt hatte und dass ein Priester den Menschen, die er liebte, ein Stück von seinem geschenkten Himmel abgeben dürfe. War es das, was Frederic meinte?

Er lachte, als ich es ihm sagte. »Deine Tante war eine kluge Frau.«

Ich wurde das Gefühl nicht los, dass er mich auslachte und verschloss mich noch mehr. »Wir sind aber noch nicht im Himmel.«

»Wofür du das beste Beispiel bist!«

An diesem Abend verließ ich ihn ohne Gottes Segen.

Ich breche mein Schweigen

Als wäre dieser erste Abend der erste Dominostein eines kunstvoll aufgebauten Parcours gewesen, brach unsere Freundschaft nach und nach immer mehr zusammen. Frederics Zorn über meine Verweigerung hatte etwas Rachsüchtiges. Selbst wenn wir in einer Gruppe nach der Spätschicht beisammenstanden, schien er mich nicht zu bemerken, sondern ließ mir über andere ausrichten, was ich für den nächsten Ministrantendienst zu erledigen hätte.

Immer öfter grübelte ich über den Sinn des Lebens nach. Frederics Vorstellung von der ewigen Glückseligkeit in einem Leben nach dem Tod verselbständigte sich in mir. Wie herrlich müsste ein Leben sein, in dem alles eitel Schmusen und Lieben ist und der Apfel nicht mehr das Sündenzeichen für den Koitus, sondern Symbol der unbefleckten Empfängnis.

Der wahre Sinn des Lebens müsse der Tod sein, phantasierte ich. Leben bedeute Sterben, Tod bedeute Geburt ins wahre Leben. Wie schön wäre das. Ich hatte wenig Ahnung von Geschichte. Im Unterricht passte ich selten auf. Trotzdem erinnerte ich mich dunkel, dass man im Mittelalter geglaubt habe, das Leben sei die Strafe Gottes, das Sterben die Vergebung und der Tod das wahre Leben. Ich wünschte, mir würde so vergeben. Ich wünschte mir zu sterben, und Betrunkensein war ein bisschen wie Sterben.

Auf einem der vielen Hüttenwochenenden, die wir als Ministrantengruppe zusammen im meditativen Bibelgespräch verbrachten, hatten wir den ganzen Tag mit irgendwelchen Psychospielchen, Bibelauslegungen, Andachten und Gebeten verbracht. Zuletzt hatten wir eine Wäscheleine quer durch die

Stube gespannt, und jeder hatte ein Beutelchen mit seinem Namen daran aufgehängt. Dahinein sollte jeder von uns demjenigen einen Zettel mit einer beliebigen Botschaft stecken, dem er etwas mitteilen wollte. Am Ende hatten alle ihre Beutelchen geleert und einander gegenseitig die ihnen zugekommenen Botschaften vorgelesen.

Ich hatte mir das Hirn zermartert, was ich Sinnvolles schreiben könnte, und für fast alle einen Zettel geschrieben. Manche hatten zehn Zettel und mehr bekommen. In meinem Beutel befand sich nur ein einziger. Darauf war ein Huhn. Franziska grinste mich blinzelnd an, als ich es betrachtete. Sie hatte es gut gemeint. Ich versuchte, mich zu freuen.

Die ganze Zeit, während die Wäscheleine gespannt und die Zettel geschrieben wurden, hatte ich Frederic und Estefania beobachtet. Ständig steckten sie die Köpfe zusammen. Immerzu hatten sie etwas zu tuscheln und zu lachen. Ich konnte kaum atmen vor Eifersucht. Inzwischen konnte ich mir eingestehen, dass es dieses Gefühl war. Seit ich mit Tim zusammen war, fiel es mir leichter, meinen Empfindungen Namen zu geben. Vielleicht, weil er mir seine eigenen so oft mitteilte.

Es half nichts, dass ich mir einredete, kein Recht zur Eifersucht zu haben. Ich zwang mich sogar zu beten, während ich ihnen zusah. Es blieben eher Gebetsfetzen. Mein Ich sah zu, wie Estefania über Frederics Jackenärmel streichelte und er sie anlächelte. Bestimmt füßelten sie unter dem Tisch. Ich traute mich nicht, die Tischdecke anzuheben und nachzuschauen. Es war qualvoll.

Ich wollte an Tim denken und steigerte mich in eine Sehnsucht nach ihm hinein, die ich nie nach ihm hatte. Als ich zu weinen begann und Franziska mich fragte, warum, antwortete ich so laut, dass Frederic es hören musste: »Tim fehlt mir so.«

In diesem Moment lachte Frederic auf. Wahrscheinlich hatte Estefania irgendeinen Witz gemacht. Ich bezog das Lachen jedoch auf mich und konnte nicht mehr anders. Ich musste trinken. Bier, Wein, Schnaps, Cola, Rum, Likör, alles durcheinander und alles schnell. Ich wollte nichts mehr sehen, nichts mehr fühlen, nichts mehr denken.

Irgendwann hielt ich es nicht mehr aus in diesem Raum. Unter dem Vorwand, zur Toilette zu gehen, seilte ich mich ab und verkroch mich in meinem Zimmer, um mich meinem Tagebuch anzuvertrauen. Aber wie sollte ich das, was mich so quälte, formulieren?

Der Eintrag dieses Abends steht zwischen Seiten, die ich wenig später mit Klebstoff verschloss. Bei dem Versuch, sie auseinanderzuziehen, riss das Papier. Lediglich dieses Textfragment blieb leserlich:

»Ich habe geheult. So hab ich lange nicht mehr geweint. Ich war echt fertig. Ja, Frederic sagte zu Franziska, dass ich nicht die Einzige wäre, mit der er so was macht. Aber ich hatte es niemals geglaubt. Ich dachte, das war mal vorher oder so. Ich komm mir total verarscht vor. Er sagte zu mir, wir wollen Freunde sein. Ich hab ihm immer alles gesagt. Was sagt er mir? Gar nichts. Ich hab noch nie einen Menschen so gern gehabt. Ich mag ihn so, ich würde alles für ihn tun. Darum bin ich auch immer so eifersüchtig.

Manchmal denke ich aber, dass er mich gar nicht kennt. Redet er mit anderen, schaut er mich nicht mal an, nicht mal grüßen tut er mich. Vielleicht macht das anderen nichts aus. Mir schon, denn ich hab ihn echt gern. Er ist für mich der Einzige. Ich denke jede Stunde an ihn. Ich renne ihm auch richtig nach. Nur kenne ich ihn gar nicht. Entweder er ist wahnsinnig nett zu mir oder alles ist ein Missverständnis und ich bin der größte Simpel.

Warum sagt er mir denn nicht, warum er das tut und was er über mich denkt und wie er fühlt? Was geht in ihm vor? Ich kenne ihn jetzt schon so lang, doch ich weiß von ihm nicht mehr als am Anfang. Damit soll ich zwar zufrieden sein, aber ich mag ihn, und er ist mehr für mich, als er anderen bedeutet. Er ist alles für mich, einfach alles.

Er sagte mal zu mir: «Cora, manchmal versteh ich es nicht mehr.« Ich kapierte nicht, deshalb sagte er: »Dass du so an mir hängst.«

Ich kapier es schon. Auf dieser Welt gab es schon öfter Menschen, die ich gern hatte. Aber er ist der Erste, der mich auch gern hat und wo ich es auch merke. Ich habe niemand so gern wie ihn. Denn so toll kann keiner sein. Er ist so super wie kein anderer Mensch. Er macht mich so glücklich, nur durch sein Lächeln, seine Art und alles.

Er hat mir einen Stein-Spatz geschenkt. Happy! Ich hab dich doch so gern.«

Irgendwann mitten im Schreiben spürte ich mehr, als dass ich es hörte, wie die Zimmertür aufging und Frederic hereintrat. »Was machst du da? Schreibst du etwa Tagebuch?« Er war aufgeregt.

»Ja«, antwortete ich und wandte mich halb liegend zu ihm um. »Seit Assisi. Das weißt du doch.«

Mit einem raschen Schritt beugte er sich zu mir herunter und versuchte, das Buch an sich zu reißen. Doch als er sich bückte, erfasste mich plötzlich eine furchtbare Angst, dass er es mir nicht mehr zurückgeben würde. Hastig warf ich mich darüber und vergrub es unter meinen Armen und dem ganzen Oberkörper. »Nein, das kriegst du nicht. Das geb ich dir nicht. Das gehört mir.«

Frederic starrte mich funkelnd an. »Was schreibst du da auf? Ich muss das wissen! Ist es über mich? Schreibst du da was von uns? Gib es her! Sofort! Ich will das jetzt lesen!«

»Nein!« Ich schrie ihn an. »Nie! Ich gebe es nicht her!«

Dieses Buch war mein Leben. Nur in diesem Buch konnte ich alles ausdrücken, was ich fühlte und erlebte. Nicht einmal mit Franziska konnte ich das. Wenn er mir mein Tagebuch wegnehmen würde, wäre es, als würde er mein Leben auslöschen. Ich konnte es ihm nicht geben.

Wahrscheinlich bekam Frederic Angst, weil ich so schrie. Jedenfalls mäßigte er sich und antwortete betont leise: »Okay. Für heute lassen wir es dabei. Aber wenn wir wirklich Freunde sind, zeigst du es mir. Freundschaft hat mit Vertrauen zu tun. Wenn du mir nicht vertraust, dann…«

Mit einem letzten bösen Blick verließ er den Raum.

Ich weiß nicht, wie lange ich noch zitternd und außer mir vor Angst um mein Tagebuch auf dem Bett gelegen habe, verzweifelt über mein ganzes Leben, in dem es nur dieses Buch gab, dem ich alles anvertrauen konnte.

Als ich mich endlich aufraffte und das Buch in einem sicheren Versteck untergebracht hatte, traf ich wieder im Gemeinschaftsraum ein, als Frederic gerade aufbrach. Er sei müde, meinte er und gähnte demonstrativ.

Ein kurzer Blick in die Runde zeigte mir, dass Estefania bereits verschwunden war. Aufgewühlt und angetrunken wie ich war, überfiel mich nur ein Gedanke: »Die gehen zusammen.« Mir wurde abwechselnd heiß und kalt.

In der Hütte bewohnte Frederic eine Kammer im Untergeschoss. Es war ein ungeschriebenes Gesetz, dass ihn dort niemand zu besuchen hatte. Bisher war es nie vorgekommen, dass jemand dagegen verstieß. Ich war die Erste.

Betrunken genug, um nicht mehr klar zu denken, nicht betrunken genug, um alles zu vergessen, ließ ich mich noch nicht einmal von Franziska zurückhalten, sondern stolperte ihm nach. »Lass mich! Ich muss mit ihm reden!« Ich merkte nicht, wie ängstlich sie hinter mir auf dem Treppenabsatz stehen blieb.

Unten angelangt, riss ich die Tür zu Frederics Kammer auf. Was er in dem Moment machte, weiß ich nicht mehr. Ich war sicher gewesen, dass er mit Estefania zusammen war. Aber er war allein. Egal, es änderte nichts. Ich war nicht mehr ich selbst. Ich fühlte mich wie eine einzige riesige Wunde. Alles, was ich wollte, war, dass Frederic dieser blöden Estefania sagen sollte, dass er mein Freund sei. Meiner, nicht ihrer.

»Was willst du hier?« Frederic fuhr mich wütend an. »Du bist ja betrunken. Was tauchst du hier auf? Was nimmst du dir heraus? Das geht zu weit! Was sollen die anderen von dir denken? Verzieh dich. Hau ab, nach oben!«

Was hatte ich erwartet? Dass er mich umarmen, sich freuen würde, mich zu sehen? Ich glaube, das wünschte ich mir wirklich. Seine Kälte traf mich trotz der Trunkenheit wie ein Blitz. Ich versuchte, mich zu erklären. Doch Frederic war außer sich. Und auf einmal schrie ich zurück.

Ich kann mich nicht mehr erinnern, was ich alles sagte. Franziska meinte, ich hätte mich um Kopf und Kragen geredet und um Frederics gleich mit. Sie habe so schnell wie möglich die Metallgitter geschlossen, mit denen die Heizungsschächte verkleidet waren, durch die die Heizwärme aus dem Ofen im Keller bis unter das Hüttendach aufstieg. Diese Schächte wirkten wie Sprechfunk. Man brauchte nur hineinzurufen, um sich von Stockwerk zu Stockwerk zu verständigen.

Trotz der geschlossenen Gitter hörten die über uns im Gemeinschaftsraum Sitzenden aber wohl jedes Wort. Je beruhigender Frederic sich gab, desto wilder kreischte ich. Dann, urplötzlich, war Ruhe.

Als sie jemanden aussandten, der vorsichtig nachschauen sollte, was denn in mich gefahren und mit mir los sei, fanden sie mich schluchzend in Frederics Armen liegen.

»Sie ist betrunken.«

Das sahen die anderen auch.

Fanal

Wahrscheinlich werde ich nie erfahren, wer von den Hüttenmitbewohnern etwas über meinen Streit mit Frederic verriet. Vielleicht war es im Beichtgespräch geschehen. Jedenfalls schlug die Falle zu, als ich das nächste Mal ins Pfarrhaus kam.

Anstatt mir persönlich seine Zimmertür zu öffnen, rief Frederic nur: »Herein!«

Der Tag war trüb und regnerisch gewesen, die Dämmerung früher angebrochen. Normalerweise hätte das Licht im Zimmer brennen müssen, doch Frederic saß im Halbdunkel. Was sage ich, sitzen. Er hing vornübergeneigt auf einem Stuhl, die Arme baumelten rechts und links herunter. Eine Flasche Cognac in der Hand starrte er mich von unten herauf aus angsterfüllten, glasigen Augen an. »Du? Was willst du von mir?«

Ich verstand ihn kaum. Er lallte. Er schien vollkommen betrunken.

Unsicher trat ich näher. »Ich will dich besuchen. Du hast mich doch eingeladen. Ich sollte kommen. Da bin ich. Frederic, ist alles okay mit dir? Ist was passiert?«

»Passiert?« Er lachte seltsam, erhob sich schwerfällig von seinem Stuhl und kam mir entgegen. »Ich hab Sorgen, verstehst du? Ich häng mich noch auf.«

Sofort fiel mir mein Tagebuch ein. Regte er sich deshalb etwa immer noch auf? Hatte er deshalb solche Angst? War er darum stockbetrunken?

Ich hatte es mitgebracht. Er sollte es lesen. Von mir aus sollte er es behalten. Er sollte damit machen, was er wollte. Wenn er sich nur nicht aufhängte. In Panik riss ich das Buch aus meiner Schultasche und hielt es ihm hin. »Da, du kannst es ja haben. Ich hab das neulich doch gar nicht so gemeint. Hier! Nimm es! Hier!«

Er schob meine Hand mitsamt dem Tagebuch weg und zog mich wild und ungestüm zu sich auf seinen Schoß. »Was soll ich mit dem Buch, wenn ich dich will?«

Er weinte. Oh, Gott, er weinte!

Ich hielt ihn umschlungen und streichelte sein Gesicht und ließ ihn zu mir und an mich und wehrte mich erst, als sein Griff grob wurde und mir weh tat und sein Atem in ein abgehacktes Keuchen überging und wir vom Stuhl fielen und ich irgendwann unter ihm auf dem Boden lag und er sich auf mich und in mich zwängte und drängte und mir weh tat und ich mich schreiend unter ihm wand und wand und nur weg wollte und nicht mehr loskam und nichts mehr fühlte als Angst, Angst, Angst wie niemals zuvor.

Dieses grauenvolle Bild, wie ich in Angst und Schmerzen unter Frederic auf dem Fußboden liege, ist mir unvergesslich. Obwohl ich diese Szene in die tiefsten Tiefen meiner Seele verdrängt habe, kehrte sie tausendfach in meinen Träumen wieder.

Das Kind in mir fragt noch immer: »Was war das? Was hat er mit mir gemacht?« Und die Erwachsene von heute erträgt es immer noch nicht, es Vergewaltigung zu nennen.

Verrat

Mein nächster Erinnerungs-Spot setzt auf der Treppe im Pfarrhaus ein, als ich zerzaust und zerdrückt aus Frederics Zimmer floh und gegen Max Dobel stieß, den ich nicht bemerkt hatte. Max Dobel war unser neuer Kaplan. Er war kurz vor dem Hüttenwochenende, an dem Frederic mir mein Tagebuch entreißen wollte, in unserer Pfarrei eingetroffen. Dürr, semmelblond und sommersprossig, mit einem Adamsapfel, der an seinem schmächtigen Hals beim Sprechen auf und ab hüpfte, wurde er uns von Pfarrer Punktum und Frederic als der Dritte im Bunde vorgestellt. Künftig sollte er sich der kompletten Ministrantengruppe annehmen und unseren Vikar für andere kirchliche Aufgabenbereiche freistellen.

Bei den jüngsten Buben aus der Ministrantengruppe kam der Neue spontan gut an. Sie fanden ihn toll, weil er mit ihnen

Fußball spielte, ins Schwimmbad ging und auch mal bei den Pfadfindern gewesen war. Alles Aktivitäten, für die Frederic nicht zu begeistern gewesen war.

Von mir aus sollten die Jungs den Kaplan haben, hatte ich gedacht. Meiner Meinung nach konnte er Frederic nicht das Wasser reichen. Es erschien mir geradezu anmaßend von ihm, unseren Vikar ersetzen zu wollen.

Ich hatte deshalb schon begonnen, Mehrheiten innerhalb unserer Mädchengruppe zu aktivieren, um diesen »Deppen« schnellstens wieder loszuwerden. Die Aktion »Pro-Frederic« hatte begeisterten Anklang gefunden. Wir fühlten uns wie Siegerinnen. Ganz gewiss würden wir uns gegen Pfarrer Punktum durchsetzen und unseren tollen Vikar zurückbekommen.

Als ich ausgerechnet ihn auf der Treppe anrempelte, wäre ich am liebsten im Sturzflug an ihm vorbeigerast. Mein »Grüß Gott!« fiel kurz und unfreundlich aus. Ich wollte nichts wie weg.

Statt mir den Weg freizugeben, hielt er mich jedoch am Arm fest. »Was ist los mir dir, Cora? Ist etwas geschehen? Du siehst ja völlig fertig aus.«

Ein dicker Kloß schob sich in meinen Hals.

»Ist es wegen Frederic? Ich kann dir helfen, Cora.« Der Kaplan blieb stehen, so dass ich mich zu ihm umwenden musste. Seine Augen waren sehr blau und mitleidig. »Du musst dir aber auch helfen lassen.« Immer noch hielt sein Blick mich fest. »Willst du das? Brauchst du Hilfe, Cora? Soll ich dir helfen?«

»Ja.«

Ich antwortete wirklich mit Ja.

Ich glaube, ich weinte nicht einmal, als ich dem Kaplan folgte und ihm in seinem Zimmer alles anvertraute, was mir mit Frederic widerfahren war.

Max Dobels dunkel dezente Kleidung, sein still gesammeltes Lauschen, seine gefalteten Hände auf dem Tisch, die mich nicht berührten, sein ganzes Auftreten, alles entsprach so vollkommen der Stimmung, die eine Beichtstunde kennzeichnet, dass meine Beichte so selbstverständlich geschah wie das Atmen.

Ich fühlte mich nur müde, als er mich mit der vertrauten Formel der Lossprechung: »Gehe hin in Frieden und sündige fortan nicht mehr« entließ.

Frederic habe ich seit jenem Tag niemals mehr gesehen. Zu Hause war ich in einem Nervenfieber zusammengebrochen. Als ich Wochen später erstmals wieder zur Schule und zur Frühschicht kam, erfuhr ich, dass unser Vikar in der Kirchenhierarchie befördert und als eigenständiger Pfarrer in eine andere Pfarrei im Bayerischen versetzt worden war. Die Gemeinde hatte ihn in einem feierlichen Akt verabschiedet.

Pläne versinken. Zukunft verschwimmt.

Als Erstes legte ich mir ein neues Tagebuch zu. Frederics Kettchen mit dem Kreuzanhänger, das ich früher Tag und Nacht getragen hatte, verschwand im Nirgendwo. Das große »F«, das ich mir mit Tinte zum ewigen Gedenken an seinen Namen in die Handfläche gestochen hatte, verblasste. Und die »Heiligtümer« seiner Geschenke, die er mir im Laufe der Zeit verehrt hatte, verschwanden aus meinem Zimmer.

Schweigend hatte ich sie zu meinem Vater in den Garten gebracht, wo er ein Feuer unterhielt, um den Heckenschnitt zu verbrennen. Ebenso stumm hatte er die fromm anzusehenden Kerzen, das Holzkreuz, allerlei Heiligenbildchen und anderen scheinbar unbedeutenden Tand entgegengenommen. Als die Kerzen schmolzen, stiegen dünne schwarze Rauchwölkchen aus dem Feuer. Es sah aus wie Trauerflor. Ich wandte mich ab.

»Da hast du was!«, brummte mein Vater. Er hielt mir ein Taschentuch hin. »Der Rauch beißt in den Augen, gell?«

Ich nickte.

Was blieb, waren meine ständigen Bauchschmerzen, meine Todessehnsucht, der Alkohol und die Zigaretten, die Erinnerungen an etwas, von dem ich nur wusste, dass es Sünde gewesen war, die Albträume, in denen die vielen, vielen »innigen Gespräche« und meine letzte Begegnung mit Frederic lebendig zu werden schienen, und die Tabletten, die ich immer mal wieder zu reichlich, doch nie reichlich genug nahm. Und natürlich die Kirche und die Jungs, mit denen ich mich manchmal einließ, weil ich nur so demonstrieren konnte, dass Frederic für mich keine Träne wert und passé war.

Meinen ohnmächtigen Verlustschmerz drückte ich in meinem neuen Tagebuch vor allem in Gedichten aus, die ich aus Zeitungen und bebilderten Versbüchlein auflas. Clemens Schaub gab mir viel. Ich fühlte mich, als habe er mir die Worte mitten aus der Seele geraubt, als er schrieb:

»Ich kann nur noch weinen. Ich liege am Boden. Mein Körper krümmt sich vor Schmerz. Hilflosigkeit kriecht in mir hoch. Pläne versinken. Zukunft verschwimmt. Es bricht alles zusammen.«

Wie seine Verzweifelte, hatte ich »den Weg verloren« und blieb »im Dreck« liegen, zu kraftlos zum Aufstehen, zu tränenleer zum Weinen.

Max Dobel, der neue Kaplan, blieb mir trotz des Vertrauens, das sich in mir zu ihm aufgebaut hatte, vom Leib. Wir konnten zusammen lachen und Blödsinn machen, aber da waren keine seltsamen Blicke oder Fragen und keine Einladungen auf sein Zimmer und schon gar kein Alkohol. Obwohl er nett zu uns war, verhielt Max sich gegenüber uns Mädchen in der Ministrantengruppe eher reserviert und hielt es lieber mit den Jungen, mit denen er herumalberte und viel Spaß hatte.

Am Ende des Jahres fand ich ihn sehr sympathisch und bedauerte, dass er nun zur Universität ging, um seinen Doktor zu machen, und nebenbei in einer anderen Pfarrei für die Jungenarbeit eingesetzt wurde. Aber eine besondere Rolle hatte er in meinem Leben nicht gespielt. Das Einzige, was mir nach seinem Abschied manchmal fehlte, waren unsere Motorradausflüge, auf die er mich so gern mitgenommen hat, weil ich mich ohne Angst in die Kurven legte und vor Begeisterung juchzte, wenn er mit mir »wie die gesengte Sau« über unsere kurvenreichen Schwarzwaldhöhenstraßen donnerte.

Mit Maxens Abschied war nach diesem Jahr auch meine letzte Verbindung zu Frederic gekappt. Nun wusste außer Franziska niemand mehr, was wirklich zwischen ihm und mir gewesen war. Das brachte weiteren Abstand zu ihm. Ich atmete ein wenig auf.

Nur in meinen Träumen erlebte ich Frederic und unser Zusammensein wieder und wieder. Zu meinem schlechten Gewissen wegen der Sündhaftigkeit unserer verbotenen Freundschaft kam die Gewissensqual hinzu, dass ich vielleicht wie

Judas an ihm gehandelt hätte. Kein Tag, an dem ich mich nicht an das schicksalhafte Zusammentreffen mit dem neuen Kaplan erinnerte, mich beichten hörte und in stundenlangen gedanklichen Umformulierungen meine Aussagen variierte, als stünde das Geschehene noch zur Disposition und könnte abgewandelt oder gar ungeschehen gemacht werden.

Jammer überschwemmte mich, weil ich Frederic, weil ich uns verraten hatte. Zorn brodelte in mir, weil ich es nicht früher getan hatte. Versagensängste bedrückten mich, weil ich nicht wusste, wieso ich Gefühle nicht klar erkennen konnte und wie ich dies in Zukunft ändern sollte.

Selbsthass mischte sich darunter, weil ich zu blöd schien und mir »so etwas« widerfahren konnte, weil ich es nicht hatte verhindern können, weil ich es zugelassen hatte. Misstrauen gegenüber mir selbst und den Gefühlen, die andere mir entgegenzubringen schienen, zerstörte mein ohnehin noch kindlich unfertiges Selbstvertrauen und meine Bereitschaft, mich spontan auf andere einzulassen.

Trauer, Resignation und Aufbegehren schüttelten mich, weil ich anscheinend auch dann nicht würdig schien, ehrlich und wahrhaftig geliebt zu werden, wenn ich alles dafür tat und selbst die größte, aufopfernde Liebe schenkte.

Wie unsagbar ersehnte ich mir einen Menschen, der für mich da wäre. Doch wenn selbst meine eigene Mutter, wenn sogar Frederic dies nicht vermocht hatten, wer würde dann jemals meinen größten Wunsch erfüllen können?

Obwohl ich mich bemühte, nicht an Frederic zu denken, konnte es unvermittelt geschehen, dass seine Augen vor mir auftauchten, diese angstgeweiteten, glasigen Augen, seine Tränen.

Wortsilben, der Tonfall irgendeiner Stimme, ein Blätterrascheln im Wind, der Geruch von Cognac oder Mottenpulver, alles konnte mich wie aus der Wirklichkeit fortfegen. Dann hörte ich sein »Ich häng mich noch auf!« und sah ihn vor mir in einem Baum am Strick und mich wie Maria Magdalena darunter knien. Meine Schuld, alles schien meine Schuld zu sein. Damals wusste ich es ja noch nicht besser.

So verzweifelte ich in der einen Minute, weil meine Freundschaft mit Frederic vorbei war, und verzagte in der nächsten, weil sie je begonnen hatte. Ich hasste ihn und mich und litt daran, ihn zu hassen. Ich litt so unendlich an mir. Es war alles nur schrecklich.

Selbstverständlich wurde auch dieser Sturm der Gefühle hinter der Kulisse der coolen, souveränen Cora verborgen. Wahrscheinlich hätte man mich trotzdem entlarven können, hätte sich jemand die Mühe gemacht, mit herzlichem Interesse und verständnisvollen Fragen auf mich zuzugehen. Ich empfand mich oft wie einen Kugelfisch, der sich vor Angst bis schier zum Platzen aufgeblasen hatte und nur ein wenig Ruhe, Sicherheit brauchte, um seine wahre, kleine Gestalt anzunehmen. Doch niemand war da, der mir die Zuversicht geschenkt hätte, dass ich in meinem tatsächlichen Wesen angenommen und aufgefangen würde, wenn ich mich in seine Arme fallen lassen würde.

Einzig Franziska wusste, wie mir zumute war. Aber so ganz erfasste wohl nicht einmal sie, wie sterbensmüde ich inmitten des Wirbels war, den meine Ruhelosigkeit erzeugte.

Manchmal drangen zwar ein paar Informationen über unseren tollen Vikar zu uns in den Ort vor. Noch immer bewunderte ihn jeder. Doch ich wollte nichts davon wissen. Ich bekam Herzrasen, sobald ich nur seinen Namen hörte oder jemand sagte, er würde demnächst einmal zu Pfarrer Punktum und in die Gemeinde zu Besuch kommen. Ich war mir sicher, auf der Stelle tot umfallen zu müssen, sollte ich ihm nochmals begegnen. Noch heute habe ich dieses Gefühl und erschrecke bis ins Mark, wenn ich in der Menschenmenge jemanden sehe, dessen Hinterkopf, Schulterhaltung, Kopfdrehung oder Gestik mich auch nur ansatzweise an Frederic erinnert. Ich könnte es auch heute noch nicht aushalten, ihn zu sehen.

Therapieversuch

Obwohl ich meinen Eltern nie sagen werde, was ich als Kind im vermeintlich heiligen Schoß der Kirche erlebt habe, kann ich vor mir selbst bereits seit einigen Jahren dazu stehen, dass ich ein Kindesmissbrauchsopfer bin und der Täter ausgerechnet ein Mann Gottes war, dem ich bedingungslos vertraut und gehorcht, den ich aus unschuldigem Herzen heraus liebgehabt und über alle Maßen verehrt habe.

Die Erfahrung dieses Missbrauchs ist wie ein Kaleidoskop. Wie immer ich sie betrachte, drehe, schüttele, sie bleibt ein Splitterwerk aus sich wandelnden Gefühlen, Erinnerungen, Ereignissen. Im Tunnelblick gefangen und auf meine eigene Schuld fixiert, formierten sich diese Erinnerungssplitter, während ich sie ständig mehr zergrübelte zu immer wieder neuen, unbeständigen Bildern.

Erst Informationen, die ich in meinem Beruf als Sozialpädagogin über das Problemfeld sexueller Gewalt erhielt, trugen dazu bei, die Tat an sich im Kopf zu erfassen und dem, was ich durchgemacht hatte, einen Namen geben zu können. Bücher über sexuellen Kindesmissbrauch halfen mir weiter, mich selbst im Vergleich mit anderen Betroffenen einordnen zu können. Eines von ihnen, »Monika B. Ich bin nicht mehr eure Tochter«, brachte mich erstmals mit Karin Jäckel in Kontakt. Es tat mir wohl, in meinem Elend endlich nicht mehr so einsam, so singulär zu sein.

Im ersten Semester meines Studiums der Sozialpädagogik nahm ich eine Therapie in Anspruch, um den Albtraum meiner Kindheit aufzuarbeiten.

Da ich unter keinen Umständen wollte, dass meine Eltern etwas von meinen Schwierigkeiten erfahren würden, ließ ich mir diese Therapie nicht durch einen Arzt verschreiben, sondern zahlte sie aus eigener Tasche. Vielleicht war mein Therapeut deshalb nicht erste Wahl. Jedenfalls begriff er nicht allzu viel von dem, was mit mir los war.

Ich hatte erwartet, mit Hilfe meines Therapeuten die Frage klären zu können, ob Frederic das Recht hatte, sich vor Gott als der arme, unschuldig von mir, einem Kind, verführte Adam zu geben. Ob er wirklich von mir verführt worden war, wie er behauptet hatte. Ob ich die Schuldige war.

Wir dringend wünschte ich mir in den ersten Jahren dieser Therapie ein Bekenntnis von Frederic, dass er mich sexuell missbraucht hatte. Und wie glücklich war ich, als mein Therapeut eines Tages vorschlug, ich solle ihm einen Brief schreiben und ihn fragen, was ich wissen wollte.

Selbst konnte ich diesen Brief nicht verfassen. Es war mir ebenso unmöglich, Frederic jetzt Fragen zu stellen, wie ihm damals auf seine Fragen zu antworten. Die Panik nahm mir den Atem, sobald ich zum Stift griff, um das, was zwischen uns geschehen war, konkret zu benennen.

Mein Therapeut erschien mir wie ein Engel, als er sich anbot, mir diesen Brief vorzuformulieren. Auf der Maschine getippt und von mir unterschrieben, würde es aussehen, als hätte ich ihn allein geschrieben.

Als der Brief endlich im Kasten lag, hätte ich ihn am liebsten wieder herausgefischt, so sehr quälte mich die Angst vor der Antwort. Gleichzeitig sehnte ich mich unendlich danach, dass Frederic einmal, dieses eine und letzte Mal, sein Wort wahr machen und ganz für mich da sein und mich annehmen sollte, wie ich war, und mich durch sein Bekenntnis der Schuld von dem mir unerträglichen Stigma »Du bist irgendwie verkehrt« erlösen würde.

Nicht ich hatte mich verkehrt verhalten. Er hatte sich verkehrt verhalten. Nicht ich hatte ihn verführt, sondern er mich. Einmal im Leben wollte ich das von ihm gesagt, geschrieben bekommen. Einmal wollte ich es wissen und etwas von ihm in der Hand haben, das ich wieder und wieder lesen könnte, wenn die Dämonen der Kindheit und des Missbrauchs nach mir griffen.

Frederics Antwort klang lapidar. »Es hat nie einen sexuellen Kindesmissbrauch gegeben. Ich habe meine Sicht der Dinge. Frau O. hat die ihre.«

Dass er sich sexuell an mir erregte und abreagierte, dass er mich benutzte und beschmutzte, dass er mich sexuell missbrauchte, all das geschah nach seinem Verständnis wohl so unfreiwillig und unschuldig wie unwillkürliche nächtliche Samenergüsse.

Frederics Satz traf mich, als hätte eine Sturmböe mein Ich entwurzelt, als läge jedes Würzelchen, das mich im Leben hielt und gefestigt hatte, haltlos im Nirgendwo. Mit einem einzigen Satz hatte er meine Erinnerung, meine Wahrnehmung, mein Wissen, meine Glaubwürdigkeit, meine Gefühle, einfach alles für »irgendwie verkehrt« erklärt.

Wenn Wahrheit war, was er sagte, und gleichermaßen Wahrheit war, was ich sagte, gab es keine wahre, keine »irgendwie richtige« Wahrheit. Dann gab es nichts, was ich ihm vorwerfen durfte. Dann war alles, was ich für wahr ansah, in seiner Wahrheit Lüge. Wie seine wahre Freundschaft war seine Wahrheit mit anderen wahren Inhalten gefüllt als die meinen.

Während mein Therapeut mit Frederics Wahrheit den Schlussstrich unter meine Wahrheitsfindung gezogen sah, geriet meine Seele erst richtig ins Trudeln. Verzweifelt krallte ich mich an diesem Therapeuten fest und warf ein kleines Vermögen dafür aus dem Fenster, dass er mir lange predigtartige Sermone hielt, wenn ich zu ihm kam.

Ich hatte von anderen Therapie-Erfahrenen gehört, dass ihr Therapeut sich selbst zurückhielt und seine Unterstützung darin bewies, dass er quasi Hilfe zur Selbsthilfe leistete. Manchmal sei man ohne ein Wort gesprochen zu haben aus der Praxis gegangen. Von einer solchen Therapie konnte ich nicht berichten.

Mein Therapeut hörte sich meine kargen Mitteilungen an, die sich niemals konkret mit dem sexuellen Missbrauch befassten, unter dessen Folgen ich litt. Er fragte nichts. Er animierte mich nicht zum Nachdenken und Erzählen. Stattdessen ließ er Worte und Sätze aus seinem Innern über mich strömen, die ich selten verstand, jedoch als beruhigend und angenehm einschläfernd empfand.

Sooft ich die Praxis verließ, wusste ich zwar nicht, ob oder was genau ich jetzt an Hilfestellung für mein Geld erhalten hatte, fühlte mich aber wahrgenommen.

Als Notfalltherapie oder zum besseren Einschlafen, denn ich hatte Albträume und wanderte in der Nacht durch meine Wohnung, erhielt ich eines Tages eine besprochene Tonkassette, auf der mein Therapeut ganz ähnlich sprach, wie ich das von unseren Sitzungen gewohnt war.

Während der Recherchezeit zu diesem Buch hörte ich mir diesen Tonträger nochmals an und fühlte mich augenblicklich wie in eine der vergangenen Original-Therapiestunden zurückversetzt.

Es ist schwer, die in einem näselnden Leierton gesprochenen Worte zu verstehen und einen Sinn darin zu erkennen. Manches erscheint zunächst schlicht als absurder Unfug. Viele Sätze bleiben unvollendet hängen. Immer wieder hört man den Therapeuten genüsslich schmatzend an seiner Zigarette saugen und kraftvoll den Rauch ausstoßen. Dazwischen trinkt er schlürfend aus einem Glas, das er anschließend klappernd auf dem Tisch absetzt. Dann stößt er ein kleines, tief aus dem Magen auftauchendes »Ah!« aus und zündet sich eine neue Zigarette an. Hinzu kommen all die Geräusche, die entstehen, wenn man die verschnupfte Nase hochzieht oder einen Frosch im Hals hat, den man gern herausräuspern möchte.

Das Erstaunliche ist, dass ich heute bei angestrengtem Zuhören den mir ursprünglich völlig unverständlichen Text sogar verstehe.

Nie zuvor habe ich begriffen, dass er mir während der gesamten Therapiezeit ganz eindeutig auf seine einlullende Art suggerieren wollte, dass ich meinen Leib und damit meine Identität als Frau anzunehmen und mich daher auf die Einnistung einer Eizelle einzustimmen habe.

Zu diesem Zweck führt er singsangend aus, wie ich vorzugehen hätte, um meine Fruchtbarkeit in ihrer Gesamtheit zu erwecken. Geradezu flehentlich bittend legt er mir nahe, auf meine Eizelle einzuwirken, damit sie reifen und bereit werden wollen möge, ihre feinstoffliche und grobstoffliche sowie ihre geistige Aufgabe im Kleinen wie im Großen zu erfüllen. Alsdann solle ich meine reife Eizelle bitten, in ihrer feinstofflichen und grobstofflichen, fein- und grobgeistigen, wahren Materie millimetergenau auf dem von meinem Therapeuten beschriebenen Weg in meine Gebärmutter zu fallen, sich dort einzunisten und alsbald teilen zu lassen.

Auf dem Weg zur Erweckung meiner Fruchtbarkeit müsse ich notwendigerweise alle meine äußeren und inneren Grob- und Feinstofflichkeiten wie Organe und Muskelfasern an bestimmten Knochenstrukturen aufsuchen und um ihre Mithilfe bitten. Besondere Reiseziele in der inneren und äußeren Wirklichkeit meiner Gesamtheit sollten die einzelnen Blutsauerstoff tragenden und abgebenden Blutstropfen sein sowie meine von der Gesamtstofflichkeit meiner Mutter und der Gesamtstofflichkeit meines Vater stammenden Gene. Ganz wichtig sei schließlich die Aktivierung der Feuchtigkeit regulierenden Zellen meiner Scheideninnen- und Scheidenaußenwand, meiner Eierstöcke links und meiner Eierstöcke rechts, jeder einzelnen befruchtungsreifen Eizelle links und jeder einzelnen befruchtungsreifen Eizelle rechts und was es sonst noch als Körperbausteine geben mag.

Wäre es möglich, einem Buch eine Tonspur beizugeben, würde ich Sie, liebe Leserin und lieber Leser, gern am Genuss dieser phantastischen Reise in die Körperwelten teilhaben lassen.

Während meiner Therapie hat die innere und äußere Stofflichkeit meiner Ohrmuscheln in ihrer Gesamtheit der feinstofflichen Zellen des Trommelfells wohl aber kein ausreichendes Tremolo im Inneren meiner Eizellen erzeugt. Eine Einnistung der Eizelle fand nicht statt. Vermutlich sah sie keinen Sinn darin, da ich zu diesem Zeitpunkt weder jemanden hatte, dessen Geliebte ich werden wollte, noch den Wunsch nach einem Kind verspürte.

Anscheinend ging meinem Therapeuten weder stofflich noch geistig auf, dass ich zu ihm kam, weil ich inmitten meiner Mitstudenten so bitter einsam war, dass ich mir Zeit und Aufmerksamkeit von einem wildfremden Menschen kaufen musste, um wenigstens manchmal die Illusion zu haben, es gäbe jemanden, der für mich da sei.

Gedankengift

Die Therapiestunden hatten mir nicht geholfen, meine Erfahrungen mit Frederic zu bewältigen. Meine Eltern durften es nicht wissen. Auch mit anderen Menschen konnte ich nicht darüber reden. Mein Tagebuch antwortete nicht auf meine Fragen. Aber ich brauchte Antworten.

Ich fand sie in Büchern. Zu erfahren, dass Kinder nicht die aktive Rolle haben und die Täter verführen, sondern passive

Opfer sind, die von ihren Peinigern verführt werden, war eine Erlösung.

Doch das Gedankengift, das Frederic meiner Seele zugeführt hatte, ließ mich keinen klaren Gedanken fassen. Wenn ich zu verstehen versuche, warum alles geschah, höre ich seine Stimme, und es stellt sich seine Wahrheit neben meine Wahrheit.

»Hatte er nicht recht?«, fragt es dann in mir. »Kam ich nicht immer freiwillig zu ihm? Wollte nicht ich, dass er mein Freund sei?«

»Ja«, sage ich, »und abermals ja. Aber den Sex, das ist gewiss, den wollte ich nicht. Den wollte er. Nur er.«

»Und ich?«, fragt es weiter. »Warum floh ich nicht? Warum zeigte ich ihn nicht an? Warum kam ich wieder? Trotz alledem immer wieder?«

»Weil ich ihn aus vollstem Herzen verehrte«, antworte ich mir selbst. »Weil ich nicht den geringsten Zweifel an seiner erhabenen Richtigkeit hatte. Weil ich spürte, dass er mich brauchte. Weil ich ihn glücklich machen wollte. Weil er ein Mann Gottes war und auch die heilige Mutter Maria sich Gott hingab, ohne ihn sexuell zu begehren.«

Ich erschrecke vor mir, weil ich einen Vergleich zur Mutter Gottes wage. Ich stelle mich nicht mit ihr auf eine Stufe. Nein! Aber es sind seine Worte. So erklärte er mir den Unsinn des Zölibats. Nicht einmal Gott hätte keusch gelebt, sondern eine Frau geliebt und ein Kind mit ihr gezeugt.

Als Kind hatte ich nicht verstanden, was Frederic meinte. Ich tat, was er von mir wünschte. Fraglos. Widerstandslos. Und ich tat es, weil ich wusste, dass ich diesen Mann, diesen mir so unersetzbaren Freund, verlieren würde, wenn ich nicht gehorchte. Ich wollte ihn nicht verlieren. Er war mir wichtiger als ich selbst. Ich wäre für ihn gestorben, wenn er es von mir gewollt hätte.

Wenn Frederics Blicke auf mir ruhten, war mir, als sei ich zum ersten Mal wahrgenommen worden. Als er mich nach meinen Erlebnissen, Problemen, Gedanken, Sehnsüchten, Freuden und Freundschaften fragte, war ich so dankbar. Endlich, so schien es, war ich einem Menschen wichtig. Als er mir vor allen anderen Mädchen seine Zeit schenkte, fühlte ich mich endlich »richtig«.

Niemals hatte mich jemand so glücklich gemacht.

Ich gab ihm meine Seele und ließ ihm meinen Körper, weil es Frederics Wunsch und Bedürfnis war und ich merkte, dass es ihn glücklich machte.

Ich habe Angst, weil Frederic mich gelehrt hat, dass meine Würde, mein Wille und mein Körper antastbar sind, ja, dass sie vollkommen manipuliert und benutzbar gemacht werden können. Seitdem lebe ich ständig in Angst, dass dies jederzeit wieder geschehen könnte.

Liebe ich wirklich, wenn ich mich verliebe? Werde ich wahrhaftig wiedergeliebt? Oder werde ich nur manipuliert, verführt, letztlich um die wahre Liebe betrogen und abermals nur ausgenutzt? Selbstzweifel machen meine Seele mürbe wie eine gesplitterte Verbundglasscheibe.

Diese Fragen, diese Angst, diese Zweifel sind das Gift des Missbrauchs.

Wie wäre ich geworden, wenn …

Zweifellos haben Frederic, der gottgeweihte Vikar, und sein sexueller Missbrauch mein Leben von Grund auf verändert. Das spüre ich. An jedem einzelnen Tag.

Oftmals bin ich traurig, weil ich mich gern erlebt hätte, wie ich ohne diese Erfahrung geworden wäre. Wie es wohl wäre, meine schöne Wohnung, mein ganzes Leben mit einem geliebten, mich liebenden und achtenden Mann zu teilen? Wie würde ich mich fühlen, könnte ich ohne Albträume schlafen? Wie empfände ich es, würde ich mich angstfrei auf eine Liebe einlassen können, ohne das Gefühl, mich und mein Ich dabei aufgeben zu müssen? Welche Ausstrahlung hätte ich, könnte ich mir und anderen unbeschwert vertrauen und mit mir selbst im Einklang sein?

Vielleicht hätte ich eine eigene Familie, Kinder. Vielleicht wäre ich nicht unheilbar krank geworden, sondern würde jedes Jahr gesund und glücklich mit Mann und Maus in Urlaub fahren, den ich allein so schwer ertrage. Vielleicht wäre ich auf eine Weise gelassen, die ganz in meinem Inneren wurzelt, gelassen und glücklich. All das habe ich nie kennen gelernt und werde es wohl bis an mein Lebensende nicht kennen lernen.

Wenn ich mich im Spiegel betrachte oder mit anderen zusammen bin, suche ich stets nach dem Menschen hinter dem Menschen. Manchmal gibt es auch Tage, an denen ich das Gefühl habe, mich mit allem, was ich erlebt habe, annehmen zu dürfen. Das sind vor allem die Tage, an denen ich aus den verschiedensten Gründen erfahre, dass ich geliebt werde, weil ich bin, wie ich bin: empfindsam, mitfühlend, zugewandt, gut im Zuhören und um Lösungen bemüht. Eigenschaften, die ich vielleicht nur deshalb besitze, weil das Leid mich geläutert hat. Die mir entgegengebrachte Liebe versöhnt mich bei solchen Gelegenheiten mit mir selbst. Sie gibt mir das Gefühl, liebenswert im Sinne von »Liebe wert« zu sein. Das ist wunderschön.

Es gibt aber auch die anderen Tage, an denen ich mir die Maske des sexuellen Kindesmissbrauchs herunterreißen möchte, um dahinter die heile, unversehrte Persönlichkeit der Cora O. zu finden. Tage, an denen ich mein Leben am liebsten wegwerfen will und mich mit Unmengen Zigaretten und Wein im Bett verkrieche, um endlich, endlich nicht mehr denken, nicht mehr fühlen, nicht mehr sein zu müssen.

Ein Kind durch sexuellen Missbrauch zu verletzen ist eine furchtbare Straftat, die meiner Meinung nach viel zu milde geahndet wird, wenn man des Täters oder der Täterin denn überhaupt habhaft wird und sie überführen kann. Ein solcher Missbrauch wird auch nicht dadurch weniger schlimm, wenn ein Mann Gottes ihn begeht, der seinem Opfer und sich selbst nach der Tat die Beichte abnimmt und beiden mit Gottes Segen die Absolution erteilt.

Die Seele eines sexuell missbrauchten Kindes gerät für immer aus der Balance. Das zerstörte Selbstwertgefühl brodelt wie ein Geysir, dessen Ausbruch jedes Mal Fontänen aus Lebensangst, Eifersucht, Verlustangst und Selbstzweifel an die Oberfläche befördert.

Nach den Erlebnissen mit Frederic lag mein Ich in Trümmern. Manchmal gab es einen Mann in meinem Leben, mit dem ich mir vorstellen konnte, glücklich zu werden. Doch kaum war ich mit ihm zusammen, geriet ich wieder in diese – wie soll ich es bezeichnen ? – diese »Zustände«.

Dann zum Beispiel, wenn seine Hand über meinen Körper strich und ich von einer Sekunde zur anderen innerlich eiskalt wurde. Alles, jedes Glied an mir zitterte dann nur noch, mein Herz schlug bis in den Kopf, dass ich meinte, es müsse meinen

Schädel sprengen. Blankes Entsetzen breitete sich in mir aus. Ich konnte dann diese Hand nicht mehr ertragen, dieses Streicheln, Befingern. Ich konnte nicht mehr, gar nichts ging mehr, und ich hasste mich. Gott, wie sehr! Was war bloß mit mir los?

»Immer wieder dieses verdammte Durchdrehen!«, beschimpfte ich mich. Immer wieder dieses Weinen, dieses Wegstoßen des anderen, die Entschuldigungen und Beteuerungen, dass es nicht an ihm liege, dass er nichts dafür könne, nichts verkehrt gemacht habe, ganz toll sei. Der frustrierte Gesichtsausdruck meines Partners dann, dieses unecht wirkende Verständnis, dieses im Begehren enttäuschte Akzeptieren, diese mühsame Nachsicht mit mir als einer, die »irgendwie verkehrt« war. Jedes Mal hätte ich schreiend die Wände hochgehen mögen.

Würde ich jemals einen Mann lieben, ohne Frederics Gesicht vor Augen zu haben, ohne seine Hand durch die eines anderen zu spüren, ohne diesen Schmerz, diese Angst, diesen Ekel, diesen Hass auf mich?

Ein Wort für Franziska

Mein Halt, meine Zuflucht, mein Trost, all das war mir Franziska, meine beste Freundin aus Kindertagen, die als einziger Mensch von Anfang an wusste, was mir widerfahren war und dennoch an mich glaubte und zu mir stand. Ohne sie… – ich weiß nicht, was aus mir geworden wäre.

Sie lebte mir vor, dass Freundschaft und Liebe wahrhaftig und selbstlos, ohne einen Gegenwert zu fordern gelebt werden können. Durch ihr Verhalten bewies sie mir, dass Vertrauen und Treue wertvoll sind und auch ich mich darauf verlassen durfte. Vor allem aber zeigte sie mir, dass ich für sie Cora O. und ihre liebe Freundin blieb, obwohl »das« passiert war.

Weit mehr als meinem Therapeuten verdanke ich Franziska, dass ich gelernt habe, mit mir selber fertig zu werden und mich mit all dem anzunehmen, was mich zu dem machte, was ich bin. Meine Eltern könnten das nicht, dessen bin ich gewiss.

Max Dobel

Als ich mit einundzwanzig Jahren erfuhr, dass unser ehemaliger Kaplan Max Dobel in seiner neuen Pfarrei wegen sexuellen Missbrauchs an vier Jungen angezeigt und zu sechs Jahren Haft verurteilt worden war, fühlte ich mich zur Salzsäule erstarren.

Max, doch nicht unser, mein Max!

»Doch, doch.« Meine Mutter kramte eine Zeitung hervor. Darin stand es schwarz auf weiß. Ohne Namen zwar, nur mit Initialen. Doch es war sein Pfarr-Ort, und auf dem Foto neben dem Text, auf dem er in Handschellen abgeführt wurde, erkannte ich zweifelsfrei sein Gesicht, trotz des breiten Balkens über den Augen.

Das war es also, was er mit den Jungen hatte, mit denen er so gern ins Schwimmbad gegangen war. »Mein Gott!« Fassungslos sank ich auf die Eckbank in der Küche und konnte den Blick nicht von diesem Foto abwenden. Und während ich es anstarrte und das Zeitungsblatt in meiner Hand zitterte, dachte etwas in mir: »Jetzt kann ich ihn haben.«

»Jetzt kann ich ihn haben?« Nachts im Bett geisterte mir der Satz durch den Kopf. »Was sollte das denn heißen? Ich spinne doch wohl total!«

Max in Handschellen zu sehen entsprach dem Bild, das ich mir als Vergeltung für Frederic erträumt hatte, und löste dadurch in meiner kranken Seele wohl eine Übertragung aus.

Folglich verstrickte ich mich schon in diesem ersten Moment in Gefühle für Max, die ihre Wurzeln bei Frederic hatten. Irgendwie wollte ich mit Max fortführen, was ich mit Frederic begonnen hatte.

Für mich war Max durch seine Straftat von seinem himmlischen Thron als gottgeweihter Übermensch gestürzt und zu einem ganz normalen Mann geworden. Frei vom Zölibat und demnächst auch frei von der Tat, für die er im Gefängnis büßte, schien er frei für einen Neuanfang und somit frei für mich.

Da ich nicht ahnte, dass ich seelisch krank war, konnte ich diesen aus dem Unterbewusstsein entspringenden Übertragungsvorgang ohne professionelle Hilfe nicht erkennen. Ich versuchte nur, durch wahre Freundschaft mit Max den Albraum meiner Freundschaft mit Frederic zu ersetzen, und schlitterte ungebremst in die nächste Katastrophe.

Als ich am Morgen nach der Hiobsbotschaft von Maxens Verhaftung wie gerädert aufstand, hatte ich einen Entschluss gefasst. Frederic wie Max hatten Kinder sexuell missbraucht. Beide waren geweihte Priester. Folglich mussten beide ganz ähnliche, wenn nicht identische Motive dafür gehabt haben. Diese wollte ich kennen lernen.

Von Frederic würde ich niemals erfahren, warum er mir das angetan hatte. Niemals würde er mir sagen, ob er mich geliebt oder ob er mich tatsächlich bloß benutzt hatte, um sich sexuell an mir abzureagieren, weil er wusste, dass ich ein Kind war und mich nicht gegen ihn wehren konnte.

Die ganze Zeit über hatte ich mir eingeredet, das alles gar nicht mehr wissen zu wollen. Jetzt auf einmal wurde mir klar: Ich musste dahinterkommen. Ich meinte, nie frei von Frederic und meiner Schuld zu werden, wenn ich es nicht erfahren würde.

Max schien mir der einzige Mensch, der mir jemals würde erklären können, was einen Priester dazu bewegte, Sex mit einem Kind zu haben. Deshalb musste ich mit ihm Kontakt aufnehmen. Ihm zu schreiben schien meine einzige Chance, jemals zu verstehen, was mir durch Frederic widerfahren war.

Ich war gewillt, alles daranzusetzen, sein Vertrauen und seine Freundschaft zu erringen, um mich auf diese Weise durch Max von meinen Missbrauchserfahrungen zu befreien.

Als Gegenleistung würde ich ihn von seinen Missbrauchserfahrungen erlösen. Mit Frederic hatte ich eine falsche Freundschaft erlebt. Mit Max wollte ich wahre Freundschaft schließen. Ich wollte seine echte Freundin sein und es ernst mit ihm meinen.

Da er für Jahre im Gefängnis sitzen musste, würde es zwischen uns keine Sexualität geben, die unsere Freundschaft zerstören könnte.

Irgendwann hatte Frederic einmal zu mir gesagt, auch ein geweihter Mann Gottes habe Sexualität und dürfe Zärtlichkeiten empfangen und Freundschaften pflegen. Es sei ihm durch den Zölibat nur verboten, aus Zärtlichkeit Sex entstehen zu lassen. Deswegen sei Sex ein Fehler, der wegen zwei Minuten Beischlafs die Freundschaft zerstöre. Gott wisse das und verzeihe solche Fehler. Aber sie sollten nicht geschehen.

In meiner Freundschaft mit Max musste ich keine Befürchtungen haben, es könnte zu einem solchen Fehler kommen.

Da war das Gefängnis vor. Folglich würde keiner von uns den anderen zu etwas drängen. Ich wusste, wie Priester sind. Ich kannte das von Frederic. Ich würde die Berührungsängste von Max Frauen gegenüber respektieren und ihm ganz behutsam die Angst davor nehmen.

Wenn ich geduldig genug wäre, würde er erkennen, dass er vor mir keine Angst haben musste und lernen, dass er mir seine Freundschaft, vielleicht sogar seine Liebe schenken durfte. Dann würde er sich nie mehr nur deshalb, weil er nicht wagte, eine Frau zu lieben, an einem Kind vergehen müssen.

Vielleicht brauchte er mich so sehr wie ich ihn, überlegte ich. Vielleicht könnte ich ihn retten und heilen. Ich würde es mir zur Aufgabe machen. Durch Max würde ich mein Leben nochmals zurückholen und von vorn anfangen.

Einen Menschen lieben heißt doch, ihn so zu sehen, wie Gott ihn gemeint hat. Irgendwo hatte ich das gelesen. Ich würde Max so sehen. Ich würde ihn als den Mann sehen, den Gott gemeint und den die Kirche mit ihrem Zölibatsgesetz kaputt und zum widerwärtigen Kindesmissbraucher gemacht hatte. Ich würde ihm die Kraft geben, nie wieder so einen schlimmen Fehler zu begehen.

Mit Max würde es endlich diesen echten Neuanfang einer wunderbaren Freundschaft geben, den Frederic und ich nie erreicht hatten. Es machte mich glücklich, so zu denken. Es tat mir gut.

Meine innere Stimme »Jetzt kann ich ihn haben!« schien mir wie eine Botschaft meines Schutzengels. Oder vielleicht war es auch sein Schutzengel. Es spielte keine Rolle. Was zählte, war, dass ich sie vernommen hatte.

Max zu finden war kein Kunststück. Seine Eltern hatten ihren Sohn oftmals bei uns im Pfarrhaus besucht, wo sie in einer Gästewohnung untergebracht worden waren. Da ich zu dieser Zeit bereits eine wichtigere Position in der kirchlichen Hierarchieordnung der Ministrantinnen hatte, war ich nach Frederics Verschwinden weiterhin oft ins Pfarrhaus gekommen. Es blieb nicht aus, dass ich dort Maxens Eltern traf und er sie mir vorstellte. Ich fand sie nichtssagend, aber ganz nett, und schrieb ihnen gelegentlich eine Ansichtskarte aus unserem schönen Schwarzwald. Daher hatte ich ihre Adresse.

Jetzt benutzte ich sie, um ihnen mein Bedauern wegen des Unglücks auszusprechen, das über den armen Max gekommen sei, und sie zu fragen, wo er denn inhaftiert sei und ob ich ihm schreiben dürfe.

Wenig später erhielt ich den ersten eines schließlich dicken Ordners mit Briefen von Max und geriet in eine Liebesgeschichte so voller Déjà-vu-Erlebnisse, als hätte Frederic sich in Max reinkarniert oder Max sich in Frederic verwandelt. Ich selbst taumelte darin ebenso hilflos und getrieben umher wie das Kind, das ich einmal war, und erkannte die Parallelen erst Jahre später, als ich mir endlich Hilfe holen konnte, die nicht aus dem Schoß meiner Kirche kam.

Warum Max zu sechs Jahren Haft verurteilt wurde, aber nie in den Knast kam

In seinem ersten Brief schrieb Max, er wolle mir gern den Gefallen erweisen, mir nach einem anstrengenden Tag in der Gefängnispsychiatrie, in der er Dienst tue, ein paar Zeilen zu schreiben.

Heute frage ich mich, wieso mich das nicht spontan an Frederics Gönnerhaftigkeit erinnerte, mit der dieser mir den Gefallen erwies, mich nach seinem anstrengenden Tag noch mit seiner Sexualität zu beglücken.

Stattdessen erschrak ich mitleidsvoll, dass Max im Krankenhaus war. War er etwa krank? Krank, wie Frederic es gewesen war?

Die Erklärung folgte in seinem nächsten Brief. Max war nicht krank. Bei seiner Verhaftung war er lediglich in einem Anfall nervöser Atemnot zusammengebrochen. Dankbar beschrieb er die sehr wachsamen, geistesgegenwärtigen Kripobeamten und den ihm wohlwollenden Arzt, durch deren Fürsorge man ihn nicht ins Gefängnis, sondern sogleich in die Gefängnispsychiatrie eingeliefert hatte.

Anschließend behielt der verantwortliche medizinische Leiter ihn wegen angeblicher Suizidgefahr dort und entließ ihn später sofort in ein Freigängerheim, den so genannten »Offenen Vollzug«. Dort gab es weder vergitterte Fenster, noch verriegelte Türen, dafür einen frei zugänglichen Kraftraum, individuelle Küche und einen schönen Garten, der nur durch einen Zaun von einem herrlichen Badesee getrennt wurde. An seinem Ufer verbüßte Max den größten Teil seiner Haft.

Er habe sich natürlich nie das Leben nehmen wollen, erklärte Max in einem weiteren Brief. Offenbar konnte er sich ein Grinsen wegen seines gelungenen Schachzugs nicht verkneifen. Der verantwortliche Arzt hätte ihm auf Grund seines Priesterstands ein Gefälligkeitsgutachten geschrieben, um ihn vor der Einlieferung in die Strafvollzugsanstalt zu schützen.

Häftlinge, die so etwas getan hätten wie er, wären dort ihres Lebens nicht sicher. Entsetzliche Dinge würden ihnen von Mithäftlingen angetan. Er als sexuell fast unerfahrener und zum Zölibat verpflichteter Mann wäre unter den »echten Verbrechern« in der Justizvollzugsanstalt als Freiwild verloren gewesen. Das habe der Arzt sogleich eingesehen und ihn entsprechend gerettet.

Karriereplanung im Knast

Trotz dieser großen Vergünstigungen wollte Max jedoch nicht seine gesamte Haftzeit als Küchenhelfer bei einem Stundenlohn von 65 Cent in der Cafeteria der Gefängnispsychiatrie verbringen, sondern sich sogleich nach etwas Besserem umsehen. Den ganzen Tag in der Anstalt zu schuften sei ihm viel zu stressig, schrieb er. Er verlange eine faire, menschliche Behandlung. Deshalb werde er sich zunächst um einen neuen Job bei der Gefängniszeitung bewerben. Dort verdiene er zwar noch weniger, aber das sei ihm egal. Wichtiger sei, dass er mehr Zeit für sich und auch an den Wochenenden frei habe.

Das nächste Ziel sei eine Therapie, denn diese sei nötig, um Urlaub vom Knast zu bekommen und vorzeitig entlassen zu werden. Ich solle mir keine Sorgen um ihn machen. Er schaffe das schon.

Max schaffte es wirklich. So verwarf er beispielsweise eine zunächst vorteilhaft erscheinende Verlegung in den Regelstrafvollzug, weil er von der Gefängnispsychiatrie aus am meisten erreichen konnte.

Einer der Vorteile des Verbleibs in der Klinik war die Möglichkeit, eine eigene Zweiplattenkochmulde in der Zelle haben zu können. Da es Max rasch gelang, eine Einzelzelle zu ergattern, in welcher er ungestört fernsehen, Italienisch lernen, schlafen und schreiben konnte, schwärmte er mir bald vor, wie oft und geradezu lukullisch er sich in seiner Zelle aus den Vorräten der Cafeteria mit mediterranen Salaten, Pizza oder Steaks bekochte und in der Küche der Cafeteria Kuchen für sich backte.

Aromatisch duftende Zigarillos, reichlich gute Musik vom Knast-Kiosk, angemessene Kleidung sowie eigene Bettwäsche und Erfrischungsgetränke vom Automaten gehörten für ihn zum Haftaufenthalt wie selbstverständlich dazu. An Geld mangelte es ihm nie. Hinzu kamen Geschenkpakete seiner Familie und von mir, so dass er von der Stereoanlage bis zu Büchern seiner Wahl bestens ausgestattet war. »Das sind so die Freiheiten, die ich mir hier gönnen kann«, meinte er.

Ein ganz wesentlicher Vorteil war auch die Verfügbarkeit von psychologischem Fachpersonal. Ob Haftlockerungen oder vorzeitige Entlassung, von einer günstigen Prognose dieses Personals hing für Max alles ab. Daher suchte er seine Ansprechpartner gezielt aus.

Ein Gefängnispsychologe, ein Gefängnisseelsorger, eine therapeutische Gesprächsgruppe mit anderen Häftlingen, der Stationsarzt, ein weiterer Psychologe außerhalb des Gefängnisses und zuletzt ein professioneller Gefangenenbegleiter, der Max für seine regelmäßigen Ausgehtermine zugeteilt worden war. Sie alle wirkten daran mit, Max zu resozialisieren.

Mit ihrer Hilfe gelang es ihm, zunächst Begleitausgang zu erzielen, der einige Zeit später zum Alleinausgang und danach zum Hafturlaub übers Wochenende ausgeweitet wurde, das er mit seinen Eltern und Freunden verbringen durfte. Einige Zeit später kam es zur Einweisung in ein Freigängerheim mit angenehmem Freizeitangebot sowie zu einer Erwerbstätigkeit außerhalb der Haftanstalt. Kurz darauf endete die Haftzeit mit einer vorzeitigen Entlassung.

Anstatt über die kalte Berechnung zu erschrecken, mit der Max jeden benutzte, um sich Vorteile zu verschaffen, und anstatt daraus Rückschlüsse auf die Beziehung zwischen Max und mir zu ziehen, bedauerte ich ihn. Es tat mir leid, dass ihm an manchen Tagen trotz aller gewährten Haftlockerungen die Decke auf den Kopf fiel.

Es sei ihm zu laut und zu schrill, klagte er dann. Seine Zellengenossen seien Rüpel, entsetzliche Kerle. Rückzugsmöglichkeiten fehlten. Bei dem Lärm und Fernsehkonsum ringsum könne er ohne Kopfhörer und laute Musik keinen klaren Gedanken fassen. Einmal sei es direkt vor seiner Tür zu einer Messerstecherei gekommen, ein andermal sei ein Häftling fast totgeprügelt worden. Den Wärtern sei das eigene Hemd näher als die Haut der Häftlinge. Sie ließen sich Zeit, bis sie eingreifen würden.

»Ich weiß nicht, wie ich das hier überstehe«, schrieb Max. »Ich muss hier so schnell wie möglich raus. Wenn ich erst eine Wohnung draußen habe, geht alles besser voran. Schade, dass du zu weit weg wohnst. Ich bekomme jedoch ein Zimmer bei meiner Bezugsperson. Aber genug davon. Ich darf nicht so viel verraten. Wenn meine Pläne zu früh bekannt werden, kann alles schiefgehen.«

Es ging nichts schief.

Täterschutz

Ich weiß nicht, wie es kam, dass ich Max nicht als bösen, schändlichen Kindesmissbraucher ansah, sondern mich nur an den jungen, engagierten Kaplan erinnerte, der mir zur Seite gestanden hatte, als ich zum Missbrauchsopfer seines Pfarrerkollegen geworden war. Es war selbstverständlich für mich, dass jetzt ich ihm zur Seite stehen und ihn nicht im Stich lassen würde.

Dass er seiner gerechten Strafe zugeführt worden war, wusste ich. Es stand aber nicht im Focus meiner Empfindungen. Ich hatte mich in Max verliebt. Es tat mir weh, dass er litt. Ich fühlte mit ihm und bedauerte den armen Mann Gottes von Herzen. Jede Haftvergünstigung, die er für sich herausschlagen konnte, erleichterte sein Leben. Ich freute mich darüber, weil ich glaubte, dass Max sich geändert habe und mich ebenfalls liebte. Ich wollte mich nicht damit auseinandersetzen, dass die Ansprüche und Forderungen, die Max erfolgreich für sich als Täter stellte, Fragen nach einem gleichwertigen Opferschutz aufwerfen.

Wer von beiden Tätern hatte mir und den anderen Kindern zum Beispiel die faire, menschliche Behandlung geboten, die Max in der Haft für sich einforderte? Es war nicht fair, mir und anderen Kindern Freundschaft vorzugaukeln, um Sex zu erschleichen. Oder war es etwa menschlich wertvoll, unsere Unschuld und kindliche Verehrung durch verbotene sexuelle Handlungen zu verraten?

Max beklagte sich, wie demütigend und erniedrigend es sei, die Toilette in der Gefängniszelle zeitweilig hinter einem Paravent statt einer Tür benutzen zu müssen. Was er mit den

Kindern gemacht hatte, die er sexuell missbrauchte, verriet er mir nie. Dennoch bin ich sicher, dass sie ihr Leben lang mit Schrecken an diese Demütigung und Erniedrigung denken und vielleicht nie mehr zu einer unbelasteten Liebesbeziehung fähig sein werden.

Ebenso war es mir mit Frederic ergangen. Er hatte mich hemmungslos gedemütigt und erniedrigt, indem er mich alkoholisierte, um mich sexuell besser gebrauchen zu können, und mich dann vor meiner Familie und im Freundeskreis als Säuferin vorgeführt. Gleichzeitig hatte er mich zum Schweigen gezwungen, damit er nicht bestraft, gedemütigt und erniedrigt würde.

Wegen seiner Angst vor erwachsenen Mitgefangenen, die in einem Kindesmissbraucher den Abschaum der Gesellschaft wahrnehmen und aggressiv genug sein könnten, einen Täter durch Vergewaltigung zum Opfer zu machen, wurde Max davor geschützt, zum Sexual-Opfer zu werden. Über die Angst, die kleine Kinder als seine sexuellen Opfer hatten, verlor er nie ein Wort zu mir.

Wir Kinder hatten ein solches Pardon nicht bekommen.

Wenn ich heute die Zeilen von Max lese: »Die Zeit hier im Knast war teuer, sowohl was Geld als auch Zeit betrifft. Die Langeweile ist ätzend. Aber ich schaff das. Ich komm hier raus und alles wird gut«, beneide ich den Täter und frage mich: »Wann wusste ich als Opfer das jemals so sicher?«

Ich bin bitter in diesem Punkt. Ich weiß. Aber als Opfer bin ich nicht in der Situation, Mitleid mit dem Täter zu empfinden.

Selbstmitleid

Max Dobel hatte mir als junger Kaplan imponiert, weil er mutig genug war, gegen seinen Kollegen Frederic vorzugehen. Jetzt schien er mutig genug, seine eigene Straftat zu bearbeiten.

»Wer hätte so was je von mir gedacht? Zuallerletzt ich selbst!«, schrieb er. »Ich hatte mir eingeredet, ohne Sexualität leben zu können. Das war ein Irrtum. Jetzt sitze ich im Schlamassel und habe außerdem alles verloren, was ich mir aufgebaut hatte. Was von dem, was ich erreicht habe, hat jetzt noch Bestand? Ich könnte mich selbst ohrfeigen.«

»Lieber Max«, antwortete ich sogleich, »du bist nicht allein. Es gibt liebe Menschen, die dir trotzdem vertrauen und dich auf deinem Weg begleiten. Eine davon bin ich.«

Mein Herz flog ihm zu, als er bekannte, sein Selbstwertgefühl habe durch sein Delikt stark gelitten. »Am liebsten will ich keinem mehr begegnen, der mich von früher kennt. Wer bin ich jetzt noch? Ich war immer der Meinung, dass ich ein sehr guter Priester gewesen bin. Jetzt habe ich nicht mal Ruhe zur Andacht. Mit drei Mann auf einer Zelle, von denen zwei ständig fernsehen und sich die blödesten Filme reinziehen, während du schlafen oder schreiben oder meditieren oder beten willst, das geht einfach nicht. Das hier ist leider kein Kloster, in dem man sich durch Exerzitien selbst finden könnte.«

Für mich hieß das: Max schämte sich, Kinder sexuell missbraucht zu haben. »Wer so bereut«, dachte ich, »dem muss man verzeihen und die Hand reichen, um ihn auf dem steinigen Weg der Buße zu stützen.«

Die Kunst der Tatverdrängung

Leider war die bewunderte Offenheit nur Scheingeplänkel. Tatsächlich verhielt Max sich ähnlich wie Frederic. In keinem seiner Briefe oder irgendeinem persönlichen Gespräch nannte Max seine Straftat jemals beim Namen. Es blieb stets bei Bezeichnungen wie »dies«, »es«, »Delikt«, »Irrtum«, »Schlamassel«.

Bei Frederic hieß es »Fehler«.

Und genau wie bei Frederic verhielt ich mich in diesem Punkt bei Max.

So, wie eine Mutter ihr Kind versteht, das mit dem Fingerchen zeigt und »Da, da!« von sich gibt, obwohl es verständig genug wäre, das begehrte Etwas zu benennen, so akzeptierte ich die Worthülsen von Max.

Als ich mich einmal erdreistete, seine überaus enge, eifersüchtig gefärbte Mutterbindung zu hinterfragen, aus der heraus er nie eine Freundin gehabt hatte, schrieb er mir zunächst lange gar nicht. In seinem nächsten Brief fuhr er mir über den Mund, dass ich erstens keine Ahnung und zweitens derartige Themen zu lassen hätte. Diese seien seinem Therapeuten vorbehalten, der etwas davon verstünde. Wenn ich mir nochmals so etwas herausnehmen würde, könne er sehr empfindlich reagieren.

Liebesentzug als Strafe kannte ich schon. Insofern hatte ich meine Lektion nach diesem Versuch zur Offenheit auch im Umgang mit Max ein für alle Mal gelernt.

Es dauerte noch lange, bis ich verstand, dass das konsequente Vermeiden des Tatbegriffs etwas damit zu tun hatte, dass Max sich seiner Straftat weder stellte noch Verantwortung dafür übernahm. Er weigerte sich sogar, sie konkret zu benennen. Er sorgte sich auch nicht um das Wohl seiner Opfer. Es ging ihm in Wirklichkeit einzig und allein um sich selbst und darum, wie er nach seiner Haftentlassung beruflich und gesellschaftlich möglichst rasch wieder sicher dastehen könne.

»Die Kirche wird zu mir halten«, überraschte Max mich, nachdem er Besuch von seinem Dekan, dem Regionaldekan und dem Domkapitular erhalten hatte. Sie hatten ihm angeboten, er möge sich während der Zeit der Inhaftierung und einige Jahre danach prüfen, ob eine Rückkehr in die Kirche oder eine Laisierung als Rückkehr in den Laienstand für ihn richtiger sein werde.

Auf jeden Fall durfte er sich nach verbüßter Strafe auf einen sicheren Arbeitsplatz in einer kirchlichen Beratungsstelle und auf eine schöne Wohnung an einem angenehmen Wohnort freuen.

»Ich kann mir gut vorstellen, Sozialhilfepläne zu basteln und so. Aber ob ich weiter mit meinem ganzen Wesen zu dieser sexualfeindlichen Kirche stehen kann? Ich glaube es fast nicht.«

Ich glaubte es gar nicht.

Seine größte Angst

Sexueller Kindesmissbrauch ist das wohl meist geächtete Verbrechen der Welt. Täter, egal ob Mann oder Frau, erlangen ihren guten Ruf niemals wieder. Auch nach verbüßter Haftstrafe bleiben sie gesellschaftlich geächtet und gefürchtet. Katholische Geistliche als Täter sind für ihr in der Öffentlichkeit ausgeübtes Amt untragbar.

Mit weltlichen Tätern will niemand befreundet sein, niemand will freiwillig in ihrer Nachbarschaft wohnen oder mit ihnen zusammenarbeiten. Niemand würde ihnen je wieder ein Kind anvertrauen, und wenn die Polizei nach einem Täter fahndet, stehen sie auf der Liste der möglichen Tatverdächtigen ganz oben. Immer wieder werden Forderungen nach öffentlichen Täterlisten laut, um Eltern die Möglichkeit zu geben, ihre Kinder besser zu schützen.

Für klerikale Täter gilt das Gleiche. Wer würde wohl ausgerechnet bei einem solchen Priester heiraten oder sein Kind taufen lassen wollen? Wer würde aus einer solchen »befleckten« Hand den Leib Christi oder den Segen Gottes empfangen wollen? Wer würde bei einem solchen Mann Gottes beichten und sich die Absolution erteilen lassen? Wer würde ihm vertrauensvoll sein Kind zur religiösen Unterweisung, Kommunion oder Firmung überlassen? Niemand.

Wer immer es ist, der ein Kind sexuell missbraucht, weiß das alles. Nur deshalb wird ein solches Geheimnis aus der Tat gemacht und müssen die Kinder schweigen. Max wusste es auch.

Max wusste, dass weder die Eltern der von ihm missbrauchten Kinder noch die Kinder selbst ihm jemals vergeben würden. Seine Angst vor einer Begegnung erwuchs aus Befürchtungen, wie sie auf ihn reagieren würden, falls er ihnen zufällig über den Weg liefe.

Vielleicht würden sie ihn zusammenschlagen oder umbringen oder andere dafür bezahlen, ihm Gleiches mit Gleichem zu vergelten. Vielleicht würden die Kinder schreiend vor ihm fliehen oder mit dem Finger auf ihn zeigen, und alle Umstehenden würden dadurch erfahren, was er getan hatte.

Als ich seine Briefe während meiner Therapiezeit durcharbeitete, um Klarheit darüber zu gewinnen, welche Signale der Aussichtslosigkeit ich in unserer Beziehung übersehen hatte, fiel es mir wie Schuppen von den Augen, wie groß Maxens Angst vor einem Wiedersehen mit den Menschen war, die ihn kannten.

Obwohl er niemals ausgeführt hatte, warum er sich davor fürchtete, hatte er diese Angst mehrfach konkret benannt. Und bei seinem ersten begleiteten Ausgang mit seiner »Bezugsperson«, die er mir nie näher bezeichnete, warnte er mich geradezu, nur ja keinem zu sagen, dass er Ausgang bekommen werde.

Es sei dringend erforderlich, dass er in Ruhe gelassen werde.

Die Menschen aus dem sozialen Umfeld während der Haft hatte Max für sich einnehmen können. Die Kinder, die er missbraucht hatte, kannten sein wahres Gesicht. Sie und ihre Eltern würden ihm die Maske abreißen.

Sie würden ihn nicht schonen und keine Rücksicht auf seine göttliche Berufung nehmen. Sie würden ihn knallhart fragen: »Warum hast du mich, warum hast du mein Kind sexuell missbraucht?« Und sie würden ihn zu einer Antwort zwingen, ohne die Samthandschuhe eines Psychologen.

Vor dieser Konfrontation fürchtete Max sich.

Seine Furcht öffnete mir die Augen über Frederic und seine kunstvollen Tricks, sexuellen Missbrauch als harmlose Freundschaft erscheinen zu lassen. Er hatte mir erklärt, dass er niemals Pfarrer in unserem Ort werden dürfte, wenn man erfahren würde, dass wir echte Freunde seien. Ich hatte ihm geglaubt und geschwiegen.

Jetzt zeigte mir Max, dass Frederic nicht nur Angst um seine Priesterkarriere hatte. Viel mehr fürchtete er das Gefängnis und die Gewalt, die man ihm zur Strafe antun könnte. Ich hatte Frederic als ganz besonderen Menschen verehrt. In Wirklichkeit war er schwach und feige gewesen. Ich war Max dankbar für diese Aufklärung.

Vertrauensbruch

Ich wartete sehnsüchtig auf Post von Max. Jeder Brief war wie ein Heiligtum. Blatt für Blatt steckte ich sie in Schutzhüllen, damit nur ja keines versehrt oder beschmutzt würde. Und ich las sie wieder und wieder. Nie zuvor hatte jemand mir so schöne, wortgewandte Briefe in einer so gleichmäßigen, wie gemalten Handschrift geschickt.

Ich schöpfte nicht den geringsten Verdacht, als Max mir immer nur von einer »Begleitperson« schrieb, anstatt mir unbekümmert mitzuteilen, dass es sich bei dieser Begleitung während der Freigänge um eine junge nonnenähnliche Laienschwester handelte, die als Krankenschwester arbeitete. Max kannte sie schon lange aus seiner Zeit als Beichtvater und hatte sie sich von der Kirchenobrigkeit als unverfängliche Begleitperson erbeten.

Ich kam nicht einmal auf die Idee, dass es sich dabei um eine Frau handeln könnte. Max war Priester. Er sollte zu Frauen auf Distanz gehen. Niemals hätte ich gedacht, dass er jetzt ausgerechnet mit einer Frau ausgehen, die Wochenenden verbringen und in ihrem Haus zur Untermiete wohnen sollte.

Doch selbst wenn Max offen zu mir gewesen wäre, hätte ich ihm blind geglaubt, dass eine Frau als Ausgangsbegleiterin aus Therapiegründen besonders hilfreich sein konnte. Immerhin war er wegen sexuellen Kindesmissbrauchs an Jungen verurteilt worden. Ich hätte nicht bezweifelt, dass eine positive Prognose für die Zukunft unter anderem davon abhängen würde, wie Max sich im Umgang mit Frauen verhielt.

Warum Max mir so wenig vertraute, dass er mir diese Frau in seinem Leben verschwieg, darüber kann ich nur spekulieren. Möglich wäre, dass er befürchtete, ich würde die Brieffreundschaft zu ihm aus Eifersucht abbrechen. Ihm war ja längst klar, dass ich mich unsterblich in ihn verliebt hatte und mir einbildete, die einzige Frau in seinem Leben zu sein. Wäre unsere Freundschaft in die Brüche gegangen, hätte sich das sicher sehr negativ auf das psychologische Gutachten ausgewirkt, und damit auf eine positive Entscheidung über seine vorzeitige Haftentlassung.

Heute weiß ich, dass meine Briefe für Max nicht nur eine willkommene Abwechslung darstellten. Lebenswichtig sei das Schreiben für ihn, vertraute er mir an. Er unterliege heftigen Stimmungsschwankungen und komme mit seiner Lage nicht klar. Das Schreiben helfe ihm, das emotionale Auf und Ab besser einordnen zu können.

Gleichzeitig kam ihm unsere Korrespondenz ungeheuer gut gelegen, denn sie diente ihm dazu, seine Läuterung zu demonstrieren und sich zu diesem Zweck aus der sicheren Entfernung hinter Gittern auf einen sexuell gefärbten Flirt mit mir und unverbindliche Liebeserklärungen einzulassen.

Als ich Max zu schreiben begann, wusste ich noch nicht, dass jede Zeile der Gefängniszensur unterlag und von Dritten kontrolliert wurde. Max hingegen war dies bekannt. Entsprechend formulierte er seine Briefe so, dass sie einen bestimmten Eindruck auf diejenigen machen würden, die über seine vorzeitige Haftentlassung zu befinden hatten.

Wahrscheinlich spickte er deshalb seine Seiten vom ersten Brief an mit Erinnerungen an in ihn verliebte Mädchen aus seiner Zeit als Kaplan und mit vielen Hinweisen auf eine Zukunft als liebender Mann und Vater. Der Erfolg gab ihm recht, denn nicht bloß die verantwortlichen Entscheidungsträger im Strafvollzug, sondern auch ich gingen ihm auf den Leim.

Welch süße Hoffnungen schürte er in mir, wenn er schrieb, wie sehr er sich wünschte, einen lieben Menschen an seiner Seite zu haben, Vater zu werden, endlich die Liebe zu einer Frau zu erfahren, die ihm in seinem über vierzigjährigen Leben bisher so gefehlt habe. Jedes seiner zärtlichen, sehnsüchtigen Worte sog ich auf wie ein trockener Schwamm und wiegte mich täglich mehr in der Sicherheit, dass ich diese Frau sein werde, umso mehr, als er mich sogar schon während der Haftzeit seinen Eltern als Freundin vorstellte.

Voller Liebeshoffnung machte es mir nichts aus, die schönsten Jugendjahre auf Max zu warten und seinetwegen auf Sparflamme zu leben, so dass ich aus Verbundenheit mit ihm fast ebenso wenig vom freien Leben hatte wie er.

Es berührte mich sehr, als er mir schrieb, dass er nicht wisse, ob Sexualität für ihn eine fremde oder nur verlernte Erfahrung sei und dass er all die verkümmerten Gefühle und Bedürfnisse nach seiner Entlassung in vollen Zügen ausleben und genießen wolle. Dass er damit mich meinte, schien mir sicher. Schließlich versicherte er stets aufs Neue, dass er sich ein Leben ohne mich nicht mehr vorstellen könne und ich ein sehr wichtiger, unverzichtbarer Mensch für ihn sei.

Wie herzlich bedauerte ich ihn dafür, dass er seine Sehnsucht nach Zärtlichkeit mit einer Frau bisher immer und immer wieder verdrängen musste und jetzt gar nicht mehr recht verstand, zu Gunsten wovon. Sein Ansehen und seine Karriere in der Kirche seien ja nun beschädigt, wenn nicht gar dahin, wie er meinte. Im Grunde habe er also alles, worauf er so leidvoll verzichtete, umsonst aufgegeben.

Ich zitterte innerlich bei solchen Ausführungen. So oder doch ganz ähnlich musste Frederic empfunden haben. Anders als Max, der mir mit Galgenhumor schrieb, er habe ja nun im Bullenkloster viel Zeit, über alles nachzudenken, hatte Frederic keine Zeit zum Überlegen und Hinterfragen gehabt. Auf ihm hatten Berge von Aufgaben gelastet. Max beschrieb es richtig, als Priester hatten sie Vater für alle sein müssen, aber wirklich Vater durften sie nicht werden.

Zärtlich lächelnd sah ich Max vor meinem inneren Auge, wie er in seinem einsamen Gefängnispsychiatrie-Zellenbett von mir träumte und malte mir aus, wie er mit seinem Wischmopp durch die weiß gekachelte Küche der Cafeteria putzte und dabei räsonierte, wie es wohl wäre, eine Frau zu lieben. Er war mehr als doppelt so alt wie ich und doch ein Junge geblieben, der scharf auf sein erstes Mal war und gleichzeitig Angst hatte, sich zu blamieren.

Beinahe eine Liebeserklärung

»Fast ein Liebesbrief aus dem Knast«, leitete Max den einen oder anderen Brief an mich ein. »Beinahe eine Liebeserklärung von dir«, kommentierte er meine Schreiben. Mein Herz schlug höher, wenn ich träumte, wie es sich erst anhören würde, wenn es nicht mehr nur fast oder beinahe eine Liebeserklärung wäre.

Er habe mir so manches erzählt, was ihn bewege und wundere sich selbst darüber: »Wahrscheinlich liegt es daran, dass ich dich mag.« Dazu schickte er mir eine Karte, worauf eine quietschgrüne Raupe ihr Kussmaul schürzt und in einer Sprechblase lockt: »Küss meine zarten Lippen. Ich bin dein verwunschener Prinz!«

Öffnete man die Karte, kam ein Schmetterling zum Vorschein. Max hatte mit »Dein Max« unterschrieben. Was konnte verheißungsvoller sein? Ich schwebte auf Wolken.

»Du schreibst, dass du mich auf meinem Lebensweg begleiten willst«, hieß es in einem der nächsten Briefe. »Hast du überhaupt eine Ahnung, worauf du dich da einlässt, wenn du zu mir stehst? Ich weiß ja im Moment selbst noch nicht einmal, wer ich bin. Noch bin ich ein fetter Rauperich. Ob der sich jemals in einen Schmetterlingsprinzen verwandeln kann? Ob Küssen hilft? Liebe Cora, ich denke oft an dich.«

Wie es heißt, werden Frauen am schnellsten weich, wenn sie einen leidenden Mann trösten können. Mein Helfersyndrom jedenfalls begann auf Hochtouren zu arbeiten. Am liebsten hätte ich alles stehen und liegen gelassen, um auf der Stelle zu Max zu fahren und ihn in einen Prinzen, meinen Prinzen, zu verwandeln.

»Es tut mir sehr gut, durch dich zu lernen, dass ich trotz allem, was gewesen ist, noch ein wertvoller Mensch bin und eine Zukunft habe«, gestand Max. »Ich fürchte nur, dass ich sehr lange brauchen werde, bis ich überhaupt wieder Vertrauen schenken kann.«

»Was teilte er mir da eigentlich mit?«, frage ich heute. Er, der das Vertrauen unschuldiger Kinder missbraucht hatte, beklagte sich, niemandem mehr trauen zu können. Fühlte er sich etwa getäuscht, weil die Kinder, die ihm zu schweigen versprochen hatten, sein Geheimnis verraten und ihre Mutter, ihre Eltern, das Gericht um Hilfe gebeten hatten?

Damals fiel mir dieser Satz gar nicht auf. Ich nahm einzig wahr, dass Max sich durch mich, durch meine Liebe, wertvoll gemacht wähnte. Ich, die immer »irgendwie verkehrte« Cora, war ihm wichtig. Ich war richtig für ihn. So, wie ich es als Kind für Frederic gewesen war.

Es schien mir sonnenklar, dass nicht Max, wie Gott ihn schuf, zum Missbrauchstäter geworden war. Die Kirche, der Zölibat hatten ihn dazu gemacht. In meiner Version der Ereigniskette war Max eher ein Opfer als ein Täter. Wir waren beide einsame, von Sehnsucht zermürbte Seelen, jeder auf seine Weise. Und Frederic, jetzt endlich begann ich es zu erkennen, war es ebenfalls gewesen.

Hieß das, dass ich ihm verzeihen könnte? Ich erstarrte vor meiner eigenen Frage. So weit wollte ich nicht denken.

Lieber las ich die Karte von Max nochmals. »Wenn ich dein Schmetterlingsprinz bin, dann passt der Platz an deinem Spiegel sehr gut zu mir. Da weiß ich, dass du mich jeden Tag mindestens morgens und abends anschaust.«

Von diesem Tag an hing die Karte an meinem Spiegel. Jahrelang. Und jeden Tag geküsst. Natürlich nur ganz zart. Nicht einmal die Farbe der Lippen verblasste von diesen Küssen.

Seelenbilder aus dem Knast

Die Aufmachung der Briefe wurde immer liebevoller. Sein Psychologe hatte ihn zum therapeutischen Zeichnen angeregt. Die dabei entstandenen Bilder aus dem Innersten der Seele, wie Max sie bezeichnete, zierten bald schon fast alle Briefumschläge und Briefbögen und überbrachten mir weitere hoffnungsvolle Botschaften. Mal war es ein knallroter Paradiesapfel, der zwar etwas aus der Fasson geraten, dafür aber mit einer goldenen Gloriole umgeben war. Ganz offensichtlich hatte Max ihn von einer Karte abgezeichnet, die er mir ohne Kommentar schickte. Der Text darauf war ein Liebesgedicht aus der Bibel : »Wer liebt, der gibt niemals jemanden auf.« Es schien mir Aufforderung und Geständnis zugleich.

Ein andermal segelte ein Schiffchen mit einem Liebespaar der aufgehenden Sonne entgegen. Zwei Vögel segelten darüber hin. Für mich war klar, Max träumte von unserem Urlaub in Tunesien am blauen Meer.

Wieder ein anderes Bildchen zeigte einen Fesselballon über einer Hütte in den Bergen mit zwei darauf zugehenden Wanderern. Darin sah ich eine Anspielung auf die Liebe, die Max zum Ballonfahren hegte. Als Gondoliere hatte er sogar irgendein Zertifikat und einen adligen Namen errungen, den ich vergessen habe. Obwohl ich Angst hatte, war versprochen, dass er mich einmal auf große Fahrt mitnehmen würde.

Manchmal prangten in einer Couvertecke zwei Sterne auf nachtblauem Himmelsgrund, die mich daran erinnern sollten, beim realen Anblick eines bestimmten Sterns an Max zu denken. Jede dieser Idyllen entsprang seinen romantischen Urlaubsträumen mit mir. Ich las auch unseren glücklichen Neuanfang zu zweit darin.

Seine »Bezugsperson«, schrieb er mir, habe ihm Wasserfarben geschenkt. Nun wolle er sich in der Therapie als Aquarellmaler versuchen. Seine »Bezugsperson« male auch. Sie könne ihm vieles vermitteln. »Sie«. Damals bezog ich die weibliche Form nicht auf den Menschen, sondern auf die Bezeichnung »Bezugsperson«. Makaber, dass die Bilder, die Max mir sandte, wohl unter der Anleitung seiner Freundin entstanden und dann ausgerechnet seine Liebesbriefversuche an mich schmückten.

Gelegentlich kamen Bildwerke von ihm an, die ich mir gar nicht oder nur unter Zweifeln auslegen konnte. Eines davon bestand aus einem käsescheibenartigen Haus ohne Dach, das von einem dahinter angeordneten Käseblock mit Dach abgeschnitten war. Das Haus besaß ein windschiefes, hell erleuchtetes Fenster sowie eine Tür ohne Klinke. Ringsum drohte dunkelblaue, sternenlose Nacht. Im Fenster erblickte man die Andeutung einer schwarzen Silhouette, die durch ihren nach außen fallenden Schatten als schwarz gekleideter Mann zu identifizieren war.

Gut anderthalb Haftjahre hatte Max zum Zeitpunkt des zugehörigen Briefes bereits hinter sich. Deshalb legte ich mir das Käsehaus als sein Seelenhaus aus. Es hatte weder Grundmauern noch andere feste Mauern, sondern bestand aus einem windigen Stück Lochkäse, das sich soeben von dem festen Blockkäse abgetrennt hatte. Die Bildaussage verstand ich so, dass Max sich von dem finstern Kasten der Kirche abgetrennt, aber nicht weit entfernt hatte und sich in seinem Haus ohne Dach noch ganz ungeschützt fühlte. Neugierig auf das Leben stand er am Fenster, traute sich aber nicht ins Leben hinaus und wollte auch keinen zu sich hereinlassen. Deshalb der fehlende Türgriff. Ich fand, das Bild drücke Neugier auf das Leben außerhalb des Zölibats und zugleich Lebensangst aus.

Wie immer fehlte mir der Mut, Max persönlich nach dem Sinn seiner Zeichnungen zu fragen. Womöglich sollten sie gar nichts Besonderes bedeuten und ich geheimniste etwas Dummes hinein. Lieber schwieg ich darüber und ließ Max bloß wissen, dass ich sie schön fand. Um nichts in der Welt wollte ich das zarte Pflänzchen seines Vertrauens in mich erschüttern. Im Grunde zählte doch nur, dass Max mir zu diesen Bildern schrieb: »Alles ein Stück aus meiner Seele. Von deinem Max für dich, liebe Cora. Sei ganz zart geküsst.«

Die »Scheiß-Männerwelt« ist Schuld

Ein paar Briefe später vertraute Max mir an, dass seine Mutter ihn bereits als Embryo zum Priester bestimmt hatte und wie abgrundtief er diese »Scheiß-Männerwelt« hasste, in der er fast sein ganzes Leben verbringen musste.

»Zuerst war es als Herz-Jesulein spielendes Kind, dann in einem priesterlichen Knabeninternat, danach als Mann Gottes in der Kirche und jetzt im Männer-Knast«, schrieb er. »Als Pfarrer war mir trotz dieser Männerdominanz leidlich wohl gewesen, weil ich nicht mehr so eng mit anderen Männern zusammenleben musste. Wenn ich nicht wollte, musste ich bei euch im Pfarrhaus keinen sehen. Dafür hat mich des Abends oftmals die eisige Kälte eines schweigenden, liebeleeren Hauses grausam angefasst. Ich habe viel Schönes versäumt, meine liebe Cora. Vielleicht willst du mir eines Tages manches davon zeigen. Das wäre schön.«

Ich dachte an Frederic in unserem Pfarrhaus. Es stimmte, wenn er nicht wollte, musste er nicht einmal Herrn Pfarrer Punktum darin begegnen. Wenn ich das Haus betrat, hatte es mich oft geschaudert, weil es so kalt und still und muffig darin war. Sicher hatte Frederic sich an manchen Abenden ebenso wie Max gefühlt und sich vor dem schweigenden, liebeleeren Haus gegraust und sich nach etwas Gesellschaft gesehnt. An solchen Abenden hatte er mich wohl zu sich bestellt.

»Das Schlimmste an der ganzen Knastzeit ist«, schrieb Max weiter, »dass ich nun schon wieder und so lange nur mit Kerlen leben muss. Es ist die Hölle. Schlimmer könnte es bei allen Teufeln nicht zugehen. Nicht einmal auf dem Klo gibt es eine Rückzugsmöglichkeit.«

Ich ließ den Brief sinken, weil mich der nächste Abschnitt erschreckte. »Ich glaube nicht, dass ich auf Dauer sagen werde: ›Selber schuld‹«, teilte er mir mit. »Wir kommen alle als unbeschriebenes Blatt auf die Welt. Darauf schreibt deine ganze soziale Umwelt ihre Zeichen. Jeder ist irgendwie mitschuldig an dem Ergebnis. Manchmal gestehe ich mir ein, dass ich mir alles selbst eingebrockt habe. Das kann schon mal guttun. Aber meistens fühle ich, dass ich nicht mein Kreuz trage. Glaub mir, das mit der Schuldfrage ist gar nicht so einfach, wie es scheint.«

Ich wusste nicht, was oder ob ich darauf antworten sollte. Also versicherte ich Max einmal mehr, weil das in jedem Fall zutreffend war, dass er mich an seiner Seite habe. So sei er in der schrecklichen Männerwelt nicht wirklich allein.

Daraufhin fragte er mich erneut: »Weißt du eigentlich, auf was du dich mit mir eingelassen hast? Nicht aus jeder fetten Raupe wird ein Prinz. Aber wenn du mich geküsst hast, bin ich der, der ich bin. Dann kann ich nicht mehr in meine Raupenhaut zurück. Und man ist für das verantwortlich, was man sich vertraut gemacht hat, heißt es im ›Kleinen Prinzen.‹«

Ich kannte das Büchlein von Saint-Exupéry nur vom Hörensagen. Jetzt musste ich es mir kaufen und sofort lesen. Vielleicht würde ich eine Antwort darin finden, die seine Frage beantworten würde, die mich ähnlich in die Enge trieb wie früher Frederics Assisi-Fragen: »Was bin ich für dich? Was willst du von mir?« Hatten sie diese Art Fragen im Priesterseminar auswendig gelernt? War das eine Art Lückentext?

Eine Geschichte fiel mir ein, die ich von einer Bekannten gehört hatte, die Taufpatin eines katholischen Kindes sein sollte. Als die ganze Taufgesellschaft mit dem festlich geschmückten Täufling zur Kirche hereinkam, trat ihnen der Pfarrer entgegen und fragte die zukünftige Patentante: »Was wollen Sie von der Kirche?«

Alle hatten einander erschrocken angeschaut. Keiner wusste die Antwort, so dass die Mutter des Täuflings ihren Mann fast zornig fragte: »Ja, hast du uns denn nicht zur Taufe angemeldet? Haben wir etwa keinen Termin?«

Der Pfarrer hatte sie ungerührt angeschaut, wie sie da so hochrot und aufgeregt stand. Und wahrscheinlich hätte er die Taufe tatsächlich nicht vollzogen, wäre nicht in letzter Sekunde einem Herrn aus der Taufgesellschaft eingefallen, dass man auf eine solch rituelle Frage mit einer rituellen Antwort entgegnet: »Wir wünschen die Taufe.«

Da zog ein freundliches Strahlen über das Gesicht des Pfarrers. Feierlich schritt er der Gesellschaft voraus zum Altar, und alles wurde gut.

»Wenn ich doch auch nur so ein Zauberwort hätte!«, wünschte ich mir und gab der quietschgrünen Raupe an meinem Spiegel einen Fingerkuss auf den knallroten Mund. Bis Max entlassen würde, bliebe mir noch Zeit, es herauszufinden.

Der Täter als Werkzeug Gottes

Eines Tages vertraute Max mir an, dass er ein Erlebnis nie verkraftet hätte. Als er ein Kind war, lief im Pfadfinderlager ein kleines Mädchen aus der Gruppe weg und wurde Tage später in einem See, nahe dem Zeltlager der Gruppe, ertrunken aufgefunden. Vermutlich war es zu weit hinausgeschwommen und nicht kräftig genug für den Rückweg gewesen. Er sei von diesem Schrecken wie erstarrt gewesen und dadurch für die Zukunft so sehr in seinen Gefühlen gehemmt worden, dass er sich vollkommen verschlossen und niemanden mehr an sich herangelassen habe. Zum Beispiel könne er seitdem nicht mehr um einen anderen Menschen weinen.

Die bloße Vorstellung, wie Max angesichts des verunglückten Kindes zumute gewesen sein musste, tat mir weh. Als ob er vorhergesehen hätte, dass ich um ihn weinen würde, hatte er mir wie zum Trost eine Geschichte gesandt, in der es um Schuld, Liebe und Verzeihen ging. Eifrig begann ich zu lesen, doch je mehr ich mich mit dem Text befasste, desto unwohler wurde mir.

Es ging in der Geschichte um ein kleines Mädchen, das aus Ungehorsam den Holzvorrat eines ganzen Dorfes vernichtet hatte und sich in seiner Angst nicht mehr nach Hause traute. Als es schließlich gefunden wurde, verziehen ihm alle Dorfbewohner und sprachen drei magische Sätze. Sinngemäß besagten sie, dass das Kind von jedermann im Dorf geliebt und gesegnet werde und sich deshalb auch selbst lieben und segnen solle.

Als Fazit aus diesem globalen Verzeihen wurde die Erkenntnis gezogen, dass ein Mensch, der ein negatives Ereignis auslöse, nur ein Werkzeug Gottes für eine bestimmte Veränderung sei, aber keine Schuld trage. Statt nach der eigenen Schuld oder der eines anderen zu suchen, solle man das Geschenk genießen, das in der Veränderung stecke.

Mit anderen Worten, wenn jemand ein Kind sexuell missbraucht und das Leben des Kindes für immer verändert, musste er sich nicht schuldig fühlen, weil Gott diesen Missbrauch nur als Werkzeug gebraucht, um das Kind zu ändern, und somit die Veränderung ein Geschenk für das Kind ist?

Welches Geschenk hatte ich dann erhalten? Meine Albträume, meinen Selbsthass, meine schlotternden Glieder, wenn ich ein Streicheln aushalten sollte, meine Tränen und das deprimierende Gefühl, nie mehr ich selbst werden zu können?

War das der Grund, warum Frederic sich nicht schuldig gefühlt hatte, sondern immer nur von einem Fehler sprach, den Gott verzeihen werde? Dachte Max deshalb nicht schuldbeladen an die kleinen Kinder, denen er seine erwachsene Lust aufgedrängt hatte? Begriffen diese Männer überhaupt, was sie uns Kindern angetan hatten?

Ich habe lange und immer wieder über diese Geschichte nachgedacht. Aber ich habe Max auch danach niemals gefragt. Wie schon bei seinen mir rätselhaften Therapiezeichnungen hatte ich zu viel Angst vor seinen Antworten. Wieder einmal war Schweigen Gold.

Besuche im Knast

Meine Besuche bei Max in der Cafeteria der Gefängnispsychiatrie hinterließen stets einen bittersüßen Nachgeschmack. Wir hatten uns beide verändert, seit wir zuletzt miteinander Motorrad gefahren waren. Aus mir war eine staksige, junge Frau geworden, die sich immer an der Grenze zur Magersucht bewegte. Ich trug gefärbte Strähnen im Haar und eine breit geränderte Brille, hinter der ich mich der Welt wie durch schützende Fensterrahmen näherte. Er hatte immer noch denselben Riesenadamsapfel, doch inzwischen schütteres Haar und um die Taille ordentlich zugelegt, so dass er wie Balu, der Bär, auf mich wirkte. Ich hatte ein Faible für Männer, die gut beisammen waren. Aber es war ein gruseliges Gefühl, Max im Gefängnis gegenüberzusitzen.

Unsere Korrespondenz hatte immer etwas Sommerferienhaftes an sich gehabt. Jetzt war ich durch ein Gefängnistor gegangen und einer »Visitation« unterzogen worden, bei der ich sogar meine Armbanduhr abgeben musste. Und nun saß ich einem Max gegenüber, der mich nicht einfach hinaus in den Garten begleiten oder eine Flasche Wein zum Wiedersehen mit mir leeren durfte.

Wenn ich Frederic angezeigt hätte und er wegen Kindesmissbrauchs verurteilt worden wäre, hätte auch er in einem solchen Bau gesessen und Exerzitien wie fürs Guinessbuch der Rekorde aufgebrummt bekommen. Wie gern hätte ich Frederic in diesem Moment gegen Max eingetauscht.

Wohl, weil ich mir vorgestellt hatte, wie Frederic im Knast säße, überkam mich Auge in Auge mit Max der Wunsch, ihn zu fragen, ob er die Kinder, an denen er sich vergangen hatte, geliebt hatte. Warum hatte er sie ausgewählt? Wie waren sie?

Aus der Zeitung wusste ich, dass er sich in einem Fall unter dem Vorwand an eine allein erziehende Mutter herangemacht hatte, ihr durch Kinderbetreuung helfen zu wollen, einen Arbeitsplatz annehmen zu können. Offenbar war sie gern auf sein Angebot eingegangen und hatte ihm die Kinder anvertraut, wenn sie keinen Babysitter hatte. Die Jungen hatten ihn geliebt und ihm vertraut.

Ob er sie auch immer auf den Schoß genommen und gestreichelt und geküsst hatte? War aus diesen Anfängen sozusagen automatisch mehr geworden? Oder hatte er von Anfang an geplant, die wehrlosen Kinder zu missbrauchen?

Ich fragte nichts. Stattdessen redeten wir übers Wetter und die Eurostücke für den Cola-Automaten, aus dem wir uns bedienen mussten, weil es verboten war, etwas von draußen in die Haftanstalt mitzubringen.

Manchmal hatte ich den Eindruck, dass Max gern meine Hände gestreichelt hätte. Aber er traute sich nicht, und ich wagte es nicht. Wie zwei schüchterne Kinder saßen wir da und versuchten verzweifelt, die gedankliche Nähe, die wir schreibend über Kilometer hinweg und durch Gitter hindurch erzeugten, durch das gesprochene Wort zum Leben zu erwecken.

Vorfreude auf die Haftentlassung

Da ich mich immer zärtlicher in meinen Brieffreund verliebte, erschien es mir zunehmend selbstverständlich, dass er das Beste für sich aus der Haftzeit herausholen, möglichst schnell wieder auf freien Fuß und zu mir kommen würde. Ich freute mich für ihn, dass er so schnell zum Freigänger geworden war, dass er sich im »Offenen Vollzug« wohlfühlte.

Da er die versprochene Arbeitsstelle bei einer kirchlichen Beratungsstelle erhalten hatte, war die Zeit des Strafe-Absitzens vorbei. Ich durfte ihm in beliebig vielen Paketen seine Wünsche nach Lebensmitteln, Telefonkarten und Barem erfüllen und empfand beglückt mit ihm mit, wie erschütternd es für ihn war, nach so langer Zeit erstmals wieder echtes Geld in Händen zu halten. Auch unsere Briefe wurden nicht mehr zensiert. Wir träumten darin von gemeinsamen Urlaubsreisen und gegenseitigen Besuchen in unseren Wohnungen. Tunesien sollte unser erstes Ziel sein, sobald er ein freier Mann wäre. Ich hatte mir vorgenommen, ihn in diesem Urlaub glücklich zu machen. Sein Glück, dachte ich, wäre Glück genug für mich.

Bei Tag räumte und rückte ich voller Vorfreude auf den ersten Besuch von Max bei mir an meinen Möbeln herum. In meinen einsamen Nächten aber holte mich alles ein, was ich am Tage durch die rosarote Brille der Verliebtheit nicht wahrnehmen wollte. Wünschte ich mir bei Tag ein Kind von Max, erwachte ich schweißgebadet in der Nacht, weil ich träumte, Max im Priestergewand nehme es mir weg. Mein Kopf konnte die Ungeheuerlichkeit des Kindesmissbrauchs abhaken, meine Seele nicht.

Trotzig beruhigte ich mich damit, dass Max sich ja nicht um die Verantwortung für seine Straftaten gedrückt habe. Auch wenn ich überdeutlich spürte, wie ungerecht all die Lockerungen in der Haft und die vorzeitige Haftentlassung eigentlich waren. Wie Gott dem reumütigen Beichtkind verzieh und die Sünde aus dem Sündenregister löschte, so handelte der Gesetzgeber an Max. Max hatte einen Fehler gemacht, zugegeben. Dennoch hielt ich ihn für einen wertvollen Menschen. Außerdem meinte ich durch seine Briefe mitzuerleben, dass er an sich arbeitete und mit Hilfe vieler Professioneller auf den rechten Lebensweg zurückgeführt wurde. Warum also musste ich päpstlicher als der Papst oder gerechter als ein Richter sein?

Den Ausschlag für mein Vertrauen in Max gab aber wohl, dass er so viel Grund zu der schönen Hoffnung in mir weckte, er habe mich ebenso lieb gewonnen wie ich ihn. Seine Briefe enthielten immer ein paar besonders zärtliche Worte; »Extrasätzle«, wie ich sie von Frederic gekannt hatte. Seine scheue, doch von Brief zu Brief mutiger ausgedrückte Liebe war in meinen Augen der beste Garant dafür, dass Max mit seinem alten Leben und den »Jungengeschichten« abgeschlossen habe.

Max sei vollkommen anders als Frederic, suggerierte ich mir. Frederic hatte sich um jede Verantwortung herumgemogelt. Er hatte nicht gebüßt. Er machte ungestört so weiter wie bisher. Unsere Freundschaft hatte ihn nicht davor bewahrt. Ich hatte ihn nicht gerettet. Max aber rettete ich.

Seine baldige Freiheit würde eine Freiheit hin zu mir sein, nicht zurück zum zölibatären Leben und keine Fortsetzung der sexuellen Übergriffe auf Kinder. In Momenten derartiger

Selbstgespräche war ich sicher, mit Max Mutter zu werden und ihm ein Kind, unser Kind, zu schenken. Stärker als durch ein Kind würde ich ihm durch nichts beweisen können, wie vollkommen ich an seine Läuterung und an die wahre Unschuld des Mannes glaubte, als den Gott meinen Max erschaffen hatte.

Der Anfang vom Ende

Voller Ungeduld und Liebe hatte ich den Tag seiner Entlassung herbeigesehnt, doch als es soweit war und Max freikam, war er mir plötzlich und vollkommen überraschend ferner denn je.

Wie schon während der Haftzeit arbeitete er weiterhin bei der kirchlichen Beratungsstelle und bewohnte nun eine eigene kleine Wohnung, die der Kirche gehörte. Da unsere Wohnorte mehrere hundert Kilometer voneinander entfernt waren und wir beide berufstätig waren, sahen wir uns einmal im Monat am Wochenende. Während der übrigen Zeit telefonierten wir und schrieben uns E-Mails.

Immer wieder aber geschah es, dass Max tagelang und ohne Vorankündigung nichts von sich hören ließ. Dann war er für mich unerreichbarer als während der Haft.

Damals konnte ich mir keinen Reim darauf machen und fühlte mich nicht viel anders als während meiner Zeit mit Frederic. Das Launenhafte, Unberechenbare, Irrlichterne in einer Freundschaft schien etwas typisch Priesterliches zu sein. Oder war es lediglich das von allen weltlichen Bindungen Abgelöste des Gottesmannes, der Gottes Ruf vernahm und ging, wohin er berufen wurde? Ich verstand es nicht. Aber war das überhaupt wichtig?

Max hatte mir versprochen, sich niemals von mir abzuwenden, ohne zuvor offen und ehrlich mit mir gesprochen zu haben. Ich sei aus seinem Leben nicht mehr wegzudenken, hatte er beteuert. Er könne sich nicht mehr vorstellen, ohne mich zu sein. Um einfach zu verschwinden, habe er mich viel zu gern. »Vertrau mir!«

Die quietschgrüne Raupe an meinem Spiegel schien mir einen Kuss zuzuwerfen.

Was ich damals nicht wusste, war, dass Max, wenn ich nichts von ihm hörte, seine Zeit mit der anonymen »Bezugsperson« aus der Haftzeit verbrachte. Wie sich später zeigte, hatte er keinerlei Skrupel, sich mit ihr zu treffen und Spaß zu haben, während er mir die große Liebe vorgaukelte und Monate lang so tat, als bedürfe er lediglich einige Zeit der Ruhe und des Rückzugs, sogar vor mir.

Leider wusste ich davon auch noch nichts, als Max endlich leibhaftig aus dem Knast in mein Leben getreten war und sich unter Küssen und süßen Umarmungen in meinen Schmetterlingsprinzen verwandelt hatte. Ich war glücklich und verliebt, und da ich glaubte, dass Max förmlich von Sehnsucht verbrannt werden müsse, endlich mit mir als der Liebe seines Lebens zu schlafen, drängte ich mich ihm beinahe auf.

Als wir trotzdem nicht miteinander schliefen, sagte ich mir, dass es nur eine Frage des richtigen Zeitpunkts sei. Wir bewahrten uns sozusagen für den Tag der Tage oder die Nacht der Nächte auf, wenn wir zum ersten Mal im Urlaub ein gemeinsames Zimmer, ein gemeinsames Bett beziehen und uns zum ersten Mal vor aller Augen als Paar zeigen würden, ohne fürchten zu müssen, meine Eltern könnten uns erwischen oder irgendjemand würde in Max den Kinderschänder erkennen.

Trotzdem frustrierte es mich ungemein, dass Max sich während seiner ›Besinnungstage‹ nicht einmal per E-Mail bei mir meldete. Jeden Abend wartete ich nach Feierabend stundenlang wie gebannt vor dem Computer, ob nicht doch noch eine Nachricht von ihm eintrudelte, und surfte derweil auf der Suche nach irgendjemandem, mit dem ich mich schriftlich austauschen und bei dem ich anonym meinen Kummer abladen könnte, durchs Internet.

Ein Kloster für Männer und Frauen

Eines Abends blieb ich in einem Chat-Forum Namens »Kummernetz« hängen. Kaum hatte ich mich unter dem Namen »Fidelis« angemeldet, chattete mich eine Userin mit dem Namen Schwester Reintraudis an und wollte wissen, wieso ich ausgerechnet diesen Namen gewählt hätte.

Ich eröffnete ihr, dass ich eine Nonne dieses Namens kennen würde. Sie gestand mir, eine Nonne zu sein. Da ich an so viel Zufall nicht glauben wollte, verlangte ich ihre Telefonnummer als Beweis und rief sie noch am gleichen Abend in ihrem Kloster an.

Die begeisterten Schilderungen von ihrem modernen Orden, in dem Nonnen zusammen mit Priestern und Waisenkindern lebten, kamen mir so unglaubwürdig vor, dass ich Schwester Reintraudis' Einladung annahm, sie alsbald zu besuchen.

Eine kleine Urlaubsreise kam mir gerade recht. Etwas Abstand von Max und seinen sonderbaren Launen und Selbstbesinnungszeiten würde mir guttun. Außerdem hoffte ich, meine plötzliche Abwesenheit würde ihm bewusst machen, dass selbst meine Geduld einmal ein Ende haben könnte.

Im Hospiz von Schwester Reintraudis erwartete man mich schon. Ein nettes Gästezimmer stand bereit, und nach einem Vorstellungsgespräch, in dem ich viel über meine Beziehung zu einem geweihten Priester sprach, wurde mir verständnisvoll versichert, dass auch für meinen lieben Freund und mich ein Platz in dieser Gemeinschaft vorhanden sei.

Ich staunte. Ein gemischtes Kloster? Ja, gab es denn so etwas? Was für ein Kloster mochte das sein?

Obwohl ich von einer gemeinsamen Wohnung mit Max träumte, wurde mir bei der Vorstellung, zusammen mit ihm als Mönch und Nonne unter einem Klosterdach zu leben, äußerst mulmig zumute. Aber jetzt war ich einmal da und neugierig und ließ mir nichts von meinem unheiligen Schrecken anmerken. Die coole Cora meldete sich zurück, die für jedes verrückte Abenteuer zu haben war und dabei auch vor dem Allerheiligsten nicht Halt machte. Ich gestehe, es machte mir Spaß, mich ohne jede Ernsthaftigkeit auf einen Testlauf in diesem Kloster einzulassen.

Beim Abendessen im Refektorium, dem Gemeinschaftsspeisesaal, saßen tatsächlich Mönche und Nonnen einträchtig und sogar mit Kindern an langen Tafeln beisammen und speisten. Wenngleich die Stimmen gedämpft wurden, redeten und lachten alle, während herzhaft nach den schlichten, doch ebenso schmackhaften wie reichlichen Speisen gegriffen wurde.

Noch ehe ich Schwester Reintraudis fragen konnte, wessen Kinder das denn seien, predigte die Stimme der verstorbenen Ordensgründerin aus einem Lautsprecher über die Tischgesellschaft hinweg von Nächstenliebe und der Liebe Jesu zu Kindern. Meine Frage erübrigte sich damit, denn aus den Gebeten und christlichen Texten der Toten ging hervor, dass es sich bei den Kindern um Waisenkinder handelte, die aus Mildtätigkeit in den Orden aufgenommen worden waren und hier nun wie in einer Großfamilie aufwuchsen.

In gewisser Weise fand ich es gut, dass die Kinder hier ein neues Zuhause gefunden hatten. Trotzdem stieg die Frage in mir auf, ob es sich wohl tatsächlich ausschließlich um Waisenkinder handelte oder nicht doch so manches geheime Priester- und Nonnenkind unter ihnen lebte.

Womöglich hatte ich ja, ganz ohne es zu ahnen, das geheime Kloster entdeckt, in dem angeblich nur Priester- und Nonnenkinder aufgezogen werden, die von ihren Eltern verlassen wurden, weil diese ihr Leben in der Kirche nicht aufgeben wollen?

Früher galten Kinder des niederen Klerus als so genannte Kirchensklaven, die in Klöstern aufgezogen wurden und niemals heiraten durften. Aus Büchern wusste ich, dass sie heute noch als »Sakrilegus« bezeichnet werden, weil sie angeblich »Tempelräuber« seien, die ihre Existenz aus dem gottgeweihten Samen eines Priesters oder der ihrem himmlischen Bräutigam vorbehaltenen Eizelle einer Braut Christi geraubt hätten.

Das Gerücht von der Existenz eines solchen Klosters oder Kinderheims hält sich draußen in der Welt seit Jahren, obwohl die Kirche vehement dementiert, sich jemals der verbotenen Kinder des zölibatären Klerus angenommen zu haben. Mein

Besuch in Schwester Reintraudis' Kloster ließ es mir durchaus glaubhaft erscheinen, dass die Kirche log.

Priester, die wie Frederic Kinder sexuell missbrauchten und ihren Zölibat brachen, hatten keine Skrupel zu lügen, obwohl sie sich von Gott zum heiligsten Dienst am Altar berufen fühlten. Entgegen der Beteuerungen der Kirchenobrigkeit gab es nicht nur einzelne schwarze Schafe unter den Gottesmännern. Also log nicht nur der Einzeltäter, sondern auch die Kirchenobrigkeit ganz ungeniert.

Ebenso verhielt es sich mit der Anzahl der verbotenen Priesterkinder. Wollte man der Kirche glauben, gab es nur einige wenige. Tatsächlich sind es Hunderttausende auf der Welt. Wieso sollte es also nicht auch ein Kloster geben, in dem Priester- und Nonnenkinder als angebliche Waisenkinder großgezogen und in einer zugehörigen Klosterschule unterrichtet werden?

Ich nahm mir vor, Max danach zu fragen. Als Mann Gottes würde er vielleicht Näheres darüber wissen. Vor allem, dachte ich aufgeregt, müsse es ihm doch ebenso ein Anliegen sein wie mir, diese Geheimniskrämerei, dieses Vertuschen und Heucheln in seiner, in unserer Kirche aufzudecken. Schließlich waren wir beide Opfer dieser Falschheit und Verlogenheit der Kirche und ihres Zölibatgesetzes.

Max war dadurch in die sexuelle Auswegslosigkeit und letztendlich zum Kindesmissbrauch getrieben geworden. Mich hatte der Zölibat zum Opfer gemacht. Sowohl er als auch ich würden unser Leben lang mit dieser furchtbaren Vergangenheit fertig werden müssen. Die Kirchenobrigkeit als wahre Schuldige wusch ihre Hände in Unschuld und ließ es geschehen, dass immer mehr Priester und Kinder in ihr Verderben liefen.

Schon sah ich Max und mich gemeinsam dieses Kloster als klerikales Geheimversteck für Priester- und Nonnenkinder entlarven. Wir beide, Max und ich, er Täter, ich Opfer, würden es schaffen. Von zwei verschiedenen Seiten würden wir den Zölibat als Wurzel all unseres Leidens in die Zange nehmen und endlich zu Fall bringen. Hatte je zuvor ein von einem Priester sexuell missbrauchtes Kind als Erwachsene mit einem Priester als Liebespaar zusammengelebt, der andere Kinder sexuell missbraucht hatte? Wer, wenn nicht wir, wusste, welches Leid das Beharren des Klerus auf dem Zölibatsgesetz verursachte?

Max hatte mir einmal geschrieben, er sei überzeugt, jeder Mensch, sei er noch so jung, habe eine geheime Bestimmung, für die und aus der heraus er lebe und die niemals von einem anderen entdeckt werden könne. Für ihn gehöre zu diesem »heiligen Gral« der Schatz aller Gefühle sowie Hoffnung, Vertrauen und Leid.

Ein Schauer überlief mich, als seine Worte mir ausgerechnet in diesem Zusammenhang einfielen. Bestand unsere Bestimmung darin, sexuell missbraucht zu werden beziehungsweise sexuell zu missbrauchen, um aus dieser Erfahrung die Kraft zu gewinnen, wirksam gegen die unheiligen Geheimnisse unserer Kirche vorzugehen?

Das Gefühl der Demut stieg in mir auf, und ich war zuversichtlich und froh. Max und ich, wir könnten es schaffen. »Gemeinsam«, begann es leise und verhalten in mir zu jubeln, »sind wir stark.«

Wie es in dieser Ordensgemeinschaft üblich war, wurde ich als Klostergast sogleich in die alltäglichen Verrichtungen der

Nonnen eingebunden. Die ungewohnte und anstrengende Arbeit fiel mir schwer, so dass mir das Grübeln rasch verging. Doch ich biss die Zähne zusammen, gab mir Mühe, allen möglichst alles recht zu machen, und hielt durch. Am Abend war ich rechtschaffen müde und glücklich, mit Schwester Reintraudis bei einem köstlichen Glas hausgebrautem Bier zu sitzen und die Beine im Klostergarten ausstrecken zu dürfen.

Nachdenklich musterte ich die Ordensbelegschaft. Alle Frauen trugen zwar eine einheitliche Kutte, aber keinen Nonnenschleier. Stattdessen waren sie alle nach dem gleichen Muster frisiert, das ich auf Fotos der Ordensgründerin gesehen hatte. Galt etwa deren feste, altmodische Dauerwellenfrisur als eine Art Schleierersatz?

Obwohl mich die Freundlichkeit beeindruckte, die mir von allen Seiten entgegengebracht wurde, waren mir dieses Kloster und seine seltsame Ordensgemeinschaft mit Kindern unheimlich. Ich ersehnte meine Rückreise und konnte das Abschiedsgespräch mit dem Abt nicht schnell genug hinter mich bringen, der mir nochmals beteuerte, wie herzlich willkommen Max und ich bei ihnen wären.

Wieder zu Hause erlebte ich sofort ein heiß-kaltes Wechselbad. Max hatte zwar bemerkt, dass ich nicht mehr da war, und sich Sorgen um mich gemacht. Doch als er von meinem Klosterabenteuer und dem Angebot für unser dortiges Zusammenleben erfuhr, regte er sich so furchtbar auf, dass ich es nicht einmal wagte, ihm jedes Detail zu schildern, geschweige denn, ihn nach den Priesterkindern zu fragen und für unsere »heilige Bestimmung« zu erwärmen.

Stattdessen schämte ich mich, weil ich annahm, er sei so wütend geworden, weil ich, eine nicht von Gott Berufene, mich erdreistet hatte, ein Leben mit ihm als Nonne und Mönch in einem irgendwie völlig verkehrten Kloster bloß in Erwägung zu ziehen. Kleinlaut entschuldigte ich mich für meinen Frevel und bat Max herzlich um Verzeihung, doch es dauerte einige Zeit, bis er sich dazu durchringen konnte.

Sein Ärger war hauptsächlich darauf zurückzuführen, dass ich versucht hatte, mit meinem klösterlichen Alleingang Einfluss auf seine persönliche Entscheidungsfindung zu nehmen. Ich hatte mir angemaßt, eine Idee für unsere gemeinsame Zukunft zu entwickeln, obwohl Max weiter nichts wollte, als in vollen Zügen seine Freiheit zu genießen und alles nachzuholen, was er sich bisher verkniffen hatte.

Möglicherweise traute er mir zu, dass ich nicht bloß von meiner Beziehung zu einem Priester gesprochen, sondern seinen Namen genannt und über seine Vergangenheit als Kindesmissbraucher geredet hätte. Damit hätte ich seine in der Kirche absichtlich verschwiegene Sünde in Umlauf gebracht und die intensive Unterstützung gefährdet, die die Obrigkeit ihm zuteil werden ließ.

Eine der klerikalen Bedingungen zur Unterstützung für Priester, die laisiert werden und in einem weltlichen Beruf neu beginnen oder gar heiraten wollen, ist, dass sie weit weg von ihrer früheren Heimat ein neues Leben beginnen und niemand etwas über ihr früheres Priesterleben erfährt.

Ähnliche Bedingungen knüpfte die Kirche auch an einen Neuanfang für Max. In einem seiner letzten Haftbriefe hatte Max mir geschrieben, er sei jetzt so richtig auf den Geschmack der Freiheit gekommen. Schon immer sei Zeit für ihn die kostbarste, einmalige, unwiederbringlichste Sache der Welt gewesen. Seit der Haft und der dort verlorenen Zeit überlege er es sich doppelt gut, was er mit seiner Zeit anfange und lasse sie sich nicht von irgendjemandem mit irgendetwas Nebensächlichem rauben.

Diese Lektion hatte ich vergessen, als ich Maxens kostbare Freiheit und Freizeit mit meinen Nebensächlichkeiten wie diesem Klosterbesuch bei Schwester Reintraudis und ihrem rätselhaften Mischorden belastete.

Tunesien

Trotz unserer kleinen Differenzen brachen Max und ich eines Morgens tatsächlich zu unserer Traumreise nach Tunesien auf. Ich weiß nicht, ob Max sich mit denselben freudig erregten Erwartungen wie ich auf diesen Urlaub einließ. Rückschauend nehme ich an, dass er mehr Angst vor der eigenen Courage hatte, als dass echte Vorfreude hätte aufkommen können. Für mich aber war klar, dass wir in diesen Urlaubstagen uns ganz und gar aufeinander einlassen und als das glücklichste Paar aller Zeiten nach Hause zurückkehren würden.

Nie werde ich unseren ersten Abend am Meer vergessen. Arm in Arm in den Sonnenuntergang versunken, küssten wir einander voller Zärtlichkeit, ließen uns vom leisen Wellenrauschen verzaubern und mit dem Wind alle Sorgen, Ängste, Nöte, alles Belastende davonwehen. Ich glaube, niemals im Leben war ich vollkommener glücklich als in diesen romantischen Minuten.

»Das von heute an jeden Abend!« Mit diesem Gedanken schlenderte ich Hand in Hand mit Max zum Hotel zurück und hätte jedes Sandkorn in unseren Fußspuren streicheln mögen.

Doch schon am nächsten Abend hatte Max keine Lust mehr auf Strandromantik. Launisch die Unterlippe vorgeschoben, hing er in einem der Sessel unseres schönen Apartements und nuschelte schulterzuckend: »Ach was, ich hab jetzt keine Lust, schon wieder runter an den Strand zu latschen. Den ganzen Tag Wasser, Wind und Wellen, und jetzt schon wieder? Nein, danke. Ich bin kaputt. Ich muss endlich mal wieder schlafen. Richtig schlafen, wenn du verstehst, was ich meine. Ich geh allmählich schon auf dem Zahnfleisch.«

Ich hatte verstanden. Seine Worte verletzten mich.

Er schien es nicht zu bemerken. »Geh halt allein, wenn du willst.«

Geschockt zog ich tatsächlich ohne Max los. Der Sand schien schwerer an meinen Füßen zu haften als am Tag zuvor, doch das Meer lag noch immer wie ein samtblauer Teppich vor mir. Weiße Schiffe schaukelten draußen mit der Dünung. Die »Märchen von Tausend und einer Nacht«, in denen ein fliegender Teppich vorkam, mussten vor diesem Meeresblau entstanden sein, dachte ich und stellte mir träumerisch vor, wie es wohl wäre, mit Max auf einem solchen Teppich zu reisen.

Das Meer leckte indessen mit leisen, zärtlichen Kicherwellen an meinen nackten Zehen, umspülte einen nach dem anderen, bis meine Ballen und Fersen in den nassen Sand einsanken und das Wasser leichtes Spiel bis hinauf zu den Knöcheln hatte. Ein paar Möwen segelten im Tiefflug vorbei. Sie wendeten die Köpfe, während sie nach Fressbarem Ausschau hielten, und legten sich wie Motorradfahrer der Lüfte in die Kurven. Für meinen nächsten Abendbesuch nahm ich mir vor, ein tüchtiges Stück Brot zum Füttern mitzubringen. Für diesmal mussten die Muschelschalen genügen, die ich zwischen den nassen, wie Lack glänzenden Kiessteinchen auflas und den kreischenden Möwen zuwarf, die noch im Anflug erkannten, dass die Beute nicht lohnte.

»Was nur mit Max los war?«, grübelte ich und wanderte langsam am Wassersaum entlang, der sich endlos vor mir zu erstrecken schien. Wenn ich ehrlich war, musste ich mir eingestehen, dass mein Liebster sich wie ein kleines Kind benahm, das sich ein Spielzeug ertrotzt hat und nach dem ersten Spielversuch feststellt, wie langweilig es ist.

Aber wie sollte es möglich sein, dass er von unserem wunderbar schönen, superzärtlichen ersten Abend am Meer und von seiner ersten so beglückenden, liebevollen Nacht mit mir enttäuscht sein konnte?

Hatte ich etwas falsch gemacht? Mir fiel nichts ein. Außer vielleicht, dass er sich zum Sex mit mir gezwungen gefühlt haben könnte.

Seit seiner Entlassung hatte Max mich bei jedem Treffen, bei jedem seiner von endlosen Zärtlichkeiten erfüllten Wochenendbesuche hingehalten. Küssen ja, Schmusen ja, Zärtlichkeiten ohne Ende, ja. Aber mehr?

»Jetzt nicht, Cora. Noch nicht. Lass mir Zeit. Ich brauch noch Zeit. Ich kann noch nicht. Ich bin noch nicht so weit. Die Haft, das ist doch nicht so spurlos an mir vorbeigegangen, wie ich immer dachte. Warte, bis wir in Tunesien sind. Dort wird alles anders. Dort bin ich ein neuer, ein anderer Mensch. Warte noch, Cora. Warte.«

Für jedes Wort hatte ich Verständnis gezeigt. Geduld wie ein Esel hatte ich bewiesen und alle meine sehnsüchtigen Wünsche hintangestellt. Ich hatte mich so innig darauf gefreut, die erste Frau für ihn zu sein und ihm diese Erfahrung so leicht, so schön, so beglückend zu gestalten, wie ich konnte.

Unter seinen Händen würde ich nicht erstarren. Ihn liebte ich. Ihn wollte ich. Unter seinem Begehren würde ich mich rückhaltlos hingeben. Es sollte mir vollkommen egal sein, ob er mich zufrieden stellen könnte oder nicht. Es würde keine Rolle spielen, wie geschickt oder ungeschickt er mich lieben würde. Was zählte, war allein, dass er mich liebte und begehrte und wir beide diese Liebe wollten.

Er hatte sich gewünscht, Vater zu werden. Wenn Gott wollte, würde ich ihm aus diesem Urlaub ein Kind schenken, es für ihn unter meinem Herzen tragen und mich gemeinsam mit ihm gesegnet fühlen.

Es hatte mir in diesen ersten Monaten seiner Freiheit wehgetan, mich in meinem Wunsch, Max glücklich zu machen, bescheiden und beschränken zu müssen. Aber ich hatte mich gern zurückgehalten. Nicht einmal geschmollt hatte ich oder meinen Frust gezeigt.

Für mich war klar, dass ich Max niemals bedrängen würde. Ich war ein Missbrauchsopfer. Ich wusste, wie es ist, wenn einem Sex übergestülpt wird, den man nicht haben will und nicht erwidern kann. Niemals würde ich Max mit meinen sexuellen Gefühlen und Bedürfnissen missbrauchen. »Nur nichts von ihm für mich verlangen, er könnte verschreckt werden, könnte mich verlassen.« Das hatte ich mir schon geschworen, noch ehe wir Brieffreunde wurden.

Und jetzt?

Ich wollte es nicht denken. Trotzdem formierten die Gedanken sich in mir. War dieser Urlaub etwa nur ein Test für Max? Ein Versuch, endlich zum ersten Mal Liebe mit einer Frau zu machen? Mit einer, die nicht Nein sagen würde? Die schon zu einem Vikar nicht Nein gesagt hatte? Die mit einem wie Frederic zufrieden gewesen war und deshalb auch mit einem wie Max zufrieden sein würde? Die keine hohen Ansprüche stellte?

Ging es Max womöglich einzig darum zu erfahren, wie es sich anfühlt, wie es funktioniert, eine Frau zu lieben? Was es in ihm auslöste, ob es wirklich so schön war, wie Männer immer behaupteten? Testete er sich nur, ob er überhaupt fähig zur Liebe mit einer Frau sei? Wollte er ausprobieren, ob es tatsächlich so viel anders, berauschender, einzigartiger wäre als Onanie oder Sex mit kleinen Jungs? Holte er mit mir bloß sexuelle Erfahrungen nach, die er bisher versäumt hatte? War ich die Frau seiner Wahl, weil ich ihm in den Knast geschrieben und ihm ständig ganz unmissverständlich gezeigt hatte, dass ich verliebt in ihn war? Hatte er mich genommen, weil das Angebot so billig war? Hatte auch er mich nur benutzt? Wie Frederic?

Mein Gott, ich wollte das alles nicht denken! Ich fand mich gemein, so zu denken. Am liebsten hätte ich meinen Kopf abgeschraubt und mitsamt diesen scheußlichen Gedanken ins Meer geschmissen. Dennoch blieb von nun an der Funke des Misstrauens, der, wie ein glimmendes Streichholz tief unten in einer Scheune voller Stroh, sein Werk in meiner Seele begann.

Urlaub in Tunesien, das war Hotelbetrieb, Swimmingpool, Badefreuden, Sauna und Massagen, dazwischen ein Trip in die Wüste, ein Ausflug zum Bazar, Shopping im Touristenbabel des Orients und Gaumenfreuden bei Vollpension. Gelegentlich mieteten wir uns ein Auto, um einen Ausflug ins Inland zu unternehmen. Weit fuhren wir allerdings nicht. Die dürre, heiße Umgebung außerhalb unserer Hotel-Oase lockte uns wenig.

Wenn ich Erinnerungsfotos von diesem Urlaubs betrachte, sehen wir beide immer wie ein strahlendes Paar auf Hochzeitsreise aus. Max gibt den charmanten Gesellschafter oder kundigen Touristen. Ich himmele ihn an und morse Liebe aus allen Poren. Niemals käme ein Unbeteiligter auf die Idee, es könnte etwas zwischen uns nicht stimmen. Ich glaube, wir beide waren die Letzten, die es sehen wollten.

Ist es Zufall, dass es fast keine Bilder von uns aus dem Innern unserer Hotelsuite gibt? Wahrscheinlich nicht. So bereitwillig Max draußen posierte und anderen Touristen die Kamera in die Hand drückte, um einen Schnappschuss von uns als schlemmenden, genießenden Urlaubern aufzunehmen, so sehr wehrte er sich gegen ein Foto, wenn wir allein waren.

Draußen machte es Spaß, mit ihm unterwegs zu sein. Kaum aber fiel die Tür unserer Hotelsuite hinter uns ins Schloss, verwandelte mein Schmetterlingsprinz sich in einen griesgrämig maulfaulen Rauperich, der bis zum Abendbuffet Spielchen auf seinem Mobiltelefon absolvierte.

Stundenlang telefonierte er hinter der verschlossenen Badezimmertür mit seiner »Bezugsperson«, von der ich immer noch nicht wusste, wer es war, aber allmählich Verdacht schöpfte, dass es eine Frau wäre. Selbst beim gemeinsamen Abendessen mit mir schrieben sie sich gegenseitig SMS-Nachrichten auf dem Handy.

Am Pool vergrub Max sich hinter Büchern oder Zeitungen oder schwamm eine Runde nach der anderen, weil er sich als zu fettleibig empfand und dringend abspecken wollte.

Abends behauptete er meist, zu müde für alles zu sein, und blockte meine zaghaften Annäherungsversuche und Zärtlichkeiten mit einem mürrischen »Lass mich in Ruh!« ab.

Meine fruchtbaren Tage, die ich während der Haftzeit von Max so mühsam ermittelt und klug für unseren Urlaub eingeplant hatte, verstrichen ungenutzt. Ein Kind, das wusste ich bald, würde uns in Tunesien nicht geschenkt werden.

Allmählich zog auch ich mich in mich selbst zurück. Abgewiesen zu werden tat weh. Ich wagte kaum noch, aus eigenem Antrieb mit Max über etwas zu reden, das mich interessierte, geschweige denn, mich ihm liebevoll zu nähern.

Ich erklärte mir sein Verhalten mit seinem Priestertum und der langen Haftzeit. Ich beschwichtigte meine Ängste, Max zu verlieren, indem ich mir einredete, dass er noch nie zuvor mit einer Frau zusammen gelebt oder Urlaub gemacht habe und ihm die ungewohnte Nähe zu schaffen mache.

Zu Hause als Kind hatte Max kaum Freundschaften geschlossen, weil seine Mutter es nicht gern sah, wenn er »Ruhestörer« in ihr Reich brachte. Sie habe ihn eifersüchtig behütet, hatte er mir erklärt. Im Internat sei er auch immer eher ein Einzelgänger gewesen. Ziemlich unsportlich, schüchtern und immer etwas zu dick, passte er als »Streberleiche« nicht in die Fußballwelt und war auch bei den Mädels nicht der Held. Deshalb habe er niemals eine Freundin gehabt. Er hätte auch gar nicht gewusst, wie er seiner Mutter hätte beibringen sollen, dass es noch eine andere Frau in seinem Leben gebe.

Der Zölibat sei ihm deshalb nicht besonders schwer vorgekommen. Im Priesterseminar habe er sich ebenfalls eher abseits gehalten, und als Pfarrer habe er unter seinen Kollegen kaum jemals Freunde gehabt. Wenn ich Max eine Armlänge von mir entfernt und doch unerreichbar weit weg sitzen sah, musste ich mir immer wieder klarmachen, dass es zu seinem Leben dazugehörte, still für sich zu sein und sich von der Außenwelt abzuschotten. Nicht er, dachte ich, müsse sich ändern. Ich müsse mich ihm anpassen und auf ihn eingehen, wenn ich mit ihm leben wolle.

Zu spät kam mir zu Bewusstsein, dass es klüger gewesen wäre, wir hätten nicht gleich beim ersten Urlaub eine gemeinsame Suite gemietet. In getrennten Zimmern hätte Max seine Rückzugsbedürfnisse besser ausleben können und nur dann mit mir zusammenkommen müssen, wenn wir beide dies gern gewollt hätten. Schuldbewusst dachte ich an unser Zusammensein in meiner Wohnung und machte mir insgeheim Vorwürfe, dass ich Max mit meinem Wunsch nach Liebe womöglich doch zu sehr bedrängt hatte, so dass er sich dazu genötigt gefühlt haben musste, ein Doppelzimmer zu buchen.

Oftmals saß ich in Tränen am Strand oder schlief mit feuchten Augen ein, wenn Max sich mir entzogen hatte. Aber nicht einen Tag dachte ich daran, ihn zu verlassen. Im Gegenteil, es war meine allergrößte Angst, ihn wegen irgendeines Fehlers zu verlieren.

Ahnte Max, wie verunsichert ich ihm gegenüber war? Er hatte eine gut geschulte Gabe, sich in andere Menschen hineinzuversetzen. Manchmal hatte er mir Zellenmitbewohner aus dem Gefängnis beschrieben. Daher wusste ich, wie genau er beobachtete und analysierte. Meine Persönlichkeit lag ganz zweifellos wie ein offenes Buch vor ihm.

Ob er seine nach und nach immer deutlicher herausgekehrte Unzufriedenheit mit mir bewusst einsetzte, um mir für die Zeit nach unserer Trennung den Schwarzen Peter zuzuschieben? Im Gegensatz zu mir wusste er ja, dass es für uns keine gemeinsame Zukunft geben würde.

Ob Berechnung oder nicht, Max hatte dauernd etwas an mir auszusetzen. So gefiel ihm zum Beispiel meine Art zu essen nicht. Die Gabel hielt ich falsch. Das Messer packte ich an wie ein Metzger. Das Gemüse picke man nicht mit den Gabelzinken. Das Messer nehme einen bestimmten Winkel zum Handgelenk ein. Beim Trinken schlucke man nicht hörbar. Beim Kauen achte man auf die eigenen inneren Mundhöhlengeräusche, die für das Gegenüber nicht hörbar sein dürften.

Auch mein Rauchen ging ihm plötzlich auf die Nerven. Seit meiner frühesten Jugend wusste er, dass ich rauchte. Es hatte ihn während der Haftzeit nie gestört, dass meine Briefe nicht bloß nach Parfum dufteten, mit dem ich sie für ihn einsprühte, um damit einen Hauch von mir in seine Zelle zu tragen. Sie rochen auch nach Rauch. Obwohl ich nie in meiner Wohnung rauchte, sondern penibel darauf achtete, vor die Tür oder auf den Balkon zu gehen, wenn mich die Nikotinsucht überkam, blieb es nicht aus, dass Rauchspuren sich an mir festsetzten. Meine Haut übertrug sie auf das Briefpapier. So kamen sie zu Max.

Auf einmal behauptete er, Asthma-Attacken wegen meines Rauchens zu bekommen. Auf einmal ekelte es ihn, dass mein Atem nach Zigaretten roch. »Küssen? So? Nein. Keine Chance.«

Ich putzte meine Zähne wie wild, reinigte meine Zunge bis zu den Mandeln mit Zahnpasta, obwohl mir dabei so schlecht wurde, dass ich ins Klo hätte »brüllen« mögen. Ständig nagte ich auf einem Kaugummi herum und reduzierte die Kippenmenge auf weniger als die Hälfte meines Normalkonsums. Max reichte es nicht. Wenn er sich wirklich zu einem Kuss herabließ, hätte ich ebenso gut eine Marmorbüste umarmen können.

Eigentlich hätte mich das alles schon gar nicht mehr schockieren dürfen, denn die Katastrophe in einer jeden Liebesbeziehung hatte sich in unserer zweiten oder dritten Nacht ereignet, als Max sich am Ende aller Zärtlichkeiten, Liebkosungen und der glücklichen Erfüllung auf den Rücken drehte und meinte: »Also, wirklich, das kann's ja wohl nicht sein. Ich muss das wohl doch mal mit einem Mann probieren.«

Eiswasser in meine Seele war das. Demütigung, für die ich bis heute kein Maß habe. Nichts konnte ich darauf erwidern. Der Hals war wie zugeschnürt. Ich öffnete ein paar Mal den Mund, doch kein Ton kam heraus. Nicht einmal Tränen hatte ich.

Max schien nichts zu merken. Er rollte sich einfach auf die Seite und schlief über meinem fassungslosen Schweigen behaglich ein und fand leise schnarchend seine Ruhe.

»Es ist doch schön, wenn er mir so sehr vertraut, dass er ganz offen und ehrlich zu mir sein kann«, dachte ich irgendwann und schob mein Kopfkissen so nahe wie möglich an Max heran, ohne ihn zu berühren. »Warum bist du auch nicht zarter mit ihm, langsamer, abwartender, weniger leidenschaftlich, weniger hitzig, weniger fordernd, weniger bereit? Warum willst du nach stundenlangem Streicheln irgendwann mehr? Wieso vergisst du immer wieder, dass seine große Glückseligkeit im Verzicht lag und nicht im kleinen Glück des Gewährens? Ändere dich und du änderst alles. Also! Jetzt hast du so lange auf ihn gewartet und Geduld gehabt und durchgehalten. Jetzt stehst du das auch noch mit ihm durch.«

Die Fenster unseres Apartements gingen zur Seeseite hinaus. Soeben stieg die Morgensonne auf. »Das wird schon«, tröstete ich mich nochmals und spürte erleichtert, wie ich endlich schläfrig wurde. »Beruhige dich, Cora. Es wird alles gut.«

Max empfing mich mit dem kalten, abweisenden Gesicht am Frühstückstisch, das er immer aufzusetzen pflegte, wenn er sich missachtet fühlte. Siedend heiß fiel mir ein, dass ich ihm am Vorabend versprochen hatte, zeitig aufzustehen und mit ihm einige Runden im Pool zu ziehen. Müde wie ich von meiner nächtlichen Grübelei war, hatte ich verschlafen.

»Entschuldige, Max. Ich hab's vermasselt. Es soll nicht wieder vorkommen.« Beschämt versuchte ich, gut Wetter zu machen.

Max schwieg. Schon wieder diese Bestrafung durch Rückzug, Schweigen, Ausgrenzung, Ignoranz. Wie hatte ich das schon an Frederic gehasst und gefürchtet! Fast hätte ich mich nach Estefania oder einem der anderen Mädchen umgeschaut, die er in solchen Momenten mir vorzuziehen pflegte.

Als hätte er aus meinen Gedanken ein Stichwort erhalten, griff Max zu seinem Mobiltelefon. Eine SMS war gekommen. Flink tippten seine Finger eine Antwort. Ich war gar nicht mehr vorhanden.

»Was, wenn ich aufgestanden und einfach gegangen wäre?«, frage ich mich manchmal und spiele in Gedanken die veränderte Szene durch. Im Ergebnis wäre Max nur weiter von mir abgedriftet. Niemals würde er sich überwunden haben, den ersten Schritt auf mich zuzugehen. Wahrscheinlich hätte er nicht einmal begriffen, dass er sich mir gegenüber im Unrecht befunden haben könnte. So, wie er seine Schuld nur bedingt einsehen und annehmen konnte, kleine Kinder sexuell missbraucht zu haben, so würde er auch jetzt ausschließlich bei mir die Schuld für das misslungene gemeinsame Frühstück suchen. Schließlich war er nicht zu spät gekommen. Er hatte mir seine kostbare Zeit zur Verfügung gestellt. Ich hatte mich dessen unwürdig erwiesen. Was also beklagte ich mich, dass er mir keine weitere Zeit schenkte? Sollte er etwa der schlechten Zeit gute hinterherschmeißen?

Für mich war immer die Liebe das Größte, die Nähe, die man einander schenkt, das Füreinander-da-Sein. Gefühle, die für Max zum »heiligen Gral« des Einzelnen gehörten und nicht mitteilbar waren.

Ein Beispiel seiner im Tresor der Seele verschlossenen Heiligtümer war seine Unfähigkeit zum tiefen Mitleid oder Mitgefühl. So hatte er mir auch seit seiner Haftentlassung eine Flut an Selbstporträts in jeder Lebenslage geschickt, mir aber nie auch nur ein einziges Mal gesagt: »Ich liebe dich, Cora.« Oder vielleicht: » Ich hab dich ganz arg lieb.«

Hätte ich seine Äußerungen besser reflektiert, wäre mir vielleicht bewusst geworden, dass Max mit seinem Seelentresor gar nicht zum Geschenk der Liebe fähig war.

Dass er mir seine Liebe nie gestand, war viel bedeutungsvoller, als mir je bewusst wurde. Zwar wünschte ich mir sehnlich, dass er mir seine Liebe einmal auch in Worte kleiden möge. Aber ich war bereit zu verstehen, dass er diese drei für einen Priester der Todsünde gleichkommenden Worte nicht so leicht über seine geweihten Lippen brachte. Irgendwann, eines Tages, glaubte ich, würde er es schaffen. Bis dahin würde ich mich mit den sichtbaren und spürbaren Zeichen seiner Liebe zufrieden geben.

Dass Max mir seine Liebe nicht gestand, weil er sie nicht verspürte, wäre mir angesichts dieser Zeichen nie in den Sinn gekommen. Insofern begriff ich nicht, dass verschenkte Lebenszeit tatsächlich das Äußerste an Zuwendung war, was er für mich herzugeben bereit war. Vielleicht hätte ich mich sonst noch mehr darum bemüht, seine Zeit bis auf den allerkleinsten Sekundenbruchteil für mich zu beanspruchen und nicht auf einen davon zu verzichten. Seine mir schmollend entzogene, totgeschwiegene Zeit hätte ich dann jedenfalls nie und nimmermehr akzeptiert.

Von Tag zu Tag stieg die Spannung zwischen uns. Immer beängstigender spürte ich, dass Max nicht wirklich bei mir war. »Das war doch schon so, als er noch Kaplan in unserer Pfarrei war«, versuchte ich die Panik vor einer Trennung zu beschwichtigen. »Das ist ein Wesenszug an ihm. Das hat nichts mit uns zu tun.«

Aber meine Intuition ließ sich nicht betrügen. Wenn Max wollte, würde er mir sagen können, dass er mich liebte. Seine Zurückhaltung, sein Schweigen, seine Geistesabwesenheit konnten nur damit zusammenhängen, dass er mit sich selbst uneins war.

In seiner Zurückgezogenheit wirkte er nicht wirklich, als würde er schmollen oder grollen. Nachdenklich schien mir das passendere Wort. So, als schaue und lausche er ständig in sich hinein, um den Gordischen Knoten in seiner Seele an der richtigen Stelle zu durchtrennen. So als forsche er aus, wie er endlich aus seiner eigenen zu eng gewordenen Haut schlüpfen könne.

Ich erinnerte mich an einen Absatz in einem seiner Briefe, in dem er mir seine Wunschliste für eines der Care-Pakete notierte, die ich ihm ins Freigängerheim schicken sollte. Neben

Benjamin-Blümchen-Papier, auf dem er mir dann allerdings nie schrieb, Telefonkarten und Füllerpatronen hätte er gern Süßigkeiten gehabt. Zwar würde er davon noch fetter werden. »Aber das macht nichts. Ich liebe mich trotzdem. Innen bin ich nämlich viel schöner als außen. Zu dumm, dass ich die Seiten nicht tauschen kann.«

Ich begann über Max und seine Selbstliebe nachzudenken, die er nicht auf mich übertragen konnte, weil sie sein alleiniger »heiliger Gral« war. Seine Leidenschaft für Selbstporträts fiel mir auf. Max liegend, sitzend, stehend, lächelnd oder melancholisch, Max vor der Blumenwiese, auf dem Sofa oder im Kabrio. Gab es eine Situation, in der er sich nicht fotografierte? Ja, Max zerzaust im Bett, das gab es nicht.

Ich begriff, dass seine ganze geschniegelte, gestriegelte, wie mit Katzenzungen geschleckte Erscheinung, an der kein Kopfhaar außerhalb der Ordnung zu liegen hatte, nur ein Zeichen seiner Eitelkeit war. Dazu gehörte auch sein ewiges Heischen um Komplimente über seine angeblich zu dicke Figur, seine zu wurstigen Finger, seine zu platten Plattfüße, seine elefantös abstehenden Ohren, seine krumme Hakennase, seine eklige Plombe auf dem Schneidezahn.

Selbst wenn er mit mir sprach, setzte er sich am liebsten so, dass er einem Spiegel oder einer Schaufensterscheibe gegenübersaß, um wie mit sich selbst zu sprechen, zu lächeln, zu flirten.

Aber war es wirklich bloß Eitelkeit? Verriet sich in dieser permanenten Selbstbespiegelung und Selbstdarstellung nicht ein extremer Drang zur Selbstkontrolle, ja, zum Perfektionismus? Ertrug Max es nicht, dass er ein ganz normaler Mann mit ganz normaler menschlicher Sexualität war und dies nicht mehr zu seinem perfekten Image des gottberufenen Übermenschen passte? War er permanent damit befasst, Äußeres und Inneres seiner Persönlichkeit deckungsgleich schön, tadellos stimmig übereinanderzufalten? Ähnlich perfekt wie die gleichmäßigen Papierfalten seines Seelenhauses, das er mir einmal als Therapiegemälde geschickt hatte? Wagte Max sich nur deshalb nicht aus dem Gefängnis seines »heiligen Grals« heraus, weil er Angst vor dem echten Leben mit all seinen Unvollkommenheiten hatte? Fürchtete er sich vor dem Chaos der Gefühle, weil er die überschaubare, von ihm stets beherrschte Ordnung brauchte?

Fragen über Fragen und keine Antworten.

»Tief im Innern ist jeder ein freier Mensch, und wäre er auch im Knast«, hatte Max mir anvertraut und mir zugleich geschrieben, das Schlimmste sei für ihn, wenn er die Kontrolle über eine Situation verliere und irgendwie mitgerissen werde.

Fürchtete er sich, die ihn einengenden, unfrei machenden Mauern zu durchbrechen, weil er ihren Schutz brauchte, um sich in der Tiefe seiner Seele, innerhalb seines unantastbaren »heiligen Geheimnisses« frei zu fühlen?

Schrak er deshalb vor der mitreißenden, unkontrollierbaren, unbeherrschbaren Macht der Liebe und deshalb auch vor der leidenschaftlichen Liebe mit einer Frau zurück? Als ich zärtlich auf ihn zuging, ihn zu umarmen, streicheln, zu küssen versuchte, war er in den ersten zwei Urlaubstagen darauf eingegangen. Nach unserer ersten gemeinsamen Nacht aber wich er meinen Verführungsversuchen aus und wies mich ab. Warum?

Ich sei zu hastig, zu schnell, zu ungeduldig mit ihm, hatte er gesagt.

Wie aber, wenn er nur die in ihm unter meinen Berührungen und Küssen aufsteigende Leidenschaft nicht ertragen konnte? Wenn er sich davor fürchtete, dass wieder diese unkontrollierbare Macht aus der Mitte seines Körpers aufquellen und die ihn schützenden Mauern aus Verboten, Selbstbespiegelungen und Kontrollen aufbrechen würde?

Max war weit über vierzig, als wir uns in Tunesien liebten und er zum ersten Mal einen leidenschaftlichen Orgasmus mit einer Frau erlebte. Dieses Gefühl hatte ihn so erschreckt, dass er mir sagte, es lieber mit einem Mann ausprobieren zu wollen.

Ich hatte seine Reaktion nicht verstanden. Jetzt dachte ich darüber nach, ob er Sex mit kleinen Jungs bevorzugte, weil er während des sexuellen Missbrauchs die Selbstkontrolle und die Situationskontrolle nicht in dem Maße wie mit mir verloren hatte?

Früher hatte Max mich in seinen Briefen gefragt, ob ich wüsste, worauf ich mich mit ihm eingelassen hätte. Allmählich begann ich mich dies selbst zu fragen.

Vorbei

Das Ende unseres Urlaubs war Traum und Albtraum zugleich. Angst wollte sich immer wieder in mir breitmachen, dass Max sein Zeitbudget für mich mit diesen Wochen ausgeschöpft hätte und mich verlassen würde. Gleichzeitig tat ich diese Sorge als völlig verrückte Idee ab.

Max und ich waren glücklich. Wir hatten die schönste Zeit unseres Lebens miteinander verbracht. Wir hatten uns geliebt, hatten wie Mann und Frau zusammengelebt. Es war herrlich gewesen. Er war meine große Liebe. Ich war die erste Frau seines Lebens. Er hatte mir geschrieben, dass er mich so gern habe, dass er mich nie mehr verlieren wolle. Was sorgte ich mich? Alles war doch okay.

Max war still auf der Rückreise. Es erschien mir verständlich. Sicher hing er der nun zu Ende gehenden schönen Zeit nach. So nah wie in den vergangenen Wochen würden wir uns lange nicht mehr sein können. Ob er mich vermissen würde?

Eine Szene fiel mir ein, als ich in Tunesien während eines Bummels einfach mal in eine andere Gasse eingebogen war, ohne ihm vorher Bescheid zu sagen, weil er auf der anderen Straßenseite stand und nach einer Auslage schaute. Als ich vergnügt auf den Bazar-Tischen kramte und mir eines dieser herrlich farbenfrohen Tücher aus grob gewebter Seide wie einen Turban um den Kopf wickelte, hatte Max mich entdeckt und begann wie wild zu toben: »Wo warst du? Was hast du gemacht? Was fällt dir ein, einfach abzuhauen, ohne mich zu informieren?« Er schrie mich an. Ich wusste kaum, wie mir geschah.

Ich fand seinen Anspruch an mich, immer und überall gemeinsam mit ihm hinzugehen, obwohl wir völlig unterschiedliche Lebensrhythmen hatten, ich ein typischer Morgenmuffel und er ein ebenso typischer Frühschläfer oder Frühaufsteher, geradezu ätzend lästig.

Wie gern hätte ich morgens wenigstens den einen oder anderen Tag ausgeschlafen. Er hätte doch in der Zwischenzeit ins Meer oder in den Swimmingpool springen und seine Trainingsrunden schwimmen können. Aber nein, wenn ich nicht mit ihm aufstand, wenn ich nicht wie eine Klette in seinem Haar klebte, wenn ich nicht alles ebenso phantastisch fand wie er, war seine Welt nicht mehr in Ordnung.

»Wie«, überlegte ich und schaute ihn heimlich von der Seite an, als müsste ich mir den Schwung seiner Wimpern und den Stups seiner Nase, diesen Schimmer der glatt rasierten Haut für immer einprägen, »wie wird er es verkraften, dass wir jetzt nicht mehr beisammen sind und er wieder in sein eigenes Leben zurückkehren muss?«

Zärtlichkeit überflutete mich. Ich hätte gern seine Hand genommen, ihn noch lieber umarmt und geküsst. Aber ich wagte es nicht. Liebe, das hatte mich Tunesien gelehrt, funktionierte für Max nur, wenn er die Kontrolle behielt.

Draußen im Flughafen empfing uns der hektische Alltag. Max war in der Stadt zu Hause. Er hatte bei seiner »Bezugsperson« eine kleine Einliegerwohnung bezogen, von der aus er nur ein paar Meter bis zu seiner Arbeitsstelle gehen musste. Ich hatte noch eine Zugreise vor mir, bis ich auch daheim wäre.

Merkwürdig verlegen standen wir auf dem Bahnsteig, auf dem sich unsere Wege trennen würden.

Max hatte wahrscheinlich Hemmungen, mich vor allen Leuten zum Abschied zu umarmen und zu küssen. Es tat mir weh. Aber ich akzeptierte es. Was genau wir einander sagten, weiß ich gar nicht mehr. Nur ein Satz von Max blieb mir unvergesslich: »Ciao, Cora, bis nächstes Jahr dann!«

»Bis nächstes Jahr?«, fragte ich entgeistert und starrte ihn an. »Was soll das denn jetzt?«

Als hätte ich ihn bei etwas Verbotenem ertappt, begann er irgendetwas zu stottern und abzuwiegeln, es sei doch bloß ein Spaß, ein blöder Verlegenheitsscherz gewesen. Wie gern wollte ich ihm glauben. Doch der Stachel saß tief.

Und er bohrte sich tiefer und tiefer mit jedem Tag des Schweigens, das sich von nun an zwischen uns ausbreitete.

Auf der Suche nach Max

Wahrscheinlich hätte ich nie nach Max und seiner Vergangenheit geforscht, hätte er sich mir nicht so eiskalt und ohne Angabe von Gründen entzogen.

Wie flehentlich hatte ich ihm in meiner Verlassenheit geschrieben:

»Wenn ich nur den Grund deines Schweigens wüsste. Bitte, sag mir doch wenigstens, was los ist. Du bist mir doch wichtig, und ich hab dich doch lieb, und das weißt du. Und nun völlige Funkstille. Ich weiß einfach nicht, warum. Glaub mir, ich respektiere deine Gründe, aber du musst sie mir mitteilen, bitte. Dein Foto hängt nach wie vor an meinem Küchenschrank. Ich sehe dich jeden Tag und denk an dich. Bitte, versteh es nicht falsch, ich will dich nicht nerven, ich will nur ein klitzekleines Lebenszeichen von dir, mein lieber Max.«

Mein Brief war im Sommer versandt. Antwort kam kurz vor Weihnachten. Max denke gern an unsere Zeit zurück, habe aber eine Freundin aus früheren Zeiten wiedergetroffen, die ihm sehr viel bedeute. Schon während der Haft habe sie ihm treu zur Seite gestanden. Daraus habe sich eine starke Vertrautheit zwischen ihnen eingestellt. Eigentlich habe er mir das lieber persönlich sagen wollen, wenn er mal wieder Zeit haben würde, mich auf einen Kaffee zu besuchen. Leider habe ich ihn mit meinem Brief in die Enge getrieben. Somit hätte ich mir seine Reaktion selbst zuzuschreiben.

Ich war am Ende. Was nützte es mir, dass er mir ein Gedicht mitgeschickt hatte, worin er mich pastoral belehrte, dass die

Liebe überall dort zu Hause sei, wo Demut sich niederbeuge? Ich hatte mich zu ihm niedergebeugt. Ich hatte ihn aufgehoben und über mich selbst erhoben. Doch hatte er die Demut in meiner Liebe nicht gewürdigt.

Verzweifelt und ratlos machte ich mich auf Spurensuche nach dem wahren Max, den ich wohl trotz unserer langen Brieffreundschaft nie wirklich gekannt hatte. Ich wollte wissen, wer die Frau war, die er aus früheren Zeiten kannte und mit der ihn so vieles verband, dass er sie seine Freundin nannte und mit ihr zusammen war anstatt mit mir.

Es war gar nicht schwer gewesen herauszufinden, mit welchen anderen Frauen Max sich die Haftzeit verkürzt hatte. Es waren mehrere gewesen, außer mir hatten sie alle Kinder.

Keine von ihnen konnte sich erklären, was mit Max los war. Jede hatte sich Hoffnungen auf eine gemeinsame Zukunft gemacht und genau wie ich Jahre ihres Lebens mit sinnloser Treue an ihn verschwendet.

Eine bittere Ehre für mich, dass ich die Einzige unter ihnen war, mit der Max nach seiner Haftentlassung in Kontakt geblieben war und sogar Urlaub gemacht hatte. Warum? Etwa, weil er sein erstes Mal nur mit einer Frau ausprobieren wollte, die keine Kinder hatte? Wie leicht hätten sonst ihre Kinder für ihn sexuell reizvoller sein können als die Mutter. Eine böse Vermutung, ich weiß. Aber ich war böse. Nein, böse und verletzt. Viel verletzter als böse.

Eine dieser Damen wusste, wer die langjährige Freundin war. So erfuhr ich, dass es sich dabei um seine anonyme »Bezugsperson« aus dem Gefängnis handelte und dass sie nonnenähnliche Laienschwester war, die als Krankenschwester in einem Krankenhaus arbeitete. Danach verbrachte ich viel

Zeit vor der Klinik, wo sie arbeitete, in der vagen Hoffnung, sie zu sehen. Ich rang mit mir, ob ich sie dann wohl ansprechen würde oder nicht. Ich weiß noch heute nicht, ob es gut war, dass ich ihr nicht begegnete.

Irgendwann entdeckte ich Fotos von einer zierlichen, rotblonden Laienschwester als Krankenschwester im Internet, von der ich annahm, dass es sich um Max' Bekannte handelte. Auf jeden Fall fand ich heraus, dass sie problemlos Urlaub von ihrer Festanstellung im Krankenhaus nehmen konnte, um religiöse Meditationskurse anzubieten. Dadurch konnte sie ihre Arbeitszeit so einteilen, dass sie Freizeit genug hatte, mit Max über die vom Klerus gebilligte Betreuung hinaus unterwegs zu sein. Es erklärte auch, wieso sie trotz ihres klerikalen Standes spät abends und mitten in der Woche in seiner Wohnung den Telefonhörer abnahm und mir mitteilte, dass Max nicht zu erreichen sei, als ich ihn anrufen wollte, um mich noch einmal mit ihm auszusprechen.

Wie dumm war ich gewesen, dass ich nie Verdacht geschöpft hatte, wenn er mir in seinen Briefen vorschwärmte, wie schön das Wochenende wieder gewesen sei, das er mit seiner »Bezugsperson« in Freiheit verbracht habe, und wie schwer es ihm danach immer falle, wieder ins Gefängnis zurückkehren zu müssen. Anstatt dies zu hinterfragen, hatte ich ihn damals nur verständnisvoll getröstet und ihm ausgemalt, dass er ja bald schon für immer frei sein werde und mit mir zusammen unternehmen könne, was wir wollten.

Wie eiskalt berechnend Max war, hätte ich während unserer Brieffreundschaft niemals geglaubt. Noch heute fällt es mir oftmals schwer zu verkraften, dass ich in meiner Liebe so blind war. Das Einzige, was Max an seiner Tat bedauerte, war die Tatsache, alles verloren zu haben, was er sich aufgebaut hatte, und befürchten zu müssen, dass sein Ansehen als Priester wegen seiner Verurteilung so stark Schaden genommen habe, dass er nach seiner Entlassung keine gesellschaftliche Perspektive mehr geboten bekäme.

Qualvoll arbeitete ich nun meine Gefühle und diese so seltsam verwobenen Liebesgeschichten mit zwei Priestern auf, die für mich zu einer einzigen verschmolzen waren und mich um das Kostbarste betrogen hatten, was ich zu geben hatte, nämlich meine Liebe, mein vollkommenes Vertrauen, meine Hingabe, mein ganzes Herz und Wesen, mein Ich.

Als Max mir in dem Jahr nach unserer Sommerliebe schrieb, saß ich lange mit seinem Brief in der Hand.

»In Tunesien ging mir alles viel zu schnell. Du warst mir näher, als ich wollte und ertragen konnte. Ich habe gemerkt, dass wir nicht zusammenpassen. Dein Lebensstil und meiner sind grundverschieden. Unmöglich, mir eine dauernde Bindung mir dir vorzustellen. Als Kumpel, meinetwegen. Wir haben ja Nettes zusammen erlebt. Aber mehr geht nicht. Ich habe mich anders orientiert. Ach ja, und danke noch für das tolle Hemd zu Weihnachten.«

Ich fühlte mich leer wie damals, als ich ein kleines Mädchen war und Frederic mich zum ersten Mal sexuell missbrauchte und dabei von wahrer Freundschaft sprach.

»Ich habe viel zu lange Rücksicht genommen«, hatte Max mir in einem seiner Knastbriefe mitgeteilt. »Jetzt muss es nach mir gehen. Ohne groß nach rechts oder links zu schauen.

Wenn du so wie ich mal ganz unten warst, weißt du, was zählt. Das ist heavy. Aber besondere Situationen verlangen besondere Lösungen. Und das Verrückte ist, dass ich mich zum ersten Mal gut dabei fühle. Gut heißt, gut für mich.«

Das Kind in mir weinte. Meine Tränen als Frau waren versiegt.

NACHWORT

Frederic und Max verschmolzen für mich leider nicht zu einer neuen, geläuterten Persönlichkeit, mit der ich meine Kindheit als Missbrauchsopfer hätte überwinden können. Dennoch habe ich durch Max vieles an Frederic verstanden und auch mich besser kennen gelernt.

Ich habe diese beiden Männer über alles geliebt. Frederic schenkte ich meine unschuldige Kinderliebe. Er hingegen benutzte mich, um ganz unverbindlich und im Schutz meiner kindlichen Verehrung und Anspruchslosigkeit seine sexuelle Lust an mir abzureagieren. Als es vorbei war, hatte er kein einziges Wort für mich. Kein Abschied, keine Erklärung, keine Entschuldigung. Er ließ mich fallen, als sei ich nie gewesen. Und als ich ihn zur Rede zu stellen versuchte, log er.

Max habe ich als erwachsene Frau geliebt und begehrt, die sich ein Kind von ihm ersehnte und zusammen mit ihm alt werden wollte. Auch von ihm wurde ich sexuell benutzt, indem er ganz unverbindlich und im Schutz meiner großen Liebe und Anspruchslosigkeit an mir ausprobierte, wie es wäre, mit einer Frau zu schlafen. Als es ihm mit mir nicht zusagte, ließ er mich fallen. Auch er hatte es nicht nötig, sich mit Anstand und Würde von mir zu verabschieden, geschweige denn sich dafür zu entschuldigen, wie weh er mir getan hatte. Und als ich ihn zur Rede zu stellen versuchte, war er zunächst

Monate lang unerreichbar, um schließlich zu behaupten, wir hätten doch weiter nichts als ein paar nette Stunden miteinander verbracht.

Frederic und Max, zwei Männer und doch wie aus demselben Holz. Ich habe mich oft gefragt, welche Gemeinsamkeiten es zwischen Kindesmissbrauchern gibt.

Das Gemeinsame an diesen beiden Männern Gottes, die zum Täter wurden, ist, dass sie sich nicht in einen anderen Menschen hineinversetzen, sondern nur sich selbst lieben und respektieren können. Bei Max ging die Gefühlsarmut seinen Mitmenschen gegenüber sogar so weit, dass er nicht einmal mit einem tödlich verunglückten Kind Mitleid haben und über dieses Leid weinen konnte.

Keiner der beiden äußerte mir gegenüber je ein Wort des Mitleidens oder des Bedauerns über ihre Tat. Frederic machte mir weis, dass ich die Schuldige sei, indem er mich nach dem sexuellen Missbrauch vor seinem Kruzifix knien und reuig beichten ließ und dann uns beiden im Namen Gottes die Absolution erteilte. Mit diesem Akt belog er sogar seinen Herrgott, denn trotz des Priesteramtes hatte er kein Recht, sich selbst von dieser Sünde loszusprechen.

In jedem seiner Briefe aus der Haftzeit klagte Max über sein eigenes schlimmes Los und seine Ängste. Die Sexualfeindlichkeit der Kirche trug die Schuld an seiner Situation. Er ließ sich über Menschen als Werkzeug Gottes aus und über Vergebung aus Liebe. Aber nie verlor er nur ein einziges Wort der Reue über seine Straftat, nie fühlte er mit den Kindern, die er sexuell missbraucht hatte, nie wünschte er sich, sich bei ihnen entschuldigen zu dürfen oder etwas an ihnen wiedergutmachen zu können.

Beide Männer waren in ihrer Ichbezogenheit so verblendet, dass sie glaubten, von Gott persönlich so geliebt zu werden, dass er sie zu Priestern berufen hätte. Als sie erkannten, dass sie sich geirrt hatten und nicht dazu berufen waren, um des Himmelreiches willen auf Sex zu verzichten, waren beide zu feige, sich mit ihren sexuellen Bedürfnissen einem gleichberechtigten erwachsenen Menschen zu nähern. Vor allem aber waren sie zu eitel und zu machtgierig, ihr Amt und die damit verbundenen Vorteile aufzugeben.

Das einzige Bedauern von Max und die einzige Angst von Frederic galt dem Verlust des eigenen Ansehens und der Karriere in der Kirche. Doch als klar war, dass die Kirche sie nicht im Stich lassen würde, war auch dieses Bedauern verschwunden. Für Frederic bedeutete die schweigende Gnade der Kirche eine eigene Pfarrei. Für Max ergab sich ein Führungsposten in einer kirchlichen Beratungsstelle. Beide Männer hatten sich gegen die »Kindlein« versündigt, die Jesus zu sich kommen ließ. Jesus hatte jedem, der sich gegen sie versündigen würde, angedroht, er solle mit einem Mühlstein um den Hals im Wasser versenkt werden. Die Kirche jedoch verzieh ihnen ohne großes Aufhebens.

Frederic ist ein Mann Gottes geblieben, der bis heute sein Kirchenamt als Pfarrer ausübt und vielleicht immer noch kleine Mädchen zu sich auf sein Zimmer einlädt, deren Wahrheit über das, was er mit ihnen macht, nicht seine Wahrheit ist. Manchmal treffe ich Bekannte, die mir von ihm berichten. Gelegentlich lese ich etwas über ihn in der Zeitung. Wie in meinem Heimatort ist er auch in seinem jetzigen Wirkungskreis angesehen, beliebt und bewundert. Seine Predigten seien einmalig, heißt es. Und er habe ein Händchen für die Jugend.

Ich habe sein Händchen zu spüren bekommen und werde wohl immer Angst haben, Frederic eines Tages irgendwo zufällig zu begegnen. Ich weiß, dass ich es nicht aushalten könnte, wenn er mir ins Gesicht lügen würde, dass da nie etwas zwischen uns war und nur meine Schlechtigkeit aus seiner wahren Freundschaft etwas Gemeines gemacht hätte. Ich habe oft zwischen Leben und Tod gestanden und mir gewünscht, abends einfach einzuschlafen und nie mehr aufzuwachen. Wenn ich Frederic treffen würde, könnte ich für mich nicht garantieren. Seine Worte bedeuteten mir als Kind das Leben. Ich habe Angst, dass sie mir nun den Tod bringen würden.

Max lebt mit seiner einstigen Ausgangsbegleiterin zusammen. Ob er die Kinder hat, die er sich während der Haftzeit wünschte, weiß ich nicht. Ich hoffe, dass sie nie geboren wurden. Einen Vater zu haben, der wegen sexuellen Missbrauchs zu langen Haftjahren verurteilt wurde, ist eine schwere Last für Kinder.

Zumindest amtierender Priester ist Max nicht mehr. Er ist mit dem Segen der Kirche in den Laienstand zurückgekehrt. Beruflich hat er es in der kirchlichen Beratungsstelle, in der er bereits als Freigänger-Häftling arbeitete, zu einem bedeutenden Mann gebracht, der oftmals im Rampenlicht der Presse steht. Zwar hat er mit den Jahren eine Glatze bekommen, aber sein Foto auf der Internetseite seines Arbeitgebers sieht immer noch gut aus. Lange Zeit habe ich es mit Wehmut betrachtet und bedauert, dass kein Paar aus uns wurde.

Mit diesem Buch kann ich endlich einen Schlussstrich unter unsere gemeinsame Zeit ziehen. Ich habe Max gesehen, wie er ist. Meine Liebe ist verflogen. Es ist gut, dass wir nicht zusammenkamen und kein Kind miteinander haben. Ich könnte Max als Vater niemals trauen.

Mit meinem Schicksal als Missbrauchsopfer lebe ich mal mehr, mal weniger gut. Ich habe mich nicht zur Männerhasserin entwickelt. Der Slogan bestimmter Betroffenenvereine, dass kleine Jungen »mit Tatwaffe geboren werden«, ist in meinen Augen eine Art Kindesmissbrauch. Ich halte auch nichts davon, Mädchen stark zu machen und Jungen vorzuführen, wie schwach sie sind. Es genügt, Kinder lieb zu haben, sie als Persönlichkeiten zu respektieren und sich ihnen aufmerksam zuzuwenden, um sie zu fördern und das Gute in ihnen zu wecken und lebendigzuerhalten.

Wie für die meisten Kindesmissbrauchsopfer ist für mich das Bewusstsein, dass Liebe aus seelischer Zärtlichkeit, aber auch aus körperlicher Wollust besteht, zerstörerisch. Wir alle haben gelernt, dass unsere körperliche Lustreaktion in der Missbrauchssituation der Beweis für unsere Mittäterschaft sei. Es habe uns ja Spaß gemacht, heißt es. Wir wollten das, brauchten das, hätten nur bekommen, wonach wir verlangten. Schließlich bekomme man keinen Orgasmus, wenn es nicht schön gewesen sei. So wird aus einem schönen körperlichen Gefühl im Kopf etwas Böses.

Wir selber wissen, dass wir von dem Menschen, der unsere Anhänglichkeit ausnutzte, keinen Sex wollten. Die sexuellen Manipulationen nahmen wir hin, weil wir entweder diese »komische« Art zärtlicher Zuwendung oder gar keine bekamen. Wir nahmen den Sex in Kauf, weil wir dabei gestreichelt, gedrückt, umarmt, geküsst, mit schönen Worten bedacht wurden.

Grausam werden die Nachwirkungen des sexuellen Missbrauchs, wenn ein Opfer sich verliebt. Da zärtliche Verliebtheiten und sexuelle Handlungen nach einem gewissen Schema ablaufen, das zwar individuell variabel, im Grundsatz aber identisch ist, rufen sie unwillkürlich Erinnerungen an sexuelle Missbrauchshandlungen sowie die damit verbundenen Ängste und Schuldgefühle wach.

Leidvoll stellt man fest, dass man als Missbrauchsopfer in einer späteren Liebesbeziehung nicht einfach aufhören kann, sich wie früher zu benehmen.

Als der Missbrauch stattfand, versuchten wir, die eigenen Gefühle zu kontrollieren und den Orgasmus zu unterdrücken. Wir wollten die »gute« Liebe, nicht die »böse«.

Später, in einer freiwilligen Liebesbeziehung, kann man deshalb entweder keinen Höhepunkt der Lust mehr erleben oder verfällt in dem Moment, in dem man die Selbstkontrolle zu verlieren droht, in Panik oder in Angststarre.

Berührungsängste und Hingabeverweigerung können daraus ebenso erwachsen wie ein geradezu unstillbares Bedürfnis nach sexueller Dominanz oder Erniedrigung. Nur zu oft erregen erst Rituale der Gewalt und Unterwerfung unsere Lust, die wir gleichzeitig ablehnen.

Viele von uns hassen ihren Körper für Lustgefühle, weil diese nicht dem eigenen Willen gehorchen, sondern unkontrollierbar aufbrechen und von außen manipulierbar sind. Man wertet sie als Verrat des Körpers und zieht sich so weit als möglich aus ihm zurück. Man will nicht mehr sehen, dass der Körper schön ist. Man tut alles, ihn zu verstecken oder hässlich zu machen. Man will nicht verstehen, was der Körper fühlt oder braucht. Man verachtet die Haut, die auf Streicheln reagiert, und will sie durch Verletzungen, Entstellungen bestrafen. Man würde die eigenen Geschlechtsteile am liebsten verschwinden lassen und zerstört ihre Anziehungskraft, indem man sie durch Essstörungen aushungert und sie so quasi unkenntlich werden lässt.

Nicht immer, aber sehr oft führt die körperliche Selbstentfremdung dazu, dass Betroffene suchtartig autoaggressiv werden, um nicht nur den eigenen Leib zu bestrafen, sondern auch den Menschen, der Freude an diesem Leib hat bzw. hatte. Zur Selbstbestrafung dient der Schmerz, zur Fremdbestrafung die Entstellung.

Verbrennungen mit glühenden Zigaretten, tiefe Schnitt- oder grobe Kratzwunden mit schartigen Gegenständen sowie äußerliche und innerliche Verätzungen mit scharfen Chemikalien und Suizidversuche gehören zu den häufigsten Selbstverletzungen.

Passiert all das bereits während des Missbrauchsgeschehens, ist damit der selten erfüllte Wunsch verbunden, die eigene Attraktivität für den Täter zu zerstören oder sein Mitleid mit dem geschundenen Körper zu wecken, um weiteren Missbrauch zu verhindern.

Auch ich wollte schon oftmals nicht mehr leben und kämpfe bis heute gegen die Verlockung des ewigen Friedens an.

Deshalb kann ich jeden, der mit Kindern lebt, nur mahnen, dass junge Seelen ihre Not selten verbal, aber immer körpersprachlich ausdrücken. Das nach außen sichtbare »Verdrehte« ist nichts als der Spiegel des schmerzvollen Innern. Schlimm, wenn diejenigen, die Verantwortung für das Kind tragen, nur wahrnehmen, was sein »verdrehtes Gehabe« mit ihnen selber macht, und sie vor lauter Genervtsein nicht durch Fragen und verständnisvolle, kluge Aufmerksamkeit nachspüren, was das Kind ihnen mitteilen will.